神经内科常见病诊疗与康复

主　编
毛洪兵

编委会成员（按姓氏笔画排序）

王阳阳　枣庄矿业集团中心医院

毛洪兵　枣庄市薛城区人民医院

张　军　青岛市中心医院

陈春波　昌乐县中医院

吴清萍　枣庄市薛城区人民医院

孟祥福　夏津县人民医院

侯　杰　枣庄矿业集团中心医院

侯　欣　枣庄矿业集团中心医院

姚雪梅　昌乐县中医院

韩　峰　枣庄矿业集团滕南医院

U0293164

吉林科学技术出版社

图书在版编目（CIP）数据

神经内科常见病诊疗与康复 / 毛洪兵等主编 . -- 长春：吉林科学技术出版社 , 2020.9
ISBN 978-7-5578-7605-0

Ⅰ . ①神… Ⅱ . ①毛… Ⅲ . ①神经系统疾病－常见病－诊疗②神经系统疾病－常见病－康复 Ⅳ . ① R741

中国版本图书馆 CIP 数据核字 (2020) 第 187669 号

神经内科常见病诊疗与康复
SHENJING NEIKE CHANGJIANBING ZHENLIAO YU KANGFU

主　　编	毛洪兵等
出 版 人	宛　霞
责任编辑	隋云平
书籍装帧	长春美印图文设计有限公司
封面设计	刘　雨
幅面尺寸	185mm×260mm　1/16
字　　数	308 千字
印　　张	14.25
印　　数	1-1500
版　　次	2020 年 9 月第 1 版
印　　次	2021 年 5 月第 2 次印刷

出　　版　吉林科学技术出版社
发　　行　吉林科学技术出版社
地　　址　长春市净月区福祉大路 5788 号出版大厦 A 座
邮　　编　130000
发行部电话 / 传真　0431-81629529　81629530　81629531
　　　　　　　　　　81629532　81629533　81629534
储运部电话　0431-86059116
编辑部电话　0431-86037574
网　　址　www.jistp.net
印　　刷　保定市铭泰达印刷有限公司

书　　号　ISBN 978-7-5578-7605-0
定　　价　80.00 元

前　言

　　神经系统疾病多属临床疑难顽症，治疗难度较大，患者痛苦异常，如何攻克这一难关，成为当今医学重点研究的课题之一。近年来，神经科学发展日新月异，大量先进诊断手段和治疗方法的应用使临床工作取得较好效果。

　　本书在编写中力求突出以下特点：内容新，起点高，简洁明了，深入浅出，科学实用。使广大临床医师能迅速掌握所学知识并应用于临床，尽快成为一名合格的临床医师，这是我们编写本书的初衷，也是我们的最终目的。相信本书的出版一定会使广大临床医师受益，并成为他们的良师益友。

　　由于本书内容较多，加之时间紧及水平有限，难免有不足之处，敬请广大同仁批评斧正，以便今后进一步修改和完善。

前　言

目　录

第一章 缺血性脑卒中

第一节 缺血性脑卒中的分类、分型

一、临床分类

缺血性脑卒中又称脑梗死，现国内统一译为脑梗死，美国分类，在"临床疾患"项下按病理机制分为动脉粥样硬化血栓性脑梗死、心源性栓塞性脑梗死、腔隙性脑梗死三大类型。

（一）动脉血栓性脑梗死

"动脉粥样硬化血栓形成性脑梗死"这一名称中的"动脉粥样硬化"按 ICD-9 和 ICD-10 定义是一个广义的概念，它包括动脉粥样硬化、小动脉硬化、变性性或闭塞性动脉内膜炎、老年性动脉炎或动脉内膜炎等。因此，我们建议采用宣武医院同仁意见，把它统一翻译为"动脉血栓性脑梗死"，而不像我国"脑血管疾病分类"（以下简称"中国分类 95"）译为"动脉粥样硬化血栓性脑梗死"，这样可能更符合原意，不致国人误解为只包括动脉粥样硬化引起的血栓性脑梗死，其实也包括其他多种血管病因（如老年性、炎症性、自身免疫性、淀粉样变等）引起的血栓形成性脑梗死。

（二）心源性脑栓塞

在"中国分类 95"中先列一类"脑栓塞"，再细分为心源性、动脉源性、脂肪性、其他共四类。但上述后三类中的"动脉源性"，在美国分类 (IE) 中，已归入"动脉血栓性脑梗死"项下，其他二类临床上罕见。因此，我们建议在临床分类中与美国分类一样，不再另列"脑栓塞"一项。

（三）腔隙性脑梗死

原指脑深部穿通动脉闭塞引起的缺血性小梗死灶。腔隙性脑梗死是专指由这些梗死灶引起的、临床主要表现为腔隙综合征的一种脑梗死临床类型。影像检查显示最大直径小于 1.5cm 的小缺血灶或阴性。"腔隙""腔隙综合征"和"腔隙性脑梗死"三个概念不能混淆。有相应的临床表现和影像检查支持的才可诊断为腔隙性脑梗死。近年国外文献出现腔隙性卒中概念，其实是指临床表现为腔隙综合征，病因包括由小动脉闭塞或微栓塞或其他血管病因引起的腔隙灶、也包括小量出血或其他非血管性病因的小病灶所致的一类小卒中的总称。它只应用在还没有影像检查前的时限内。它包括腔隙性脑梗死，但不是腔隙性脑梗死的同义词。两者不能混淆。

（四）脑分水岭梗死

脑分水岭梗死是指主要由血流动力学因素（低血压、低血容量、低心排出量等）引起、发生在脑内较大动脉供血区之间相邻部位的一种脑梗死。在ICD-9和ICD-10，美国分类和"中国分类95"，都没有把它列入脑梗死的分类中，但国内外一些专著中有列入。我们理解没有列入的主要原因是因为分水岭梗死本身在临床表现上除发病时有血流动力学异常外，缺乏特征，诊断和治疗上无特别理由必须与动脉血栓性脑梗死区分。

（五）出血性梗死

即梗死后出血，是指梗死的基础上再合并出血。只有"中国分类95"列入脑梗死的分类中。美国分类和近期文献都没有正式列入分类。

（1）它们都是在心源性脑栓塞或动脉血栓性脑梗死的基础上发生的，不是独立类型。

（2）临床上除部分症状较原梗死加重外，无其他临床特征，甚至如无影像学检查，根本无法区分。现多称为脑梗死出血性转化。

（六）混合性卒中

自从我们报告脑出血合并脑梗死，并提出混合性卒中应单列为一卒中类型以来，国内已有许多临床、影像、尸检病理、动物实验等的系列报告，均证明混合性卒中的客观存在，且认为对进一步研究脑卒中的发病机制、诊断及防治有重要价值。

有关脑梗死分型问题，为了确定和评价适合早期溶栓和脑保护治疗的脑梗死类型，近年国内外文献中主张对早期脑梗死按临床表现再分亚型。我们建议也列入我国新的分类中。

二、脑梗死的分型

（一）美国分型 1990年美国神经疾病和卒中研究所，以特别报告形式公布的美国脑血管病分类中脑梗死分为：

1.发病机制

（1）血栓形成。

（2）栓塞。

（3）血流动力学。

2.临床病因分型

（1）动脉粥样硬化血栓形成性梗死。

（2）心源性栓塞。

（3）腔隙性梗死。

（4）其他。

这是一个病因结合发病机制的分型：临床分型主要根据动脉病变分类：大动脉粥样

硬化、动脉栓塞和高血压小动脉硬化及其他动脉病变。而三大发病机制则是长期慢性的大小动脉病变会突然脑梗死的原因。如果没有血液成分、凝血、纤溶机制参与的血栓形成或栓子脱落堵塞动脉，严重的动脉狭窄也不会导致梗死。同样，没有血流动力学的血流减慢、灌注压不足和(或)侧支循环代偿不全等因素配合，单纯动脉病变也不会引起脑梗死。

（二）LSR 分型瑞士洛桑卒中登记处的缺血性脑卒中

分型更详细 (表 1-1)。

表 1-1 LSR 分型

病因	1978—1987（%）	1988—1994（%）
1. 大动脉粥样硬化	43.2	29
2. 心源性脑栓塞	20.4	25
3. 小动脉病	13.2	21
4. 其他病因	16.8	15
不能确定病因或复合病因		

LSR 分型标准：

1. 大动脉粥样硬化

（1）动脉腔狭窄 > 50% 或闭塞：指相应的颅外动脉或颅内大动脉 (MCA、PCA、BA)，而无其他病因。

（2）上述动脉的粥样硬化没有狭窄或 < 50%，而无其他病因；至少有以下 5 个危险因素中的 2 个：> 50 岁高血压、糖尿病、吸烟或高胆固醇血症。

2. 心源性栓塞

有心内血栓形成或肿瘤，风湿性二尖瓣狭窄，换瓣术后，心内膜炎，心房颤动，病态窦房结综合征，左室壁瘤或心肌梗死后运动功能不全，急性 (< 3 个月) 心肌梗死，全心运动功能减退或障碍。而无其他病因。

3. 脑小动脉病

高血压患者脑的深穿通支梗死，而无其他病因。

4. 其他病因

动脉夹层分离，纤维肌性发育不良，囊状动脉瘤，动静脉畸形，脑静脉血栓形成，脉管炎 (动脉造影示多节段动脉狭窄、脑脊液细胞增多)，血流病 (如红细胞增多症，血小板增多症)，偏头痛 (有偏头痛史，当偏头痛发作时卒中发生)，以及其他病因。

5. 病因未能确定

未能确定为上述病因之一。

（三）TOAST 分型

在低分子肝素样物 ORG10172 治疗急性脑卒中试验采用一种与 LSR 相似的缺血性脑卒中分型，目前已为国际上广泛应用，并出现多个改良版本。其基本分型：

（1）大动脉粥样硬化。

（2）心源性脑栓塞。

（3）小动脉闭塞（腔隙）。

（4）其他病因。

（5）未能确定病因。

并要求进行以下检查后确定：临床检查，脑 CT 或 MRI，心脏影像学检查，颅外动脉多普勒超声检查，动脉造影和凝血功能检查。

上述三种的分型方法都不能在发病急性期内，常规 CT、MRI 尚未能显示梗死的情况下迅速准确确定分型。这也是目前大组病例的随机对照时间窗内静脉溶栓研究不进行分型的原因。

近年重视 TOAST 病因分型。但要注意不能把 TOAST 病因分型的 5 种病因类型等同于缺血性卒中的病因。TOAST 病因分型方法的制定原是为临床研究服务的，目的在于将脑梗死的病例，按病因进行分类，为制订相应的治疗用药及二级预防决策提供临床依据。与严格的病因概念不同。

缺血性卒中是复杂疾病，其复杂性不仅在于脑梗死是由多种不同疾病构成的总称，更由于每一例具体的脑梗死都不是单一病因而是多层次的、多个病因协同导致的。不同于由特异病原微生物引起的颅内感染 - 脑膜脑炎，能确定该病原微生物是脑膜脑炎的单一病因。大多数缺血性卒中虽也可确定基础血管病变的主要病因，但单一血管病因不能单独导致卒中。早在 1856 年德国病理学家 Virchow 就指出：血流变化、血管壁损伤与血液成分改变是血栓形成的三大因素。时至今日，也公认血管壁病变、血液成分和血流动力学改变是引起脑梗死的主要原因。脑梗死不仅有非常复杂病理生理机制、同时有十分复杂的疾病发展变化过程。要认识其病因发病机制。首先要认识其层次结构：脑梗死是脑供血动脉被血栓堵塞，神经组织随即发生缺血梗死，出现神经功能障碍。所以它涉及脑循环和脑神经两大系统的疾病。也可以说前者是因，后者是果。其次要认识其过程结构：动脉狭窄 - 血流减慢 - 血栓形成 - 血管堵塞（侧支循环状况）- 神经组织梗死 - 脑水肿、颅高压 - 系统并发症 - 疾病结局（恢复、残废、死亡）。也可以将每一个前过程，视为后过程的因。缺血性卒中就是这样由多个致病因素与自身代偿机制相互作用形成的多个正负反馈因果链、因果环、因果网共同导致的。不能只讲病因不谈或忽略发病机制，两者密切不可分割。

TOAST 分型基本照抄了美国脑血管病分类中脑梗死的分型的临床分型，但却省掉了发病机制。如此省略，却易误导人们以为只要有动脉狭窄的影像根据，就可确定是脑梗死的病因，不必再考虑引起血栓形成及（或）血流动力学障碍的各种因素。以为只要解除血管狭窄，同时控制危险因素，按指南、共识抗栓或抗凝就可预防各种缺血性卒中的复发。把缺血性卒中的治疗、预防简单化、公式化。

TOAST 分型虽被认为是当前国际上最广泛使用的缺血性卒中病因分型法，被认为有助于判断预后、指导治疗和选择二级预防措施。其实 TOAST 分型法包括其各国改良版本，都是"一个卒中后稳定期有关病因的全面评估，而并不是针对急性期的病因分型"。过多依赖高级的辅助检查等。临床医生在时间窗内做治疗决策时，由于来不及进行而缺乏必要的辅助检查资料，难以确定脑梗死的基础血管病变及血管闭塞的性质、栓子来源，无法准确做 TOAST 病因分型，故该分型法对急性期临床区分病情轻重、病变部位和大小，选择溶栓等治疗方法帮助不大。而主要用于基础与某些临床研究。尤其我国缺血性卒中患者轻症的腔隙性脑梗死多，重症少，过分追求颅内外血管病因鉴别，脱离我国目前大多数医院的实际，并不可取。与之相比，OCSP 分型无需复杂的检查设备、相应的技术人员及不增加医疗开支，在任何中小型医院甚至社区医疗中心即能完成，更符合实际。

（四）OCSP 分型

由于常规 CT、MRI 发病 6～12 小时内难以发现梗死灶，现多寄希望于 MRA、CTA、DSA 或磁共振弥散加权扫描（DWI）甚至 PET。但除设备、技术、人力、经济等条件限制难以推广普及至广大中小医院外，即使大医院，患者要在发病 3～6 小时内到达医院，并完成 CT 及上述任一检查，也存在交通、值班、配合等困难，目前也难以实施。此外，对一些老年患者，CT 常可发现一些陈旧的小或腔隙样的低密度灶，急诊放射科医生有时作为新病灶报告，如经诊医生对重症大片梗死缺乏认识，容易接受 CT 的诊断而满足于腔隙性脑梗死的诊断，有可能延误诊治。英国 Bamford 等在 675 例脑卒中的大规模群体调查中提出脑梗死的 OCSP 分型方法。它是以原发的脑血管疾病所引起的最大功能缺损时的临床表现为依据，将脑梗死分为四个临床亚型：①全前循环梗死（TACI）部分前循环梗死（PACI）；③后循环梗死（POCI）；④腔隙性梗死（LACI）。前循环是颈内动脉供血区包括大脑中和大脑前动脉；后循环则为椎基动脉供血区。

OCSP 临床分型标准：

1. TACI

表现为三联症，即完全 MCA 综合征的表现：

（1）大脑较高级神经活动障碍（意识障碍、失语、失算、空间定向力障碍等）。

（2）同向偏盲。

（3）对侧三个部位（面、上与下肢）较严重的运动和（或）感觉障碍。

2. PACI

脑损害没有 TACI 那么广泛，常只有以上三联症两个，或只有高级神经活动障碍，或感觉运动缺损较 TAC 局限。可以为以下任一表现：

（1）运动或感觉缺损＋偏盲。

（2）运动或感觉障碍＋新的高级大脑功能缺损。

（3）新的高级大脑功能缺损＋偏盲。

（4）单纯运动或感觉障碍，但较 LACI 局限（单肢轻瘫）。

（5）单独的高级大脑功能障碍，当超过其一时，必须损害在同侧半球。与 LACI 不同，在于出现了高级皮质功能障碍，而运动感觉缺损没有那么严格局限。

一些年老患者很难区分 PACI 或 TACI，因不能确定是否有高级大脑功能障碍或视野缺损，如不确定，应视为 PACI，除非患者嗜睡。另外，臂、腿的完全瘫与否是与 LACI 的区别。

3. POCI

表现为各种程度的椎基动脉综合征：

（1）同侧脑神经瘫痪及对侧感觉运动障碍（交叉）。

（2）双侧感觉运动障碍。

（3）双眼协同活动及小脑功能障碍，无长束征或视野缺损。

4. LACI

表现为腔隙综合征，即纯运动性轻偏瘫、纯感觉性卒中、共济失调性轻偏瘫、手笨拙－构音不良综合征等。

OCSP 分型法最大优点是不依赖于辅助检查的结果，CT、MRI 尚未能发现病灶时就可根据临床表现（全脑症状和局灶脑损害症状）迅速分出四个亚型，并同时提示闭塞血管和梗死灶的大小和部位：

（1）TACI：多为 MCA 近段主干，少数为颈内动脉虹吸段闭塞引起的大片脑梗死。

（2）PACI：A：MCA 近段主干闭塞，但皮质支侧支循环良好；B：MCA 远段主干、各级分支或 ACA 及分支闭塞引起的中、小梗死。

（3）POCI：椎基动脉及分支闭塞引起的大小不等的脑干、小脑梗死。

（4）LACI：基底核或脑桥小穿通支病变引起的小腔隙灶。

OCSP 各型比例据欧洲两组作者的研究：545 例中 TACI 17%，PACI 34%，POCI 24%，LACI 25%；200 例中 TACI 27%，PACDO%，POCI 16%，LACI 26%。而我院 1993 年 1 月－1994 年 12 月的 193 例急性期入院的脑梗死的构成：血栓性脑梗死 67 例（占 34.71%），其中大梗死 40 例（20.72%），小梗死 27 例（13.98%）；心源性脑栓塞 28 例（14.50%）；腔隙性脑梗死 98 例（50.77%）。而 1995 年 1 月 1 日－1996 年 12 月 31 日急性期住院的脑梗死患者 202 例中，按 OCSP 临床分型 TACI 20 例（9.9%）；PACI 39 例（19.3%）；LACI 132 例（65.3%）；POCI 11 例（5.4%）。可见脑梗死中会引致生命危险的急重型脑梗死无论欧洲两组还是我院病例中均占少数，大多数患者的预后比较好，治疗也不用太复杂。我国（正如我院一样）病例中腔隙性脑梗死的比例比欧洲更高，TACI 比例更低。临床上必须了解和掌握这一基本情况。

可见 TACI 和少数较重的 PACI、POCI 才是需紧急溶栓的亚型。这对指导治疗、评估预后有重要价值。而且复查 CT 或 MRI 即可最后确定分型。OCSP 分型具有明确特征，临床简单易行，可重复性高。据测试，只靠详细的病史与体检，不同医务人员间得出的结论大致相同，无统计学的显著差异。

《中国脑血管病防治指南 (第 1 版)》在各国指南中首先提出："由于脑梗死的部位及大小、侧支循环代偿能力、继发脑水肿等的差异，可有不同的临床病理类型，其治疗有很大区别，这就要求在急性期，尤其是超早期 (3 ～ 6 小时内) 迅速准确分型。牛津郡社区卒中研究分型 (OCSP) 不依赖影像学结果，常规 CT、MRI 尚未能发现病灶时就可根据临床表现迅速分型，并提示闭塞血管和梗死灶的大小和部位，临床简单易行，对指导治疗、评估预后有重要价值。"《美国卒中指南 2003》也指出："缺血性卒中患者的评估应立即进行。询问病史、全身和神经系统检查是对疑为缺血性卒中患者紧急评估的基础。脑成像检查是指导早期干预治疗所必需的 (A 级)。对大多数医疗机构和大多数病例来说，CT 仍然是最重要的脑成像检查手段。"可见，指导缺血性卒中急性期治疗，OCSP 临床分型优于 TOAST 病因分型。

综上所述，缺血性脑卒中的分型是诊断治疗技术发展到现阶段的必然产物，已是大势所趋，但到目前为止，国际上还没有统一的分型方案。为此我们综合成一个方案供国内同道参考。

第二节 缺血性脑卒中的发病机制

缺血性脑卒中 (脑梗死) 是脑循环系统病变引起某血管闭塞，导致脑神经系统局灶缺血坏死、功能障碍等连续动态复杂疾病过程。因为它涉及循环与神经两大子系统，我们必须运用血流动力学、血液流变学及血液病学的相关原理、概念和缺血脑损害的临床病理生理演变过程知识才能系统分析清楚和正确理解。

一、脑血管事件（血栓栓塞）原因、机制

缺血性卒中通常由于局部脑血管被血栓或栓塞闭塞，导致供血脑区低灌流而引起。近代血栓形成的发病机制最早由德国的 Rudolph Virchow(1845) 提出，就是著名的血栓形成三大因素：血管壁、血流及血液构成的改变。

（一）血管因素

主要由高血压和血流动力学因素引起的高血压小动脉硬化和大中动脉粥样硬化是脑卒中主要基础病因。

（1）动脉粥样硬化斑块：血压一旦急升，斑块内小血管破裂、出血可导致管腔突然狭窄。

（2）致斑块表面溃疡面扩大，附壁血栓形成、血管腔狭窄、闭塞。

（3）斑块表面血栓脱落形成小或微栓子，闭塞远端小动脉。

（4）高血压小动脉硬化管壁增厚、管腔狭窄，一旦血压降低，流速减慢就可引起血栓形成，管腔闭塞，血流中断。

（二）血流动力学和血液流变学因素

严重动脉硬化管腔狭窄 (r 缩小，管腔狭窄 < 75%) 时，血压 P 是维持血流量 Q 的决定因素。按伯努利方程，当灌注压正常时，因血流不可压缩性，血管狭窄处血流速度反而增快，输送血流量 Q 并不减少。故当管腔狭窄 > 75%，一旦灌注压下降，流速减慢，血流量减少，血黏度增加，更易致血栓形成。

(三) 血液因素

1.血小板黏附

血管损伤后内皮下组织暴露，血小板通过其膜上黏附受体与内皮下微纤维表面的黏附因子如 vWF 结合，使血小板黏附于内皮下；另一方面，受刺激的内皮细胞膜也表达黏附受体，使未激活的血小板可在其上滚动黏附。

2.血小板聚集释放

血小板黏附到胶原上就被激活，并释放其内 ADP、TXA2、5-HT、血小板活化因子等使更多的血小板黏附聚集，形成一个不十分牢固的白色栓子。

3.止血功能激活与血栓形成

激活的血小板形态改变，膜磷脂蛋白重新排列，形成一个促凝表面。在损伤血管的组织因子及血小板因子作用下，启动凝血瀑布，经过凝血活 - 作用，凝血酶原变为凝血酶，后者使纤维蛋白原变成纤维蛋白，与红细胞一起形成牢固的血栓，堵塞内皮损伤部分并使已狭窄的血管腔更窄甚至闭塞，导致血流减慢及停滞，形成更长的红色血栓，即闭塞性血栓形成。内皮损伤 (如作为粥样斑块的结果) 与血小板的相互作用形成的白色血栓，成为后来黏附的血小板和纤维蛋白的核心。这白色血栓也可破裂、脱落，作为栓子栓塞远端血管。另外，血小板功能或止血功能亢进；纤维蛋白原浓度增高；纤溶功能减退等，也可以促进血栓形成。

故导致动脉血栓形成有三大基本原因：一是高血压小动脉硬化和大中动脉粥样硬化导致的管腔狭窄及斑块形成，二是启动因素为血流动力学的血压急升或剧降与血容量减少，致血流速度突然增加或减慢，三是血液止血、纤溶因素变化，多为继发的促进因素，除偶见于某些血液病外，局部动脉血栓甚少单由血液因素引起。

二、脑血管事件导致脑缺血、脑梗死灶形成的机制

（一）缺血时间阈值

无论由血栓或栓塞引起的脑血管闭塞，结果都是引起局部脑血流障碍，使脑缺血、缺氧。脑细胞是人体最娇嫩的细胞，血流一旦完全阻断，6 秒钟内神经元代谢即受影响；

2 分钟脑电活动停止；5 分钟起能量代谢和离子平衡被破坏，ATP 耗尽，膜离子泵功能障碍：K^+ 流出，Na^+、Cl^- 和水大量进入细胞内；持续 5 ～ 10 分钟神经元就发生不可逆损害。可见，要挽救脑组织就必须在不可逆损害发生前的短短时间内恢复血流供应。

（二）缺血的血流量阈值

据研究表现为急性脑血管病的局部脑缺血的早期，血流并未完全中断，还有残余灌流，而缺血脑组织的突触传递，离子泵和能量代谢衰竭程度，缺血灶的大小都严格取决于残存血流量多少。当中度或严重脑缺血时，自动调节受损或丧失，以致 CBF 变化与灌流压成正比，这时可使研究者通过逐渐减少 CBF，估计某些功能的临界血流阈值。在人局部脑缺血模型实验中，当血流量在大约 20mL/(100g·min) 时，氧摄取分数 (OEF) 达最大，氧代谢率 ($CMRO_2$) 开始下降，脑皮质的正常神经元功能受影响，皮质细胞电活动停止。从局部缺血区得到诱发电位波幅减少。因此，该程度的缺血表示为丧失神经电功能的阈值（即电衰竭）。当血流降至 15mL/(100g·min)，诱发电位丧失，脑电变平。随着血流进一步下降，脑电图变为等电位，缺血组织由于细胞泵衰竭，其水和离子浓度改变。细胞不可逆损害的血流临界阈值大约为 10mL/(100g·min)。在短期内，如果灌流能恢复，神经元仍可存活并恢复功能。在这阶段缺氧抑制线粒体代谢，启动糖的不完全的无氧代谢，使局部乳酸产生增加，pH 下降，引起细胞内酸中毒，决定细胞膜功能的维持离子平衡的能量更加不足，细胞内 K^+ 流至细胞外间隙，Na^+ 和水进入胞内（细胞毒性水肿），Ca^{2+} 也进入胞内（引起线粒体功能衰竭和细胞膜控制离子移动的功能受损），迅速的 K^+ 外流和 Ca^{2+} 内流意味着膜功能完全衰竭，这种程度的缺血意味着达到细胞离子平衡能力丧失的阈值（膜衰竭）。两个阈值构成缺血半暗带或半影区血流的上下限。一般梗死灶中心区血流处于膜衰竭阈值以下，不可逆损害已发生，但中心区周围还存在一个缺血边缘区，血流量处于两阈值之间，它可以向两个方向发展：如血流马上恢复，功能可恢复正常；如血流再降至膜衰竭阈值以下或持续超过一定时间，则可能成为梗死灶扩大部分。

近来的研究认为功能和代谢紊乱有更复杂的血流阈值模式：随着血流下降，蛋白合成首先受抑制 [大约血流阈值为 45mL/(100g·min)]，刺激无氧代谢 [约 35mL/(100g·min)]，兴奋神经介质释放、能量代谢紊乱 [约 20mL/(100g·min)]，最后缺氧性去极化 [< 15mL/(100g·min)]，脑细胞死亡。

除缺血程度外，缺血持续时间也起决定作用（缺血阈值与其交叉）。当脑血流持续减至 10mL/(100g·min)，细胞传导机制和神经介质系统衰竭，神经毒性介质释放，氧自由基和过氧脂质形成，神经元释放有神经毒性的血小板活化因子，这些均可损害细胞功能，最终导致脑细胞死亡。

（三）缺血半暗带概念

电功能衰竭与膜功能衰竭两个阈值的发现，导致半暗带概念的产生，即在严重缺血的梗死中心周围还存在无电兴奋性但仍存活的脑细胞。在这区域脑灌流处于"临界"水平，神经元功能由于组织代谢需要不能满足而降低，但细胞仍能维持离子平衡而存活。由于局部灌流储备利用达到最大程度，灌流压任何进一步下降，都可使仍存活的缺血半暗带神经元死亡，但也可因再灌流或脑保护治疗而免于死亡。因此半暗带可定义为：有潜在可救活脑细胞的缺血边缘区。但半暗带并不完全是一个解剖学区域，更主要是一个血流动力学过程。在任何一个急性脑梗死患者，无法知道其缺血半暗带可能有多宽，会维持多久，以及在血流恢复后有多大程度的复原，但从 PET 的研究证明，在缺血卒中后有相当容积的、潜在存活的脑组织，相对持久地存在。目前还不清楚多长的缺血时间再灌注可以救活脑细胞或者可以从梗死区中挽救神经元。换言之，有效治疗时间窗多长，仍不清楚。半暗带也可变为局部充血带，可能与局部自动调节功能受损、CO_2 和乳酸等代谢产物堆积、侧支循环开放血流再通等有关。充血带内血流量虽然增加，但平均耗氧量减少，脑损害继续，称为"过度灌流"。此时，增加血流量会加重充血、脑水肿甚至成为"出血性梗死"。

通过近 30 年的研究，缺血半暗带已经从一个纯粹电生理 / 血流动力学为基础的概念，发展成为一个更广泛意义的代谢－细胞－治疗的医学概念。成为临床和影像诊断的重要靶标、治疗时间窗能否扩大的生物标志物。

三、缺血性脑损害的微观病理机制

脑血流持续减至约 $10mL/(100g \cdot min)$ 以下，脑梗死发生，即使血流恢复再通，功能也可能不恢复。缺血引起细胞死亡的具体机制：目前研究认为脑缺血启动称为缺血性级联的一系列的神经化学过程。它是一系列在时间和空间中演变的复杂事件，缺血性级联通常持续好几个小时、几天甚至血液循环恢复后。由于级联中的每一个事件可能由一个或由多个其他事件引起，不同程度缺血的细胞也可以通过不同的化学过程导致相同或不同的事件，故缺血性级联实际上是高度异质性现象。一般可概括为：由于局灶性脑灌注不足，导致细胞能量衰竭，兴奋性氨基酸毒性、氧化应激、血脑屏障 (BBB) 功能障碍、微血管损伤、止血功能激活、缺血后炎症和最后神经元、胶质细胞和内皮细胞死亡等多个相互关联的不同层级和阶段。

(一) 细胞能量衰竭

脑组织全靠血流供应的氧和葡萄糖代谢生成三磷酸腺苷 (ATP) 提供能量。一旦血流中止，氧、糖供应中断，细胞内 ATP 产能不足，导致依赖能量的维持胞内外离子平衡的离子泵功能障碍与神经元和胶质细胞去极化。离子泵衰竭导致 K^+ 外流，Na^+ 内流带动 Cl^- 和水大量进入胞内；加上糖无氧代谢产生的乳酸增多，CO_2、H^+ 等代谢产物堆积，造成细胞内酸中毒和高渗透压，更促使 Na^+、水内流，导致细胞性脑水肿。

组织缺血引起的酸中毒，可促进组织损伤，阻碍和延缓由几个机制引起的再氧合作用的恢复。这包括水肿形成，抑制 K^+ 外流，抑制乳酸氧化和线粒体呼吸。细胞内酸中毒可能加速细胞内水肿形成，包括 Na^+、Cl^- 在胞内积聚，它们是通过偶联的 Na^+/H^+ 和 $Cl^-/$

HCO_3^-；交换引起的；酸中毒激活 Na^+、Cl^- 交换，H^+ 漏出又引起 Cl^-/HCO_3^- 反向转运，导致 Na^+、Cl^- 在胞内积聚，伴随渗压性水积聚。换句话说，细胞力图调节胞内 pH，而不惜损害自己的容积调节。而且细胞外酸中毒引起 Na^+ 积留在 Na^+/H^+ 交换的外侧面，因而延缓或妨碍 H^+ 从酸中毒的细胞内抽出。最后酸中毒可阻断乳酸氧化酶形成，在乳酸脱氢酶复合体中，延缓当缺氧时积聚的乳酸氧化和在游离线粒体中的氧化磷酸化过程，最终妨碍 ATP 的产生。

（二）兴奋性氨基酸毒性

谷氨酸是脑内主要的兴奋性神经递质，存在于 30% 的中枢突触中，并由突触前膜释放，突触后膜有 5 种亚型的兴奋性氨基酸受体：N- 甲基 -D- 门冬氨酸受体、使君子酸受体、海藻酸受体、亲代谢型受体和 L-2- 氨基 -4 磷酰丁酸受体。其中 NMDA 受体功能在于触发长时程突触增强效应，与学习、记忆有关，NMDA 受体的离子通道开放，使 Ca^{2+}、Na^+ 内流；AMPA 和 K 受体开放 Na^+、K^+ 阳离子通道，产生兴奋性突触后电位；亲代谢型受体兴奋促进质膜内磷脂酰肌醇水解，产生胞内第二信使：甘油二酯和三磷酸肌醇，对突触后神经元起慢兴奋作用。正常神经胶质细胞及神经末梢质膜上存在依赖 Na^+ 的高亲和性谷氨酸摄取系统，能在 1 ～ 2ms 内摄取兴奋过程释放至突触间隙内的谷氨酸。静息状态时，突触间隙内谷氨酸浓度仅 1μmol/L，而神经末梢胞内浓度为 10mmol/L，相差 1 万倍。正如上述脑缺血、缺氧造成的能量代谢障碍，使胞外 K^+ 浓度升高，神经元去极化，引起神经末梢内谷氨酸大量释放并逆转神经末梢和胶质细胞的高亲和性摄取系统的活动：把胞质内谷氨酸也大量排至胞外，使胞外浓度达 500μmol/L，持续过度刺激兴奋性氨基酸受体，主要导致 DA 受体操纵的 Ca^{2+} 通道 (ROC) 开放，大量 Ca^{2+} 内流；而 AMPA 和 K 受体引起的去极化反应可开放电压依赖性 Ca^{2+} 通道 (VDC)，增加 Ca^{2+} 内流；亲代谢型受体激活产生的第二信使 IP3，能使胞内 Ca^{2+} 库释放 Ca^{2+}。胞内 Ca^{2+} 超载会引发以下一系列毒性反应，使神经元溃变、坏死。培养的皮质神经元接触 100μmol/L 的谷氨酸仅 5 分钟即溃变、坏死。

正常细胞外 Ca^{2+} 浓度为胞内浓度的 104 ～ 105 倍。为维持内环境稳定需不断调节跨膜 Ca^{2+} 浓度。Ca^{2+} 进入胞内主要通过 VDC 和 ROC，Ca^{2+} 排出胞外，主要靠 Ca^{2+} 泵和 Na^+-Ca^{2+} 交换，维持这一梯度的机制是直接或间接依赖能量的。当脑缺血、缺氧时，迅速的 ATP 丧失导致大量 Ca^{2+} 流入胞内，这是 Ca^{2+} 泵功能损害的结果，膜对 Ca^{2+} 的通透性增加及 Ca^{2+} 从胞内细胞器释放。兴奋性氨基酸递质从去极化神经末梢释放；谷氨酸过度激活突触后谷氨酸受体 / 通道复合体，引起 Na^+ 内流和去极化，通过 VDC 和 ROC 等 Ca^{2+} 通道开放，更多 Ca^{2+} 内流，胞内 Ca^{2+} 超载。

一个非生理性、非调节性的细胞内 Ca^{2+} 增高，引起细胞损害还涉及以下环节：Ca^{2+} 可激活 ATP 酶、钙依赖的磷酸酯酶、蛋白酶和核酸酶；改变蛋白磷酸化过程，从而影响蛋白合成和基因组表达；蛋白酶分解结构蛋白及激活 NO 合成（开始于自由基机制）等，最终导致神经元的磷脂膜、细胞骨架蛋白、核酸等重要结构解体，神经元坏死。

（三）氧化应激

氧化应激发生时，自由基生产胜过细胞抗氧化防御系统的内源性清除能力。有相当多的证据，活性氧和氮分子是缺血性卒中软组织损伤的重要介质。

自由基是任何原子、原子团或在外层轨道有未还原电子的分子。因为共价化学键通常结合电子对占有轨道，所以，自由基可以看作是一个"打开"的或"半"价键的分子，并可解释其极端的活泼性。在任何需氧的正常细胞过程可以产生少量自由基，如线粒体电子输送过程，容许氧接受单个电子，形成超氧基团，然而它们有毒性，可损伤蛋白、核酸、脂类和其他分子如细胞外层的复合葡聚糖（如透明质酸）。含硫氨基酸和多不饱和脂肪酸（脑内有高比例）特别易受其伤害。脑缺血生成超氧化物，通过黄嘌呤氧化酶和线粒体电子传递链漏出。从中形成过氧化氢的主基。过氧化氢反过来是羟自由基来源。一氧化氮是水和脂质可溶性的自由基，只需几秒钟的半衰期。它是由精氨酸生产的三种类型的一氧化氮合成酶。一氧化氮合成酶Ⅰ和Ⅲ型是 Ca^{2+} 依赖，主要在神经组织和血管内皮细胞内表达。一氧化氮合成酶Ⅱ型（诱生酶）由多种因子介导生成。缺血引起神经元和血管内皮细胞产生大量激活的Ⅰ和Ⅲ型一氧化氮合成酶，其后，包括胶质细胞和浸润的中性粒细胞也产生大量激活的Ⅲ型一氧化氮合成酶。在脑内缺血产生的Ⅰ、Ⅱ型一氧化氮合成酶是有害的，但血管中Ⅲ型一氧化氮合成酶产生的一氧化氮能通过舒张血管和抑制血小板黏附提高缺血半暗带的血流量，它能清除氧自由基并通过抑制白细胞黏附到血管内皮细胞而发挥抗炎作用。非对称二甲基精氨酸对一氧化氮合成酶的抑制作用可能会减少 NO 的生物利用度导致血管收缩、增加自由基生成、血小板聚集和白细胞黏附到内皮细胞表面转而加重缺血性脑损伤的进程。

氧自由基与其他组织成分产物的交互作用产生其他各种自由基。特别重要的是由超氧化物和 NO 形成的有高度毒性的过氧化亚硝酸盐。过氧亚硝酸盐自发分解产生羟基自由基。脂溶性的过氧化氢容易穿过细胞膜。同样地，超氧化物经阴离子通道通过细胞膜。因此，这两类自由基的远程作用是可能的。另一方面，羟自由基是活性最强、生存周期短暂的氧自由基，可导致大多数的软组织损伤。自由基存在一定的细胞作用范围，包括酶的失活，细胞内贮存的钙离子释放，蛋白质变性，脂质过氧化，破坏细胞骨架、DNA和趋化性。线粒体功能受到自由基介导的线粒体内膜破裂而破坏，调解电子传输、H^+ 析出和产生 ATP 的蛋白质被氧化。细胞色素 C 是从线粒体释放的，为细胞凋亡提供一个靶点。严重的氧化应激可通过坏死导致细胞死亡，中度氧化应激可触发凋亡。

此外，氧化应激也可通过激活基质金属蛋白酶 (MMP，尤其是 MMP-9) 增加血脑屏障的通透性和损伤内皮细胞、损害脑细胞。而且，自由基影响脑血流量，是强烈的血管扩张剂。由于一氧化氮和超氧化物之间的互相作用，可以改变血管对二氧化碳的反应性，诱导血管收缩而不是舒张。另外，氧自由基还可增加血小板聚集性。

（四）血脑屏障破坏

据报告缺血性脑卒中血脑屏障破坏发病率从 15% 至 66% 不等，差别很大，这取决于脑卒中严重性、评价应用的方法和时间。有几种机制促进缺血性损伤的血脑屏障开放。缺血发生后 2 小时内皮细胞基膜立即开始溶解并伴随血脑屏障通透性增加。早期（时间窗内）再灌注可暂时缓解血脑屏障的改变，但使用溶栓治疗和延迟再灌注反而可能加剧血管内皮损伤。BBB 屏障丧失可能会导致缓激肽、血管内皮生长因子、凝血酶、激活的基质金属蛋白酶与其他活性蛋白酶的累积。如上文所述，氧化应激是血脑屏障损伤的早期刺激，可能激发神经元和胶质细胞的 MMP-9 释放，并通过内皮细胞基膜溶解导致血脑屏障损伤。早期血脑屏障开放后，梗死后 24 ~ 72 小时为严重 BBB 损伤的第二期。这一期更复杂，通过白细胞浸润和大量释放的 MMP-9 经中性粒细胞转移至缺血脑组织，导致更大的脑组织损伤。血脑屏障破坏允许血液成分渗漏到脑实质内。这些高分子量分子积聚血管外，形成高渗使水渗入增加，导致血管源性脑水肿，并通过颅内压增高引起继发性损害。此外，血管外红细胞导致梗死区的出血性转换。最后，血脑屏障渗漏促进炎症细胞迁移，可加重缺血后炎症反应。

（五）缺血致微血管损伤

缺血通过增加血管内皮细胞通透性、间质变性和自动调节功能的丧失损害微循环（微血管床），加重脑组织损伤。此外，缺血可启动"白细胞－内皮细胞黏附"及"无复流"现象。脑血管自动调节功能是指脑血管床能在血压变化下保持脑灌注恒定的一种内在能力。一旦脑灌注压降低，小动脉舒张，减少血管阻力维持脑血流量不变。代谢因素（缺氧、腺苷、二氧化碳和酸中毒）、肌源性过程（平滑肌松弛后减少血管内压力）和内皮机制（一氧化氮、前列环素和内皮素 -1）都可以促进血管舒张。

在再灌注的缺血性脑卒中已被证明有局灶甚至接近全脑的自动调节功能损害。缺血性脑卒中脑血管自动调节功能受损的病理生理学仍有争议，但缺血内皮损伤可能发挥作用。血管内皮损伤减少一氧化氮和前列环素释放，并可能诱导内皮素 -1 产生。这些进程导致血管张力增加，可能进一步损害脑梗死区与侧支血管的血流，加重缺血性损伤。一氧化氮生物利用度额外减少可能会造成不对称二甲基精氨酸抑制 NOS 作用。内皮素 -1 是非常强的血管收缩剂，能显著收缩脑微血管。缺血性脑卒中的血浆内皮素 -1 水平升高并与脑水肿相关。除血管收缩外，自动调节功能丧失不能保护脆弱的缺血半影区对抗血压变化可能造成的损害。脑卒中急性期低血压被认为对脑组织损伤不利，而高血压可改善一些患者脑卒中后的结果，也可能对另一些有害。脑微血管床对局灶性缺血快速显示多个动力学反应，其中有血管内皮细胞白细胞黏附受体表达。这不仅是缺血后炎症反应的一个重要步骤，而且还促成了"无复流"现象，是指闭塞血管再灌注后下游微血管床仍闭塞的现象。它归因于外在水肿的压迫、血管内皮的膨胀和由激活白细胞、血小板及凝血块引起的血管内阻塞。

（六）止血功能激活

高凝状态和血小板活化促血管内皮细胞损伤导致组织因子暴露血液中。随后，组织因子与因子Ⅶa相互作用，磷脂使Ⅸ因子转换为活化的Ⅸa因子、Ⅹ因子转换为活化的Ⅹa。因子Ⅹa参与构成复杂的凝血酶原酶复合物，后者转换凝血酶原为凝血酶。凝血酶裂解纤维蛋白原为纤维蛋白肽、纤维蛋白单体，在因子Ⅻ参与下聚合链接成纤维蛋白凝块。纤维蛋白分子聚合，激活血小板、凝血因子和红细胞共同形成血栓。羧肽酶原U激活也表示凝血酶可激活纤维蛋白溶酶抑制物，或凝血酶/血栓调节蛋白复合物生成纤溶抑制剂-羧肽酶U。在缺血性脑卒中后首个第72小时后羧肽酶原U活性显著减少和患者对溶栓治疗反应差可能反映了更强激活了羧肽酶原U/羧肽酶U通路和血栓扩展。缺血和高切应力环境下血小板被激活。血管闭塞2小时内活化的血小板在微血管内蓄积。血小板释放各种生化介质，促进凝血因子之间的相互作用，白细胞黏附到微血管内皮细胞，导致"无复流现象"。血小板还可通过释放自由基和血栓素A2引起短暂血管痉挛，并可能通过释放趋白细胞移动的介质加剧炎症级联。这些机制对缺血性脑卒中是否重要仍有待阐明。缺血性脑卒中急性期，内源性纤溶通常被激活的凝血级联和血小板活化所压倒。这一点反映在止血指标，包括D-二聚体、纤维蛋白单体、凝血酶-抗凝血酶Ⅲ复合物和血浆纤维蛋白等水平升高。

（七）缺血后炎症

伴随局灶性脑缺血有一个激烈的炎症反应，该反应以信号分子、炎症细胞、黏附分子和转录调质作为关键要素。随细胞免疫和体液免疫系统进程不断发展导致更多细胞损伤、微血管瘀血与血脑屏障破坏。几种类型细胞有助于缺血后炎症过程，首先小胶质细胞和星形胶质细胞被活性氧化物激活，星形胶质细胞都能分泌炎性因子如细胞因子、趋化因子和可诱导的一氧化氮合成酶等。另一方面，它们表达复杂的主要组织相容性及与抗炎反应相关的协同刺激分子。小胶质细胞是大脑固有的巨噬细胞并对中枢神经系统内在的免疫、吞噬、清除起关键作用。被缺血激活的小胶质细胞可以变成巨噬细胞并释放各种具细胞毒或细胞保护作用的物质。缺血发作后4～6小时内，循环白细胞黏附到血管壁和逐渐释放更多的炎症介质，对半暗带内可能挽救的脑组织造成二次损伤。中性粒细胞是最早显示基因表达大幅上调并渗透入缺血脑区的白细胞亚型。淋巴细胞的作用数据是矛盾的，单核细胞开始渗透只延迟几天。黏附分子在白细胞渗入脑实质中发挥举足轻重的作用。粒细胞和血管内皮细胞的相互作用主要由三组细胞黏附分子介导：选择素、免疫球蛋白超家族和整合素。尤其是E-选择素和P-选择素，在缺血的早期阶段上调和介导白细胞流动与补充。

在所有免疫球蛋白家族成员中，脑缺血时的细胞间黏附分子-1和血管细胞黏附分子-1，已被最广泛研究。脑卒中发病后几小时内，细胞间黏附分子-1被细胞因子刺激表达增加。脑卒中时血管细胞黏附分子-1的作用仍未弄清。白细胞整合素被趋化因子、细胞因子与其他趋化物激活。为了使白细胞能连接到激活的内皮细胞，整合素必须在细胞表面表达，使能被内皮细胞黏附分子所识别。脑缺血后由免疫细胞和固有的脑细胞所产生的细胞因子是重要的炎症介质。研究最多的与脑卒中炎症相关的细胞因子是白介素 -1、肿瘤坏死因子、白介素 -6 和白介素 -10。白介素 -1 是主要促炎细胞因子，而肿瘤坏死因子有多重功能并可能会通过不同途径影响细胞凋亡或存活。白介素 -6 很大程度上认为是促炎细胞因子，但其在缺血性脑卒中的作用更多是被掩盖的。促炎细胞因子生成增加和抗炎的白介素 -10 浓度降低与较大的梗死灶及较差的临床结果相关。趋化因子在细胞通信和炎性细胞补充中是重要的。伴随局灶性缺血的趋化因子表达，如单核细胞趋化蛋白 -1、巨噬细胞炎性蛋白 -1 和 fmctalkine(趋化因子之一，尚无中文译名) 等，被认为可以通过增加白细胞浸润产生有害作用。趋化属性，除了发现趋化因子直接影响血脑屏障的通透性外。炎症级联还包括上调几种酶的活性。花生四烯酸级联开始通过激活磷脂酶 A2，继而提升细胞内钙水平。这些酶从水解甘油磷脂脂肪到释放花生四烯酸，后者又分别被环氧化酶或脂氧化酶代谢为前列腺素或白三烯。有两种环氧化酶，1 型可在多种细胞类型中表达，包括小胶质细胞与白细胞。2 型环氧化酶缺血后上调，发挥毒性作用，虽然两种都可以生成，但主要是通过前列腺素，而不是活性氧自由基起作用。在脑缺血时，脂氧化酶通道的作用目前知识有限。

白三烯是涉及血脑屏障功能障碍、水肿和神经元死亡的强烈趋化剂。在其他段落中，我们描述了在缺血时一氧化氮合成酶如何被上调，尤其是在流动的白细胞、小胶质细胞和星形胶质细胞，以及通过几个机制引起的损害。炎症细胞还生成活性氧和基质金属蛋白酶诱导更大的缺血性脑损害。现在普遍认识到，脑缺血诱导基因表达。在实验性卒中模型中，已证实几种激活转录因子参与调节炎症，但在人类脑卒中，它们的功能仍有争议。

（八）缺血诱导细胞死亡

缺血性损伤导致坏死：随着细胞膜功能衰竭，细胞及细胞器发生细胞毒性水肿引起一种暴发型细胞死亡。如果细胞死亡通过坏死的方式，它会释放更多的谷氨酸和毒素到周围，引起周围的神经元死亡。同时很多脑细胞却以凋亡方式死亡，这是一种基因调节的程序性死亡，它使细胞经轻微的炎症或释放的基因产物作用而死亡。由局部缺血的程度、细胞成熟度、细胞内游离 Ca^{2+} 的浓度和细胞微环境等几个因素决定哪种死亡方式占主导地位。谷氨酸受体激活可能非专门地促进细胞凋亡：导致足够细胞损伤、激活细胞传感器，启动细胞凋亡级联。另一方式是，早期线粒体生产的活性氧化物减少细胞内的 K^+ 和增加毒性 Zn^{2+} 涌入，也可能触发细胞凋亡。半胱氨酸蛋白酶 3 介导的细胞凋亡是从线粒体释放细胞色素 C 开始，通过激活凋亡体复合物，反过来激活半胱氨酸蛋白酶。活化半胱氨酸蛋白酶是蛋白裂解酶，它调节关键的稳态和修复蛋白质。特别是半胱氨酸蛋白酶 1 和 3 似乎在缺血介导的细胞凋亡过程中发挥关键作用，而其他半胱氨酸蛋白酶家族成员可能在细胞死亡最后阶段更重要。最后，独立于半胱氨酸蛋白酶的程序性细胞死亡显示一个复杂的程序，而有别于上述的坏死和凋亡。它还通过线粒体蛋白等凋亡诱导因子与凋亡抑制基因 -2/ 腺病毒 E1B- 相互作用蛋白质，在缺血性卒中后的迟发性神经元死亡中起重要作用。伴随急性、永久性血管闭塞，坏死是主要细胞死亡机制。而温和的损伤，尤其是在缺血半暗带内往往导致凋亡。

（九）脑再灌注损伤

迅速恢复脑血流供应可通过挽救半暗带减少梗死面积和改善缺血性卒中患者的临床结局。矛盾的是，再灌注也可能加剧脑损伤和产生所谓"再灌注脑损伤"。"再灌注脑损伤"可定义为再灌注后由综合病因引起的、可挽救缺血脑组织的一个恶化过程。严重缺血患者早期复流，也增加与再灌注相关的脑出血风险，可能由微血管损伤所致。白细胞可能通过损伤内皮细胞、阻塞微循环、破坏血脑屏障及在脑组织中渗透释放的细胞因子和传播炎症等，在再灌注损伤中起关键作用。在再灌注损伤中血小板与白细胞起协同作用，它们通过"无复流现象"和释放各种生化介质，可以导致血管痉挛和加重氧化应激和炎症级联。此外，实验研究表明，补体激活通过形成几种炎症介质与膜攻击复合物，构成再灌注损伤的一个重要组成部分。最后，血脑屏障破坏与缺血后过度灌注可能会导致血管源性脑水肿和出血。

（十）缺血性脑水肿

脑缺血后发生细胞毒性脑水肿和血管源性脑水肿，压迫周围微循环，使血流淤积，微血栓形成，更减少脑灌流，加重缺血；再灌流后缺血灶相对于周围脑组织处于高渗透压、高离子状态，促使大量水分渗入缺血灶，更加重脑水肿。大片脑水肿导致颅内压升高，又使静脉回流受阻及动脉灌流阻力增大，形成缺血、水肿、颅高压恶性循环，可引起脑疝，危及患者生命。

在缺血发作后几分钟内，细胞毒性脑水肿的产生是细胞膜损伤引起胞内水积聚的结果。CT 和同位素研究证实当时血脑屏障是完好的，内皮的紧密连接亦保持完整。细胞毒性脑水肿时灰质比白质更易受到影响，CT 扫描表现为涉及皮质及皮质下区域的局限性低密度区。持续缺血后，血脑屏障的损坏导致血管源性脑水肿，血浆成分进入脑细胞外间隙，此时白质比灰质更易受影响，血管性脑水肿的CT 表现包括了特征性的低密度手指样突起，并可伴有特征性的肿块效应。

临床观察提示脑水肿由脑卒中发作后数小时开始，2 ～ 4 天达到高峰后逐渐减退，约持续 1 ～ 2 周。CT 研究指出含液量是在梗死后 7 ～ 10 天达到高峰，某些病例在 1 个月内可仍可检出脑水肿。虽然水肿的 CT 判断可能因脑卒中引起血容量和 CT 上组织密度的改变而变得不可靠，但上述发现的确提示了第一周形成脑疝更多的原因，取决于水肿液积聚的速度而不是聚集液体的绝对量。

脑水肿及其肿块效应、中线移位、梗死灶大小、神经缺损严重程度等均与预后和最终结局有很密切的关系。脑水肿与梗死灶大小的相关可能解释了为什么水肿在腔隙性和小的脑干梗死灶看起来没有像较大的皮质或皮质下梗死灶那么普遍和突出。尸检显示了几乎所有致死性脑卒中的脑水肿表现，而死前的头颅 CT 只显示出＜ 50% 的急性卒中（致死性或非致死性）有脑水肿引起的肿块效应的证据。

肿块效应，脑移位最终导致脑疝。脑疝的最主要危险在于它通过压迫重要的血管和组织引起脑缺血、充血和水肿，疝内脑组织压迫导水管和蛛网膜下隙，又影响了脑脊液循环，导致脑积水和幕上脑脊液压力升高。脑干严重受压就可引起患者死亡。常见脑疝类型：

（1）钩回疝。

（2）小脑扁桃体疝（枕骨大孔疝）。

（3）扣带回疝。

（4）中心天幕疝。

四、决定脑梗死（缺血脑损害）严重程度的宏观关键因素

当一条主要动脉突然闭塞，该闭塞脑动脉的大小、位置和侧支循环决定梗死灶大小、造成脑功能损害的严重程度。前循环血管闭塞位置（决定口径）主要有：大脑中动脉近端主干、发出豆纹动脉后主干、支配大脑皮质（额顶叶）的上分支、下分支（颞叶）；1 支或多支豆纹动脉；大脑前动脉。后循环血管闭塞位置有：基底动脉近、中、远端（尖），各小脑动脉，大脑后动脉。

（一）闭塞动脉大小

小血管（豆纹动脉）闭塞致小梗死（腔隙性脑梗死）。大血管 (MCA 近端主干) 闭塞无有效侧支循环致大梗死（完全前循环梗死）大梗死导致脑结构功能损害比中、小梗死更严重。

（二）闭塞动脉位置

同样大小的梗死灶，在大脑优势半球有语言中枢，易引起失语。但运动感觉中枢（中央前、后回）呈长条形，故偏瘫偏身感觉损害常不完全。在非功能区甚至可不引起神经功能障碍；而在内囊附近传导束集中，很小的梗死灶就可阻断锥体束导致完全的偏瘫。脑干横贯梗死可致深昏迷和四肢瘫。大脑皮质主要是神经元，对缺血缺氧更敏感，更容易脑水肿。基底核主要是神经纤维传导束，耐缺血缺氧，没有失语而可能有构音障碍。

脑细胞对缺血最易受损的是神经元，其后依次是少突胶质细胞、星形细胞和内皮细胞。

神经元本身对缺血的敏感性也有不同类型，它与细胞所在位置有关。对如心搏骤停引起的全脑缺血最易受损的是大脑皮质神经元；对轻微缺血最易损伤的是海马 CA1 和 CA4 区的锥体细胞，其后依次是小脑、纹状体及新皮质的神经元。

（三）侧支循环的有效性

动脉闭塞会减少，但很少会完全阻断氧和糖输送到相应区域的组织，这是由于丰富的侧支血管部分维持缺血区的血流。这种不完全缺血造成的脑梗死，在空间和时间上随血流动力学的变化而改变。

综上所述，尽管缺血性卒中的病因、发病机制极其复杂，但局部脑血管事件引起动脉闭塞，导致脑缺血低灌注是决定性原因，一旦成为不可逆性缺血，脑细胞内必然发生：能量衰竭、兴奋性氨基酸毒与钙内流、氧化应激与自由基、炎症细胞因子生成等一系列的微观病理生理过程。同时脑微循环内必然有止血功能激活和微血管损害过程，它们反过来又进一步加重脑组织的损害，最终引起血脑屏障破坏、脑细胞死亡、脑水肿。所以，要挽救脑梗死，必须在时间窗内通过复流或开放侧支循环改善和终止低灌注。

缺血性卒中极其复杂的不同结局是由一系列因果链连锁构成的因果网络决定的。脑缺血低灌注这一病因网络主链早期不能迅速打断，缺血病理级联一旦启动，此时再单独或联合应用针对其微观病理生理机制的：兴奋性氨基酸阻断剂、钙拮抗剂、抗自由基制剂、消炎药、促进微循环和脑保护药等，都不能阻断这一正反馈的恶性病理过程，就不可能显示临床疗效。

第三节　动脉血栓性脑梗死

动脉血栓性脑梗死相当于旧分类的"脑血栓形成"加"动脉–动脉栓塞"，文献中也称为大动脉闭塞性脑梗死。

一、病因病理

此类脑梗死主要在颅外内大、中动脉及其主要分支的血管病变的基础上发生，其病因及发病机制有下列几个方面：

（一）动脉血栓形成

最主要病因为动脉粥样硬化斑块、溃疡、出血引起血栓形成，致急性血管腔狭窄、闭塞，血流停滞，供血区脑组织缺血坏死。西方人多见于颅外颈内动脉起始部，东方人常见于颅内颈内动脉虹吸段、大脑中、前动脉及其主要分支。

（二）动脉栓塞

动脉粥样硬化斑块碎片或血栓脱落成为栓子，栓塞远端脑内较小的动脉，即"动脉–动脉栓塞"。

（三）血流动力学与血液成分异常

上述两种情况的发生有血流动力学因素或血液成分改变引起的脑有效灌流及侧支循

环代偿不足往往同时参与血栓形成或栓塞，有时甚至起主要作用。

（四）少见原因

有感染性或非特异性动脉内膜炎，先天性肌纤维发育不良、自然性狭窄变异、夹层动脉瘤及外伤等。

二、临床表现

动脉血栓性脑梗死的主要临床特点：

（1）多见于有高血压、糖尿病或心脏病史的中老年人。

（2）常在安静或睡眠中起病。

（3）多无头痛、呕吐、昏迷等全脑症状；起病即有昏迷的多为脑干梗死；大片半球梗死多在局灶症状出现后意识障碍逐渐加深。

（4）明显的定位症状和体征：决定于血栓闭塞那一根血管、梗死灶的大小和定位，可在数小时至3天内逐渐加重。

（一）前循环（颈内动脉系统）脑梗死

1. 颈内动脉

颈段颈内动脉闭塞如果侧支循环代偿良好，可不产生任何症状或体征，但若侧支循环不良，可引起同侧半球从短暂性脑缺血发作(TIA)到大片脑梗死（梗死灶在同侧额、顶、颞叶或基底核区）的临床表现：从对侧轻单瘫、轻偏瘫、同向偏盲到失语、失认、完全性偏瘫和偏身感觉障碍，即表现为不同类型的大脑中动脉综合征（见下）。可有一过性单眼视蒙，但持续性单眼失明罕见。如先有TIA发作，后有大脑中动脉区梗死的临床表现，又可在颈内动脉起始部听到高调血管杂音者，极可能为颈内动脉起始部的闭塞引起的脑梗死。

2. 大脑中动脉(MCA)

（1）完全MCA综合征：MCA起始段阻塞，几乎一定引起神经系统功能缺损。因此处阻塞位于Willis环远侧，从对侧前循环经前交通支来的和从后循环经后交通支来的侧支血流均被阻隔，所以获得侧支循环的机会仅限于脑表面，从同侧大脑前、后动脉皮质分支来的吻合血流。MCA近端主干闭塞引起完全MCA综合征的临床表现：即既有深部MCA综合征的对侧偏瘫、偏身感觉障碍，又有浅部MCA综合征的对侧同向偏盲和向对侧注视障碍，在优势半球可有完全性失语，因广泛脑水肿常有昏迷，严重颅内高压可致脑疝而死亡。按OCSP分型，完全MCA综合征就是完全前循环综合征(TACS)：

1）脑损害对侧的偏瘫。

2）对侧的同向偏盲。

3）新的高级皮质功能障碍（言语困难、空间定向障碍）。因为一般均有意识障碍，常使神经系统检查无法准确进行。

（2）深部MCA综合征：由单至数条MCA中央支闭塞时引起。另外，当MCA近端主干闭塞时，如果从皮质吻合支来的血流很有效，也可以只表现中央支闭塞症状即整个对侧偏瘫（头面、上肢、下肢）和（或）偏身感觉障碍、构音障碍，而没有皮质功能缺损症状。

（3）浅部 MCA 综合征：上部皮质支闭塞可出现中枢性面瘫及舌瘫，上肢重于下肢的偏瘫，优势半球可有运动性失语；下部皮质支闭塞可有感觉性失语，头和双眼转向病灶侧（或称向对侧注视麻痹），对侧同向偏盲或上象限盲，或空间忽视。当 MCA 发出中央支后的主干闭塞时，就可同时出现上、下皮质支闭塞的症状。

3. 大脑前动脉

主干闭塞引起对侧下肢重于上肢的偏瘫、偏身感觉障碍，一般无面瘫。可有小便难控制。通常单侧大脑前动脉闭塞，由于前交通动脉的侧支循环的代偿，症状表现常不完全。偶见双侧大脑前动脉由一条主干发出，当其闭塞时可引起两侧大脑半球内侧面梗死，表现为双下肢瘫、尿失禁、强握等原始反射及精神症状。

4. 脉络膜前动脉

闭塞常引起三偏症状群，特点为偏身感觉障碍重于偏瘫，而对侧同向偏盲又重于偏身感觉障碍，有的尚有感觉过度、丘脑手、患肢水肿等。

（二）后循环（椎基动脉系统）脑梗死

1. 椎基底动脉

梗死灶在脑干、小脑、丘脑、枕叶及颞顶枕交界处。基底动脉主干闭塞常引起广泛的脑桥梗死，可突发眩晕、呕吐、共济失调，迅速出现昏迷、面部与四肢瘫痪、去脑强直、眼球固定、瞳孔缩小、高热、甚至呼吸及循环衰竭死亡。椎基底动脉不同部位的旁中央支和长旋支闭塞，可导致脑干或小脑不同水平的梗死，表现为各种名称的综合征。体征的共同特点是下列之一：

（1）交叉性瘫痪：同侧脑神经瘫（单或多）伴对侧运动和（或）感觉的功能缺失。

（2）双侧运动和（或）感觉的功能缺失。

（3）眼的协同运动障碍（水平或纵向）。

（4）小脑功能缺失不伴同侧长束征。

（5）孤立的偏盲或同侧盲。高级皮质功能障碍的也可见于后循环综合征（POCS），如失语、失认。有一些症状体征可出现在 POCS 患者上，如 Homer 综合征、眼球震颤、构音障碍、听觉障碍。

较常见综合征有：

（1）中脑腹侧综合征：多为供应中脑的基底动脉穿通支闭塞引起，表现为病侧动眼神经麻痹（瞳孔散大，对光反射消失，眼球向内、上、下活动受限）；对侧锥体束受损（偏瘫）。

（2）脑桥腹外侧综合征：多是供应脑桥的旁中央支闭塞所致，表现为病侧展神经（眼球外展受限）和面神经周围性麻痹（皱额、闭眼、鼓腮不能，鼻唇沟变浅，口角歪向对侧），对侧锥体束受损（偏瘫）。

（3）延髓背外侧综合征：以前认为是小脑后下动脉 (PICA) 闭塞的结果，又称小脑后下动脉综合征，现在证实由 PICA 引起的只占 10%，约 75% 由一侧椎动脉闭塞引起，余下的由基底动脉闭塞所致。其典型临床表现是：

1）突发眩晕、恶心、呕吐、眼震 (前庭外侧核及内侧纵束受损)。

2）同侧面部痛温觉丧失 (三叉神经脊髓束及核受累)。

3）吞咽困难、声嘶、软腭提升不能和咽反射消失 (舌咽、迷走神经受损) 同侧共济失调 (绳状体损害)。

4）对侧躯体痛温觉丧失 (脊髓丘脑侧束受累)。

5）同侧 Homer 综合征 (眼睑下垂、瞳孔缩小和眼球内陷，为交感神经下行纤维受损表现)。

（4）基底动脉尖综合征：由基底动脉顶端为中心直径 2cm 范围内的左、右大脑后动脉，左、右小脑上动脉和基底动脉顶端及供应丘脑下部、间脑和中脑的许多穿通支闭塞引起，临床表现为视觉障碍，动眼神经麻痹，意识障碍，行为异常，意向性震颤，小脑性共济失调，偏侧投掷及异常运动，四肢不同程度的瘫痪或锥体束征等。

（5）闭锁综合征：最早由 Plum 和 Posner 提出，是指患者四肢瘫痪，去大脑强直姿势，意识清楚，但不能说话，仅保存睁闭眼和眼球垂直运动功能，并能以此表示自己的意思。其主要病灶位于脑桥腹侧。大部分由于基底动脉脑桥旁中央支闭塞引起。

一侧椎动脉闭塞而对侧有足够代偿供血时，可以完全没有症状；双侧或单侧椎动脉 (双侧椎动脉大小常差异很大，基底动脉主要由较粗侧椎动脉供血时) 闭塞也可导致基底动脉综合征。

2. 大脑后动脉

闭塞时引起枕叶视皮质梗死，可有对侧偏盲 (黄斑回避)；也可出现无视野缺损或不能用视野缺损解释的其他视知觉障碍 (识别可见物体、图片、颜色或图形符号的能力丧失)。中央支闭塞可导致丘脑梗死，表现为丘脑综合征：对侧偏身感觉减退，感觉异常和丘脑性疼痛和锥体外系症状。

3. 小脑

梗死少见。临床上难与小脑出血鉴别。除可伴脑干体征外，典型表现称为急性小脑综合征：偏侧肢体共济失调，肌张力降低，平衡障碍和站立不稳，严重眼球震颤、眩晕、呕吐，但在最初数小时内无头痛和意识障碍，随后出现继发性脑水肿、颅内高压表现类似脑出血。

三、诊断

在临床上，具有上述典型表现及特点者诊断不困难，急性重症大面积脑梗死要注意与脑出血鉴别，一般后者发病较急，从起病至高峰时间更短，起病时血压高。CT 或 MRI 检查能准确鉴别。如果无 CT 或 MRI 条件，必要时可慎重作腰穿鉴别。

尽管很多临床综合征看似有明确的血管系统定位，但由于患者的血管变异和血管病变往往合二为一，很少以单纯的方式出现，故很难做出准确的病变血管定位。常规 CT、MRI 有助于确定梗死灶所在的供血区。理论上，磁共振血管造影 (MRA)、CT 血管造影和数字减影血管造影 (DSA) 可确定病变血管所在，但在临床实际，急性期尤其在时间窗内，因受经济、技术、人力等条件所限，很难实施这些检查。

四、治疗

遵循脑梗死的分型分期治疗原则，具体方案及实施方法详见本章第六节。

第四节　腔隙性脑梗死

腔隙性脑梗死是脑梗死的一种最常见的类型。"腔隙"本来是个病理名称，按病理概念它是指单一的深穿动脉暂时或永久地闭塞导致一个有限的坏死区域。文献中很少报道临床放射病理之间的准确联系，只能在横切面上称为小的、深的梗死，假定这个区域是在一个单独的穿通动脉供血区域内。腔隙大多出现在豆状核或那些临床上没有表现或不被发现的地区；但如果在内囊、脑桥，这些上下行神经通路集中的地方，临床表现与解剖学上的小损害可有肯定联系。腔隙性脑梗死是专指由这些梗死灶引起的一种脑梗死临床类型。

一、病因病理

脑穿通动脉多以直角从脑内主干动脉分出供应大脑半球深部白质、核团和脑干，这些动脉多为终末动脉，侧支循环差，当高血压致这些小动脉硬化、狭窄、血栓形成或脱落的栓子阻断其血流，引起其供血区的梗死，导致相应的临床表现。影像检查多可显示最大直径小于 1.5cm 的小梗死灶。

在西方国家，无症状的腔隙性脑梗死灶多由脂质透明样变引起的闭塞所致，常见的管径是 < 100μm。有症状的腔隙性脑梗死灶最可能由小的动脉粥样硬化所致，管径在 400μm 左右。

一些病例，特别是基底动脉穿通支闭塞，可能由于穿通动脉被邻近动脉的粥样硬化斑块所阻塞，心源性栓塞的可能性是存在的。单纯根据腔隙综合征 (LACS) 不能分辨闭塞的动脉是前循环还是后循环 (以往多认为在前循环)。小的深梗死是某些脑干综合征的常见原因 (常为纯运动性轻偏瘫加上单一脑神经损害或眼球运动障碍)。

二、临床表现

腔隙性脑梗死的主要临床特点：

(1) 多见于有多年高血压病史的中老年人。

（2）急性或逐渐起病，无头痛、意识障碍等全脑症状。

（3）可表现为腔隙综合征 (LACS) 之一。

（4）症状多可完全恢复，预后良好。

（5）反复发作可表现为假性球 (延髓) 麻痹综合征和腔隙状态：其原因是脑白质腔隙灶的群集，尤其是锥体束、基底核和纹状体。假性延髓性麻痹包括强哭强笑 (情绪失控)、原始反射、构音不良、吞咽困难、作呕反射增强。腔隙状态的假性延髓性麻痹还伴随特征性的小碎步态、全身运动不能 (缺乏运动)、面部表情呆板及双侧锥体束征。有时尿失禁。可伴从轻微到明显的血管性痴呆的精神障碍。

最常见的腔隙综合征有下列四种：

（一）纯运动性轻偏瘫 (又称单纯运动卒中，PMS)

PMS 是腔隙综合征中最典型、最常见的。它常被描述为有腔隙综合征核心的特征。在 20 世纪早期即将腔隙与 PMS 联系起来，但临床诊断标准直到 Fisher 和 Corry1965 年才制定，他们定义为：同侧的面部、肩和腿完全或不完全的瘫痪不伴有感觉缺损、视野缺损、言语困难或运动性失用等。在脑干的损害，偏瘫不伴眩晕、耳聋、抽搐、复视、小脑性共济失调和粗的眼震，患者表现为腔隙综合征，没有失语、视觉空间障碍、视野缺损，也没有明确的脑干功能缺损，在脑卒中的任何时间没有嗜睡。PMS 必须包括面、臂、腿的三者之二，特别是臂，不是单指手，而是整个肢体。这个定义允许有感觉症状而没有体征。此定义强调是指急性期，并不包括近期内曾发生的脑卒中症状，如失语。一个患者有满足上述条件的症状体征时，极可能是病变在运动锥体束紧密集中的地方，因为病变若在皮质引起这么大范围面、臂、腿运动障碍，几乎是肯定会有影响认知和视觉的功能。很巧的是，大多数这些相应的解剖结构 (内囊、脑桥) 都是由深部穿通支供血的。

在初始的 9 例尸解中，6 例梗死灶在内囊，3 例在脑桥基底，这强调了相同的临床症状可以分别由 MCA 或 BA 的深穿支闭塞引起。PMS 还被报道发生在锥体束的行程中，包括放射冠、大脑脚和延髓的锥体束。然而，从总体上看，解剖上的分布在大样本的研究中还是与初始的结论相符。

在 20 世纪 80 年代早期，临床病理的联系有所报道。尽管理论上有任何情况的运动障碍，但还是证明了，越是局限的运动障碍越可能是大脑皮质病灶所致。临床上腔隙综合征中凡指偏瘫的，都是包括全部面、臂或全部臂腿的。这实际上是说一个肢体的单瘫并非典型的腔隙综合征。引起单瘫的多是位于放射冠或它与内囊之间的、小的、深的腔隙，这些部位纤维相对分散些。

只有单瘫、偏瘫才可能是腔隙梗死灶引起的运动障碍，肢体部分运动障碍则很可能是皮质性损害。

（二）单纯感觉卒中 (PSS)

偏侧躯体出现感觉症状，通常是一过性或先为一过性再转为持续性，大多数主诉为

感觉减退和 (或) 感觉异常，有时为不舒服或烧灼感。PSS 相对少见。早期的定义：必须有感觉缺失的客观体征，而迟些时候 Fisher 在 1982 年指出有些病例有持续的感觉症状而缺乏客观体征。1978 年有这样的一例病例得到病理上的证实。多数 PSS 病灶在丘脑，与早期结论相符，在腔隙性梗死中致 PSS 的病灶是最小的。

（三）感觉运动卒中 (SMS)

较其他类型报道晚十年，尸解一例病灶在丘脑的邻近的内囊处也苍白，有报道在内囊外的小梗死、小出血导致 SMS 多在内囊后肢，因阻断丘脑皮质通路而致，病灶较其他的腔隙综合征大 (MRI)。SMS 仅次于 PMS 常见，31% 在内囊后肢，22% 在放射冠，7% 在内囊膝部，6% 在前肢，9% 在丘脑。在放射冠的病灶体积平均是内囊处的两倍，但总的都比 PMS 的大，MRI 可检出髓质中大部分的迄今为止未被临床发现的病灶。

（四）共济失调性偏瘫

共济失调性偏瘫又称运动失调性轻偏瘫 (AH)，包括同侧共济失调 - 下肢轻瘫 (HACP) 和构音障碍手笨拙综合征 (DCHS) 两类。尽管这一组综合征很早就同其他腔隙综合征一起被记述，但不像 PMS、PSS 那样作为典型的 LACS 被接受，可能因为描述体征的困难和相对少发的缘故。HACP：无力的下肢，特别是踝和脚趾，巴宾斯基征阳性以及同侧的上肢、下肢的显著辨距不良。DCHS 主要是构音障碍和手的笨拙，2/3 的病例有同侧下肢的锥体束功能缺损及共济失调步态，相应的病灶是在脑桥基底部。Fishei 把不同病例不同的无力部位归咎于运动纤维被脑桥核所分散。如果按严格的临床标准检查，可发现症状所提示的病灶在对侧脑桥基底部。

肢体的共济失调伴随同侧锥体束征时不一定提示小脑卒中。

三、辅助检查

脑 CT、MRI 显示与临床表现相应位置有一缺血病灶 (最大直径 < 1.5cm) 或正常。但有认为 16% 的腔隙综合征患者在影像学上可以找到另外的病灶来解释神经症状，这种比例在 SMS 中更高。

四、诊断

首先我们要严格区分"腔隙 (灶)""腔隙综合征""腔隙性脑梗死"三个不同概念。

"腔隙 (灶)"原是病理学概念，现也可视为影像学概念。"腔隙综合征"是症状学概念，指经典的纯运动性轻偏瘫、纯感觉性卒中、共济失调性轻偏瘫、构音困难手笨拙综合征等提示新腔隙病变引起的特殊临床表现。但腔隙综合征也可由小量出血、皮层梗死引起。"腔隙性脑梗死"则是缺血性卒中的一种临床亚型。"临床"是该概念的核心内涵。虽然它借用了"腔隙性"和"脑梗死"两个病理学名称，但它彻头彻尾是个临床概念。因为卒中是临床急症，必须有相应的临床表现。作为卒中亚型的腔隙性脑梗死，也必须有相应的急性临床表现才能诊断。影像学检查可以正常 (因检查太早或病灶太小或机器性能限制）或有相应直径＜ 1.5cm 的"腔隙灶"。所以，用有、无急性卒中事件区分有、无症状腔隙性脑梗死是概念混淆的典型例子。是腔隙性脑梗死就有症状，无症状就不是腔隙性脑梗死，否则患者与临床医生如何知道。无临床症状、单从影像上发现的是"腔隙灶"，不能诊断为腔隙性脑梗死。虽然三个概念中都有"腔隙"，但各有不同内涵，不容混淆。

一般根据多年高血压病史，突然出现局灶性神经定位体征，影像检查在相应脑区有或无腔隙灶可做出腔隙性脑梗死的临床诊断。临床虽有典型的"腔隙综合征"表现，但无行影像检查，不能肯定为腔隙性脑梗死。可暂称为"腔隙性脑卒中"，因为少数"腔隙综合征"可由小量脑出血、小的脱髓鞘病灶、不明原因的小软化灶引起。待影像检查排除这些可能病因后，才可诊断为腔隙性脑梗死。常规 CT 可以发现大脑皮质下直径5mm 以上腔隙灶，由于层厚以及容积效应对 5mm 以下的小腔隙灶则不易显示或模糊不清，但可通过薄层扫描得以相当程度的解决。另由于受伪影干扰，CT 不易发现脑干的腔隙灶。MRI 能清楚显示。即使 CT 未能发现腔隙灶，但可排除可能引起腔隙综合征的其他非缺血性责任病灶，也是诊断腔隙性脑梗死的重要影像学间接证据。多年来，临床就是靠病史、腔隙综合征与 CT 扫描结合来诊断大多数腔隙性脑梗死的。要确诊脑干腔隙性梗死才必须行 MRI 检查。腔隙性梗死的正确诊断对有 CT 配置的医院，多数无太大困难，关键是弄清概念，正确认识和处理临床信息与影像信息的关系。

五、治疗

多数病情较轻，无需特殊治疗就能恢复良好。必要时可针对病因及症状作相应处理，应避免溶栓、过度脱水、降血压过猛等不适当治疗。恢复期后要确定血压控制方案：高血压可诱发脑出血，过低血压可导致腔隙性脑梗死复发。

第五节　心源性脑栓塞

心源性脑栓塞是缺血性脑卒中和短暂性脑缺血发作的常见病因，但是在临床上常被漏诊。长期以来，心源性脑栓塞被认为仅占很少一部分，过去报道心源性脑栓塞的发病率较低，Merritt(1938) 统计占脑血管意外的 9.3%，占缺血性脑卒中的 6%，之后的 1986年的 Hayinan 观察到心源性脑栓塞的比率上升至 19%。近年来超声诊断技术的进展证明栓子是缺血性脑卒中的重要原因。目前认为，15% ～ 20% 的缺血性卒中患者由心源性栓塞所致，在青年人中更可高达 30%。Torvik 对缺血性脑卒中 320 例的尸解研究发现，其中 79 个可分辨病理性质的新鲜病灶，47% 为栓塞性，53% 为血栓性。

准确地说，心源性脑栓塞所占的比率仍不清楚，有学者认为椎基底动脉供血区的缺血性卒中，主要是在局部病变的基础上并发血栓形成，而 1/3 以上的大脑中、后动脉闭塞是来自心脏或大血管的栓子所致。也有指出椎基动脉的栓塞仅占 10% 左右。栓子从颈总动脉进入颈内动脉的机会比进入颈外动脉多 3 倍。进入颈内动脉者，绝大多数进入 MCA 及其分支，因为颈动脉直接始于主动脉弓和无名动脉，MCA 是颈内动脉的延续，而椎动脉起始于锁骨下动脉，并且颈内动脉的血流量多，每侧颈内动脉每分钟血流量为 300 ～ 500mL，而每侧椎动脉每分钟血流量为 100 ～ 150mL。这就使心脏排出的栓子容易随血流进入颈内动脉和 MCA，较少绕道锁骨下动脉进入椎基动脉。左右两侧 MCA 发生脑栓塞的机会大致相等。大脑前动脉和后动脉栓塞较为少见，由于血液流动呈层状血流，因此，如在同一来源不断产生栓子，而反复发生的脑栓塞，常在同一血管。

心源性脑栓塞患者约 50% 可发生梗死后出血（出血性转化），机制为动脉被栓塞后，闭塞远端的血管发生缺血性改变，继而扩张及血压下降，使栓子推向远端，或栓子破碎崩解向远端移动，阻塞于更细小的动脉分支，原被阻塞的动脉恢复血流灌注，由于此段动脉已有缺血性改变，血液可自病变血管漏出，进入原缺血梗死区域，造成梗死区继发性出血。

一、病因病理

心脏栓子可来自有病变的或缺损的心瓣膜、心腔壁及其隐窝处的附壁血栓。引起脑栓塞的各种心脏疾病可归纳为三类：

（一）心脏瓣膜病和心内膜病变

病变瓣膜和心内膜上有赘生物或附壁血栓，脱落的碎片随血流进入脑循环，造成脑栓塞。虽然心脏排出量最多 15% ～ 20% 流入脑动脉，但心脏排出的栓子有 50% 进入脑动脉。

1. 风湿性心脏病

随着风湿病防治工作的成效，风湿性心脏病的发病率已有降低，但在青年人中，风湿性心脏病仍然是心源性脑栓塞的重要原因。20% 的风湿性心脏病患者并发全身性栓塞，其中 50% 是脑栓塞。瓣膜病并发心房颤动者，其脑栓塞的发病率为无心房颤动者的 14 ～ 16 倍。主动脉瓣膜病变和无心房颤动病史者也能并发脑栓塞。二尖瓣狭窄伴心房颤动患者，心房壁特别是心耳处心肌收缩无力，血流迟缓，易发生附壁血栓，血栓性栓子是造成脑栓塞的原因。

2. 细菌性心内膜炎

细菌性心内膜炎是人们熟知的心源性脑栓塞的原因。感染性心内膜炎患者中，约 20% 证实有栓塞性脑梗死。此类梗死有明显出血倾向，而且是其表现特征。超声心动图见到赘生物者较未见到赘生物者，栓塞风险要高得多，前者为 34%，后者仅 7%。

3. 非细菌性血栓性心内膜炎

非细菌性血栓性心内膜炎也称消耗性心内膜炎。尸检时瓣膜赘生物常可见于癌症及其他非传染性消耗性疾病患者，心源性脑栓塞也可作为潜在癌肿的一种特征性表现。因长期消耗，心脏瓣膜周围形成无菌性赘生物或内膜上血小板黏附、聚集和附壁血栓形成。

赘生物和血栓性栓子，造成脑栓塞和其他部分的动脉栓塞。因此，有长期消耗性疾病患者发生血栓栓塞疾病，应考虑本病的可能。

4.二尖瓣脱垂

二尖瓣脱垂是常见病，正常的青年中发生率可高达 6%。它可能不是心源性脑栓塞的常见病因，但在一些青年脑卒中患者中却有重要作用。患者的二尖瓣和腱索黏液样变，二尖瓣和腱索松弛和伸长，心脏收缩时伸长和松弛的二尖瓣呈囊状突入左心房，引起严重的二尖瓣逆流，心房壁和囊状二尖瓣的心房侧之间血流停滞易形成血栓。因脱垂的瓣尖可以出现黏液瘤样变性，并促使血小板聚集而共同形成栓子，故常导致小卒中或身体其他部位的栓塞。并发细菌性心内膜炎造成菌性栓塞。

5.心肌梗死后左室附壁血栓

急性心肌梗死受累心室壁和心内膜，病变部位形成附壁血栓，脱落的栓子造成脑栓塞。但心肌梗死引起的脑栓塞少见，多发生于前壁受累的患者。此时做超声心动图常可发现室壁有血栓形成。少数心肌梗死后并发心房颤动者可导致脑栓塞。左室壁瘤患者在心脏失活动节段也可存在附壁血栓，此类患者仅 5% 引起脑栓塞。

6.卵圆孔未闭（PFO）

卵圆孔作为胎儿时期的一个残留物，25% 的成人是处于开放状态的。在右房压力增高的情况下，可出现自发或诱发心房间右向左分流。尸检研究已经证实 PFO 在成人中的发生率为 17% ～ 35%。Lechat 等在 1988 年报道用经胸超声结合注射造影微泡，发现不明原因脑卒中患者伴有 PFO 者较对照组多见。在不明原因的青年脑卒中患者中，PFO 的检出率 50% 以上，而在一般人群中只有 25%。有研究显示 PFO 合并房间隔瘤的患者，发生脑卒中的机会更高。PFO 发生心源性脑栓塞的机制可能与反向栓塞的同时伴有隐性深静脉血栓形成，后者可能发生于脑栓塞之前，有时与肺栓塞或肺动脉高压有关。另外在 PFO 的管道内可能形成局部血栓，经食管超声可在房间隔的左和右边看见漂浮的血栓，从而明确 PFO 是栓塞的根源；还有研究显示伴有 PFO 的患者可发生一过性房性心律失常，并且由于可能发生阵发性心房颤动的潜在危险，引起的栓塞危险性进一步增高。

7.充血性心肌病

出现左室附壁血栓，也可以是脑栓塞的栓子来源。

（二）心律失常引起脑栓塞

1.心房颤动

心房颤动使脑卒中危险性增加 5.6 倍。如同时有风湿性心脏瓣膜疾病则 AF 造成的危险更严重。但是由于风湿性心房颤动较非瓣膜性心房颤动少见，所以风心病引起的脑栓塞在全部脑栓塞中还不足 1/10。60 岁以上的人群中至少 2% ～ 3% 有心房颤动，而 70 岁以上估计为 9%。60 岁以下单纯慢性非瓣膜病性心房颤动患者发生脑栓塞的危险性与同年龄、同性别的对照人群无明显差异，60 岁以上危险性明显增加。心房颤动患者发生脑栓塞的机制是心房壁尤其是心耳壁处几乎无活动，血流停滞形成附壁血栓，脱落成栓子致脑栓塞。

高血压病、心脏功能失代偿和凝血功能亢进是心房颤动患者发生脑卒中的危险因素。

研究认为，毒性甲状腺肿并发心房颤动的患者有30%出现脑栓塞，如同窦－房病变一样，其心房节律紊乱是间歇性的，当心房颤动一段时间后重新转为窦性心律时脑栓塞危险最大。由于脑栓塞是毒性甲状腺肿特别是老年患者的常见并发症，所以一些"长期"心房颤动的患者可有一定比例的亚临床型毒性甲状腺肿，反之，有毒性甲状腺肿的患者也有可能出现一定比例的亚临床心房颤动，临床上应提高警惕。

2.病窦综合征

病窦综合征是一种以间歇性心房颤动和不同程度的窦房结异常活动为特征的疾病，表现为窦性心律缓慢，并可间有心动过速。血流停滞一段时间后，心耳内产生血栓，当窦房节律恢复，心房协同收缩时，血栓则被推入大循环，导致脑栓塞。通常是动脉粥样硬化所致的窦房结病变。

（三）心脏外科手术并发的脑栓塞

因体外循环和心脏外科技术的进步，接受心脏外科治疗的病例增多，其中主要是冠状动脉粥样硬化性心脏病患者。心脏外科手术的患者，可由于以下几种情况而并发心源性脑栓塞：

（1）体外循环过程中产生微栓子，激发微血栓栓塞。手术过程中发生空气栓塞或脂肪栓塞。

（2）人工瓣膜指环尤其是合成材料所制者，是脑栓塞增加的重要原因。人工二尖瓣较主动脉瓣有更高的危险。不论是机械瓣膜还是生物瓣膜的附近均可能有血栓形成，血小板－纤维蛋白原构成的附壁血栓脱落的碎片可造成脑栓塞。这种脑栓塞多数见于瓣膜置换术后的前3个月内，金属瓣膜置换术后的患者，需要长期服用抗凝药物，自行停药者术后数年也可发生脑栓塞。这类病例近年有增加的趋势，彩色超声心动图能检出瓣膜上的血凝块，并显示瓣膜血流改变的特征。

总之，心源性脑栓塞的病因众多。2009年发表的ASC0分型将缺血性脑卒中的病因按照肯定、可能、较小可能三级进行了划分，对心源性脑栓塞病因也列表分级描述。

二、临床表现

典型的心源性脑栓塞有以下临床特点：

（1）发病年龄较年轻。

（2）多有心脏病史或者可确定的心脏栓子来源。

（3）急骤起病，通常数秒或数分钟内出现偏瘫、偏身感觉障碍等相应局灶体征。

（4）发病常伴癫痫发作或意识改变，但一般持续时间较短暂。

心源性栓塞多发生于活动时，但也可发生于安静时或睡眠中。脑栓塞引起的神经系统功能障碍，取决于栓子的数目、范围和部位。多数在数秒至数分钟达到最高峰，头痛约15%，可出现于病侧，呕吐较多见。50%～60%的患者起病时有意识障碍，但持续时间可较短暂，大血管或者椎基动脉被阻塞时可迅速出现昏迷，可有广泛性脑水肿及高颅压征。脑栓塞还可导致局限性癫痫、轻偏瘫、视野缺损、失语等。

除了神经系统的定位症状和体征，还有栓子来源的原发病表现，如风湿性心瓣膜病、心房颤动、心内膜炎、先天性心脏病、心肌梗死等临床表现。

三、辅助检查

（一）脑影像学检查

近年研究发现以下脑影像学改变更多见于心源性脑栓塞患者：

（1）非穿通支部位多发性梗死，特别是前后循环、左右前循环同时存在的梗死灶。

（2）完全前循环梗死或皮质单一相对较大的梗死，或交界区梗死，但血管检查未见相应血管狭窄的依据。

（二）神经血管学检查

全面的神经血管学辅助检查应包括颅内外脑血管、主动脉弓、下肢静脉。检查方法包括 MRA、CTA、TCD、颈部动脉及下肢静脉血管超声、经胸壁心脏超声、经食管心脏超声、DSA 等。鉴于 MRA 联合 TCD，或者 CTA 联合 TCD，加上颈部血管超声，对血管狭窄的诊断的敏感性和准确性已经和 DSA 非常接近，因此，并不推荐常规 DSA 检查。此外，TCD 不仅可以检测颅内外血管狭窄和闭塞，而尤为重要的是可以直接检测微栓子。如同时发现双侧前循环或者前后循环都有微栓子存在可帮助判断为心源性脑栓塞。

（三）心脏检查

心脏检查包括胸部 X 线、心电图、超声心动图特别是 TEE 能发现心房颤动患者的左房血栓，而 TEE 在 MRI/MRA 提示栓塞而无血管狭窄的患者使用价值最大，但是 TEE 有一定的检查痛苦甚至风险。多排 CT 和高磁场 MR 无创、分辨率高、患者依从性好，可以直接清晰显示心脏和主动脉弓的多种病变，同时研究显示与 TEE 相比，还可发现更多的心内血栓和主动脉斑块病变。

（四）心电生理检查

心房颤动是心源性脑栓塞最为常见的原因，所以对于心房颤动的检查无疑是心源性脑栓塞中的重要一环。持续性心房颤动容易诊断，但阵发性心房颤动不易被发现。24 小时 Holter 心电监护对心房颤动的诊断价值高于常规心电图。另外，近年来，还有学者推荐应用 STAF 评分来协助诊断心房颤动。评分较高者应进一步筛查，包括 Holter 心电监测。

（五）血清学检查

长期以来，众多学者试图利用各种血清学指标来鉴别缺血性卒中的病因，但未有获得公认的结果。近年数个研究发现心源性脑栓塞患者血浆脑钠素水平明显高于其他脑梗死患者，因此血脑钠素增高在一定程度上可能有助于预测心源性脑栓塞的诊断，但其特异性和敏感性仍有待进一步研究。也有较多报道关注 D- 二聚体，但特异性不明确。有学者的研究发现结合上述两项指标对心源性脑梗死的预测更有价值，但这组资料的特异性和敏感性仅为 60% 左右。因此，目前血清学指标检测用于心源性脑栓塞的诊断价值有待进一步研究。

四、诊断

目前心源性脑栓塞的诊断率还远远低于实际发病率，在诊断上首先应全面了解缺血性脑卒中的所有病因，其次，当所谓隐源性脑卒中时，更要高度注意潜在心源性栓塞的可能，此外，还要注意多种病因混合存在的情况。

以往多根据上述临床表现来诊断心源性脑栓塞，CT 和 MRI 等脑影像技术广泛应用以来，还可依据梗死灶多发，见于两侧，或病灶大，并以皮质为底的楔形，绝大多数位于 MCA 支配区，且同一 MCA 区域常见多个、同一时期梗死灶，易合并梗死后出血等特点诊断心源性脑栓塞。

根据近来的研究，众多学者认为，具备以下任一项时，应首先考虑心源性脑栓塞的可能，进一步寻找确诊或可能协助诊断的证据，包括通过各种心脏检查筛查各种心源性脑栓塞的病因如心房颤动的存在，通过血液学检查指标等帮助诊断：

（1）临床发作突然，发病后病情立即达到高峰，病情较重，缺乏大血管病变证据。

（2）病灶位于颅内动脉主干或主要皮质分支区域，即皮质及皮质 - 皮质下交界区域 (非穿通支部位)，而血管检查缺乏大血管病变证据；或者位于多个血管分布区域，或者灰白质交界区域，特别是双侧前循环，或前后循环同时受累。

（3）TCD 在双侧前循环或前后循环同时发现微栓子信号。

（4）未能发现明确的病因。

五、治疗

应包括原有心脏疾病和脑栓塞的治疗。对大脑中动脉主干栓塞的患者，到达医院时在溶栓治疗时间窗内，如无禁忌证可争取静脉溶栓治疗。为预防栓塞的再发，可应用抗凝剂华法林或抗血小板聚集药物阿司匹林、氯吡格雷、西洛他唑等。心脏有栓子来源，包括超声心动图检查发现心腔内有赘生物或血栓样物质，在排除抗凝治疗禁忌证后，更应考虑使用口服华法林抗凝治疗。抗凝治疗期间应检查凝血功能，注意并发颅内或身体其他部位的出血。具体治疗方案和方法详见有关章节。

第六节　大脑中动脉主干闭塞引起的脑梗死

大脑中动脉 (MCA) 供血区脑梗死在临床上最常见。其中 MCA 主干闭塞引起的急重型、大片脑梗死，又称广泛半球梗死，虽然较少见 (澳大利亚有个回顾分析连续 5 年共 1440

例缺血性卒中住院患者的报告，其中属广泛半球梗死的有 53 例占 3.7%，但该亚型脑梗死症状重，死亡率与残废率高，是临床需紧急溶栓救治的重要脑梗死类型。故此特别专门论述。

一、病因病理

闭塞原因主要是原位血栓形成和栓塞。以往认为血栓形成多于栓塞，近年来由于辅助检查的手段不断提高，脑栓塞的诊断率也逐年增高。上述澳大利亚报告心源性栓塞引起的占 58%。国内白求恩医科大学第一医院神经内科刘群报道的一组 84 例 MCA 主干梗死患者中有风湿性心脏病和心房颤动 41 例，冠心病心房颤动 5 例，心脏室壁瘤及附壁血栓各 1 例，颈内动脉有改变 9 例，即有明显栓子来源占该组 70% 左右；该组死亡患者中经解剖证实心源性栓子栓塞 3 例，血管源性栓子栓塞 1 例，故作者认为中动脉主干梗死的主要病因是栓塞。当有风湿性心脏病、二尖瓣脱垂、黏液瘤、非细菌性心内膜炎、心房颤动、心肌梗死与主动脉瓣病变时，栓子可来自心脏。MCA 闭塞部位可在主干或某些分支。如果主干 M1 段突然被栓子阻塞，因该处阻塞位于 Willis 环之外，是脑循环网络关键易损节点之一，不能通过前、后交通支获得对侧和后循环的血流代偿作用，只能靠脑表面与同侧大脑前、后动脉吻合获得侧支循环，如这些侧支循环代偿不良，则梗死区域与一侧 MCA 主要的供血范围吻合甚至更大，呈现大片梗死。

二、临床表现

MCA 主干闭塞表现为完全 MCA 综合征：对侧偏瘫、偏身感觉障碍、偏盲和双眼向对侧注视障碍，在优势半球可有完全性失语，迅速发展为广泛脑水肿，常有颅内高压、昏迷，甚至脑疝，处理不当患者可死亡。幸存者可有严重的偏瘫，此时上肢最严重，呈皮质型感觉障碍。在优势半球时，失语症明显，有时有不完全性偏盲。

三、诊断

MCA 比任何动脉更易发生闭塞。闭塞时其症状几乎无法与颈内动脉闭塞鉴别，除非做血管造影。一般有前驱症状如一过性视物不清或一眼失明，则大多为颈内动脉闭塞。然而，栓子可起自颈内动脉而闭塞症状表现在 MCA。常规 CT、MRI 在发病 24 小时（或更早）可显示梗死范围占大脑中动脉供血区（包括大脑皮质和基底核）75% 以上，其中有少数可扩展至部分大脑前或大脑后动脉供血区。CT 早期影像的诊断价值：

（1）最常见为病侧 MCA 分布区显示：局部密度减低；岛叶与基底核分界模糊；大脑外侧裂、脑沟及蛛网膜下隙稍变浅；侧脑室稍受压。提示为 MCA 主干或颈内动脉终末段闭塞。

（2）偶在患侧颅底可见 MCA 高密度征，提示该处有血栓。但这要求有较高分辨率的 CT 和保持患者头部不动。

急性期确定 MCA 主干闭塞方法：

（一）临床判断

根据 OCSP 分型法为完全前循环梗死的临床表现。

（二）MCA 高密度征

指因血栓致 MCA 闭塞后，在单纯 CT 扫描时，MCA 本身 X 线吸收值比脑实质或对测正常 MCA 高，是 MCA 主干闭塞的超早期 CT 表现。1981 年首先由 Yock 等报道，当时他们认为高密度影为钙化的栓子所致。1983 年 Gacs 等经脑血管造影研究发现，MCA 的高 X 线吸收值并非一定是钙化的血栓，可发生导致动脉闭塞的任何血栓或栓子。1989 年 Tomsick 等经大量病例研究指出，MCA 的高 X 线吸收值比钙化时 X 钱吸收值低，诊断 HMCAS 时，应除外在动脉硬化基础上出现的动脉壁的钙化。

1. HMCAS 出现的时间

龟井彻正等观察了 22 例脑栓塞患者，发现 HMCAS 最早可见于发病后 30 分钟，在发病后 6 小时内至少有 63% 的病例可见到 HMCAS，半数患者于 24 小时至 14 天内消失。据 Tomsick 等报告，发病后 1.5 小时内即可见到 HMCAS，7 天内消失。目前多数学者认为 HMCAS 于栓塞后 6 小时内出现，24 小时至 7 天内消失。

2. HMCAS 的出现频度及部位

关于 HMCAS 的出现频度各家报告不一，占 MCA 区域闭塞患者的 21% ～ 63%，差异之大是主观或客观因素影响所致，这些因素可导致假阳性或假阴性结果的产生，诸如：

（1）部分容积效应：某些 HMCAS 在 10mm 断层图像上未能检出，而在 3m 或 4mm 层面上可能检测到；

（2）解剖变异：动脉的走行变异可影响 HMCAS 的检出，因血管的垂直方向切比斜切或水平切密度高。

（3）将血管钙化误诊为 HMCAS：多见于老年动脉粥样硬化，其钙化常表现为双侧血管，且 X 线吸收值高于 HMCAS。

（4）扫描伪影。

（5）诊断者本身的分辨能力：Tomsick 等于 1990 年报道了由 6 位放射科专家共同参与研究的 25 例急性 MCA 栓塞患者的 HMCAS 现象，双盲分析结果表明，其敏感度为 78.5%，特异性为 93.4%，精确率为 91.3%，说明如果诊断正确的话，HMCAS 是 MCA 栓塞的一个非常敏感而精确的指标。HMCAS 可出现在 MCA 的任何部位，其中以 M，段出现频率最高，且较易诊断。

3. HMCAS 的临床意义

有学者认为 HMCAS 的消失可能意味着动脉内栓子溶解、血管再通，因此以 HMCAS 消失作为 t-PA 等溶栓药有效地评定指标。HMCAS 的消失也可能是随着时间推移，栓子逐渐成为等密度的变化。据我们经验 HMCAS 可作为时间窗内溶栓的重要客观根据。

Tomsick 等曾对 55 例 MCA 栓塞患者的 HMCAS 与临床关系方面进行研究，发现 18

例伴有 HMCAS 者比不伴 HMCAS 者梗死面积大，龟井彻正等报告的 22 例 MCA 栓塞患者死亡的 9 例中，有 8 例 HMCAS 阳性，故提示 HMCAS 阳性者易出现大面积梗死，且预后不良。

（三）床边 TCD 检查

患侧 MCA 无血流信号，或流速极慢，如患侧 MCA 血流速度、血流信号基本正常，则可排除 MCA 近端主干闭塞的可能。

第七节　脑梗死的分型、分期诊治

一、脑梗死分型分期治疗的必要性

（一）溶栓复流治疗

虽然迅速溶解血栓，恢复血流是最基本、最有希望的治疗方法，大量的研究也证明，溶栓只能在血管闭塞 3 ～ 6 小时的时间窗内恢复血流，脑梗死才可能挽救，超过时间窗复流，可能引起严重后果。但脑梗死不是单一疾病，而是一组包括不同类型亦即有不同病因、严重程度、临床转归的疾病的总称。影响病情轻重和预后的主要因素是由闭塞血管大小、部位和侧支循环功能所决定的梗死灶的范围、位置。轻者如小动脉闭塞引起的腔隙梗死可在数小时、1 ～ 2 天内，不必溶栓或其他治疗也能自愈，溶栓则要冒脑出血的风险；重者如 MCA 近端主干闭塞引起的动脉血栓性梗死，发病后很快就恶化，时间窗内尽早溶栓或及时去骨瓣减压术可能挽救。以往已进行的 5 个大规模多中心临床随机对照试验，无论是失败的用链激酶的意大利急性脑卒中多中心研究 (MAST-I)、欧洲急性脑卒中多中心研究 (MAST-E)、澳大利亚链激酶研究 (ASK)，还是用组织型纤溶酶原激活剂 (rt-PA) 静脉溶栓的欧洲急性脑卒中协作研究 (ECASS)，以及认为成功的著名的美国国家神经病与卒中研究所 (NINDS)rt-PA 静脉溶栓研究，都是根据临床、CT 排除脑出血、达到最低神经功能缺损评分、排除禁忌证后确定入选病例的，都不再区分脑梗死的类型。著名专家 Caplan 曾评价后两组研究两组大规模的随机静脉溶栓治疗试验表明，急性卒中患者应用 rt-PA 可能是有效地。然而，也有很高的出血发生率，有时甚至是致命的。以上两组试验无明确血管病理或卒中的病因，没有把血管研究作为溶栓的基础。如果没有进行血管造影或无创性血管研究 (CTA、MRA 或超声检查)，治疗时，医生甚至不知道患者是否有血栓存在。我认为目前已发表的有关溶栓治疗的建议是不成熟的。如果在 3 小时的时间窗内，所有 CT 扫描怀疑急性脑缺血的患者均予溶栓剂，我们将永远对那些尚无答案的重要问题做出回答；而且我们还会造成许多脑出血和死亡。单纯脑扫描并不足以确定病因或指导治疗。个人意见，溶栓剂只能在卒中专家指导下进行，而且只能在血管研究发现大动脉内血栓时使用。仅以存在缺血为标准对患者进行大系列研究是不恰当的，可能只是浪费精力、时间和资金。因此，脑梗死溶栓治疗前就必须再分型，选择适合溶栓的亚型病例，排除不适合的亚型病例，否则，脑梗死溶栓治疗不可能取得理想疗效并能普及推广应用。

(二) 药物的临床疗效评价

由于脑梗死发生发展的复杂性，单独一种药物可能仅有轻微治疗作用，临床评价其疗效必须进行大规模的随机对照研究。过去这些研究的人选病例也多是根据临床、CT 排除脑出血、达到最低神经功能缺损评分要求来确定的，通常也不再区分脑梗死的类型。但不同国家，不同种族的脑梗死的亚型构成比有显著差异，如我国由高血压小动脉硬化引起的腔隙性梗死占脑梗死的 50% 以上，而欧美国家只占 25% 左右。相反由颅内外大动脉粥样硬化引起的颅内主要动脉血栓闭塞性梗死欧美人的比例相对要比中国人高 (见后)。大组病例多中心随机对照研究可保证同一地区治疗组与对照组的亚型构成具可比性，但不能保证不同地区、不同种族、不同国家的研究中的亚型构成的一致性。如阿司匹林治疗急性缺血性脑卒中有两个著名的研究：

（1）国际性卒中临床药物实验研究。36 个欧美国家，467 家医院 19435 例缺血性卒中患者 (96%CT 检查)，其中一半患者分为 2 组对比观察阿司匹林疗效：病后 4 小时内服药 300mg/d 或静脉注射 100mg/d，维持 14 天。结果：14 天死亡率治疗组 / 对照组无差异。6 个月死亡与残废率治疗与对照组比为 62.2%/63.5%。治疗组缺血性脑卒中复发率下降，脑出血率不增加，6 个月死亡与残废率，相当每 1000 例减少 14 例。

（2）中国人急性卒中临床药物研究，413 家医院 21106 例 (96%CT) 随机抽样安慰剂对照。病后 48 小时服 160mg/d，维持 4 周，4 周或出院时评价结果：治疗组与对照组比较，死亡 343 例 (3.3%)/398 例 (3.9%)，复发 167 例 (1.6%)/215 例 (2.1%) 均明显下降。颅内出血 115 例 (1.1%)/93 例 (0.9%) 稍增加，但无统计差异。总评相当出院时死亡与残废每 1000 人减少 11 人。欧洲 1ST 与中国 CAST 两组研究均取得相似的阳性结果。根据这两组结果认为，缺血性脑卒中急性期应用阿司匹林是有效而安全的。但如果从两组亚型的疗效分析，则两组结果有明显差异，见表 1-2。

表 1-2　按 OCSP 分型，IST 和 CAST 的疗效

	IST 例数	6 个月疗效	CAST 例数	14 天疗效
TACI	4638 (24%)	有效	1883 (9%)	有效
PACI	7921 (40%)	有效	11445 (55%)	有效
POCI	2228 (12%)	无效	1444 (6%)	有效
LACI	4657 (24%)	无效	6263 (30%)	有效

从上表可看出，在 IST 中阿司匹林只对大动脉粥样硬化血栓性脑梗死引起的 TACI 和 PACI 有疗效。它并不降低 14 天内死亡率，主要通过降低缺血性卒中复发率，在 6 个月后体现疗效；但在 CAST 中对所有亚型均有效，既降低 14 天内死亡率也降低 4 周后死亡率和残废率。阿司匹林是抗血小板聚集剂，对血栓形成有预防作用，但对脑卒中无直接治疗作用，IST 结果证实了这一点。但 CAST 结果似乎超出了阿司匹林本身的药理作用。因此，CAST 的亚型确定是否准确，可能是疗效与 IST 似同实异的关键。

已有些大型药物研究注意到对脑梗死不同亚型的疗效差异进行比较。如低分子肝素样物 ORG10172 治疗急性缺血性脑卒中的随机对照试验，总体评价是该药对 3 个月后的转归无改善，但按亚型评价发现该药对大动脉粥样硬化梗死亚型的有效、显效率明显高于对照组，而其他亚型与对照组比较无差异。说明对脑梗死治疗药物疗效评价非区分亚型不可。

另外如"腔隙性脑梗死的经典定义为纯白质病变，而脑白质不含突触或受体复合物，因此，针对 NMDA 受体复合物质的治疗不可能对这种卒中有效"。如果要评价这类药物的疗效，就不能选腔隙性梗死的患者作研究对象。总之，必须区分不同脑梗死亚型来分别评价药物或治疗方法的疗效，无论是是抗血小板聚集剂、纤溶剂、脑保护剂，中医中药还是各种物理、康复疗法的疗效。这可能是改变目前对脑梗死治疗评价混乱的关键。

二、紧急分型诊断

脑梗死的主要特异治疗是时间窗内紧急溶栓，但并非所有脑梗死病例均适宜溶栓。MCA 主干完全闭塞导致的大片脑梗死的重症患者，起病急骤，缺乏良好的侧支循环，紧急溶栓是最重要的治疗措施。相反，没有主干闭塞或有良好侧支循环的轻型或腔隙性脑梗死患者，就诊时已有部分恢复，不必溶栓也能恢复良好。因此，当头颅 CT 排除脑出血后，及时做出相应的紧急亚型诊断，区分患者的轻重和梗死灶大小，以便实施针对性治疗。避免重型轻治，丧失抢救时机或轻型重治要冒脑出血等并发症的风险。但国外的卒中指南，都没有提出溶栓前必须紧急临床分型的方法。或寄希望于多模式 CT 和多模式 MRI 来早期发现缺血半暗带，但限于时间和设备，目前无法在临床普遍推广使用。

目前各国指南对诊断方法的评价都是对单一诊断方法的价值评价，并无集成多种诊断方法得到可靠的综合诊断信息方法的评估。在我国医疗条件和设备相对落后的现实状态下，学会集成整合病史、临床症状、体征和简单、容易进行的必要辅助检查 (如 CT、TCD) 的信息，进行 OCSP 分型，指导缺血性卒中的临床诊治的方法，具有重大推广和应用价值。

为了指导诊治决策我们推荐 OCSP 分型为紧急诊治分型；急性期后、多项辅助检查都有结果时，为"判断预后"和"选择二级预防措施"也可用 TOAST 病因分型。

(一) 结合 NIHSS 与 OCSP 分型的脑梗死紧急快速分型法

美国国家卫生研究院卒中评分法，归纳了所有与卒中相关的神经功能缺损，用简单的不同分值表示。其初始的评分能很好预测最终梗死灶的大小。一次检查评分只需 5～8 分钟，可靠性好。通常总分 10 分以上就提示大血管闭塞。这些用量表评分方法 (包括 NIHSS) 主要用于评估病情严重程度，不能准确区分病变部位和大小。

OCSP 分型方法能区分梗死部位和大小，但比较粗略不够精确。为此我们将二者优点结合，通过根据皮层症状和运动、感觉等长传导束症状重新排列 NIHSS 的各项目，曾设计出改良 NIH 评分 OCSP 分型法。但在实用中仍感觉烦琐，为此再精简为卒中快速 OCSP 分型法。

按表 1-3 的方法 1～2 分钟内确定脑梗死的大小、部位，实现快速 OCSP 分型，值得推广应用。

(二) 综合诊断信息的紧急分型

目的是区分梗死灶大小；确定是否适合溶栓或扩容稳压、开放侧支循环治疗。脑梗死溶栓治疗难题是时间窗很窄，常规的 CT、MRI 在时间窗内难以确定梗死灶大小、部位。溶栓治疗又有可能引起脑出血，但愈早开始脑出血概率愈低。因此，要紧急收集各种诊断信息：脑梗死时间窗期能提示闭塞血管及脑损害大小、部位的主要，临床信息，如语言、高级神经活动、偏视、鼻唇沟、上下肢肌力、感觉等定位征基础上的 OCSP 分型。CT 可确定有无出血；早期缺血、梗死征。TCD 可测 MCA 血流指标；主干闭塞表现为无血流或血流极慢，Vs < 30cm/m；腔隙性脑梗死血流正常。根据 MCA、BA 血流也能评估血管闭塞部位及侧支循环状态。

表 1-3　卒中快速 OCSP 分型法

分型	皮层症状 (意识、凝视、失语)	长束症状
TACI	≥1 项	3 部位 (面舌瘫和上肢、下肢运动、感觉障碍)
PACI	≥1 项	2 或 1 部位
LACI	0	3 或 2 部位 (纯运动，或单感觉)
POCI	0 或≥1 项	交叉或双侧体征 (或小脑征)

脑梗死形成阶段能提示梗死灶大小、脑水肿、颅高压程度的主要信息是临床症状、体征、TCD，24 小时后的 CT 或 MRI 可准确确定梗死灶部位、大小，是评估侧支循环状态、脑水肿颅高压严重程度的决定性指标 (金标准)。

三、分期诊断

按病理生理观点，缺血性卒中是一个复杂的动态变化过程，较为严重的临床亚型，都可分为超早期 (溶栓时间窗，3～6 小时)、脑水肿颅高压期 (6 小时～14 天)、恢复期、后遗症期等。每一期都有重要或关键的病理生理环节和相应的最合适的治疗处理方法或药物。也即是说每种治疗方法或药物都只适合某病程分期或时间窗，并不一定适合缺血性卒中的全过程。这也同时说明要取得最好疗效，必须在每一期都采用最适合的疗法或药物，否则某一期错误治疗将导致前功尽弃，治疗失败。因此，应制订分期诊断的时间标准、临床症状体征标准和影像学标准。这对重症缺血性卒中的治疗处理非常重要。目前各国指南对治疗干预的方法和措施都是单独评估，没有分型、分期选用不同治疗方法获得更好治疗效果和预后的系统治疗方法的评估。

四、脑梗死急性期分型分期综合治疗决策

（一）轻症（小动脉病变引起的 LACI 及较轻的 PACI）

用简单或对症方法治疗。

（二）重症（大动脉闭塞引起的 TACI、POCI 和较重的 PACI）

综合集成各种治疗手段，分期治疗。治疗措施：

（1）溶栓治疗。

（2）扩容稳压与开放侧支循环治疗，注意过分扩容升压可能加重脑水肿，升高颅内压。

（3）脱水降颅压脑水肿期应用。根据脑水肿、颅内高压程度和反映血容量的参数：血 HCT、渗透压、中心静脉压、出入水量、皮肤弹性调节脱水剂用量和时间间隔。

（4）重症监护。

五、脑卒中治疗方法与药物系统评价

（一）一般治疗与特异性治疗

1. 两类治疗都重要

《欧洲指南 2003》说："一般治疗"是指针对维持重症患者病情稳定，以便控制能对卒中转归起负面作用的全身问题以及为完成特异性治疗提供最佳生理基础所进行的治疗策略。目前的共识是，一般内科问题的处理是卒中治疗的基础。大多数作者同意对生命功能提供足够的支持是基本的治疗。可见，一般治疗是所有重症卒中治疗的前提和基础，与特异性治疗都是整个治疗程序的不可或缺的组成部分。这也是重症卒中要尽快送入重症卒中病房救治的主要原因。应强调一般与特异性治疗是同等重要的，不要造成以为特异性治疗才是特效的错觉。

2. 溶栓复流与增加灌注压、开放侧支循环

《美国指南 2003》说："由于大多数卒中是颅内动脉的血栓栓塞性闭塞引起的，恢复或改善缺血区的灌注是治疗的关键。到目前为止，只有静脉 rt-PA 治疗被证明是有效地。"

但不应忘记入脑动脉系统经历数百万年的进化，除有前后左右颈内动脉和椎动脉4 条主要入脑动脉供血外，还有颅底动脉环沟通这 4 条动脉；大脑表面大脑中、前、后动脉的软脑膜上分支可沟通同侧前、后循环，额、颞、顶、枕各脑叶；颅外的颈外动脉可通过五官的吻合支和脑膜中动脉与颅内的颈内动脉分支沟通，共同构成复杂、有效地网络供血系统。目前认为："侧支循环在脑缺血的病理生理中起关键作用，可以决定缺

血性脑损害的严重程度。"因此，我们不应只考虑通过溶栓恢复闭塞动脉血流这一单一的途径，而忘记迅速开放侧支循环也是恢复或改善缺血区血流，挽救缺血半暗带脑组织的另一重要治疗途径。要开放侧支循环改善缺血区血流，扩张血容量、维持较高的平均动脉压以升高脑灌注压是最直接有效的方法。当供应大脑某部分的动脉（如大脑中动脉MCA）近端因血栓或栓塞导致严重狭窄或闭塞时引起该脑区的血流急剧减少，可致脑梗死，但梗死大小还决定于侧支循环的有效性。侧支循环不能有效代偿，就发生 MCA 供血区完全性梗死。相反，在较高灌注压下，软脑膜侧支循环及时开放可从大脑前、后动脉分支反向供血 MCA 皮层供血区，完全代偿大脑中动脉主干闭塞引起的相应额顶颞叶皮层缺血而只发生小穿通支供血的基底核脑梗死。

《欧洲指南 2003》指出："通过维持正常的高水平的血压和正常心率来保证理想的心排出量是卒中处理的必要基础。中心静脉压应维持在 8～10cmH$_2$O，可早期提出血容量不足或超负荷的警告，这两种情况都对脑灌注有不利影响。血容量必须维持稳定。心排出量增加可能会增加急性缺血后自动调节能力丧失区域的脑灌注。"又说："研究表明，缺血半暗带的血流被动地依赖于平均动脉压。因此，要想维持足够的脑灌注压，就必须避免血压急剧下降。"可见，液体管理以增加血容量、心搏出量和维持较高的平均动脉压这一系列增加脑灌注压的一般扩容稳压治疗措施，也是开放侧支循环，恢复缺血区血流，挽救缺血半暗带脑组织的关键特异性治疗措施，甚至比溶栓治疗更符合病理生理代偿机制，更安全、更少不良反应。各国卒中指南都只推荐时间窗内溶栓治疗，但都没有专门提及扩容稳压、开放侧支循环等治疗，反映治疗策略上存在极大的片面性。原因就在于"卒中一般治疗的许多方面尚未在随机临床试验中充分评价"。

3. 脱水降颅压治疗

由于缺血性卒中是动态变化过程，脑水肿、颅高压是重症卒中全过程中不可逾越的阶段，是决定是否会发展为脑疝和死亡结局的关键病理环节。它们不是脑卒中的并发症，而是重症脑卒中不可分割的重要组成部分。脑水肿、颅高压期的监测、早期的液体管理和高渗脱水降颅压与适时施行去骨瓣减压术一起，应看作是重症卒中脑水肿颅高压期的系列特异诊治措施。《欧洲指南 2008》就是将"脑水肿、颅高压"治疗与溶栓等一起列为"特殊治疗"之一。当然也要防止对没有脑水肿颅高压的腔隙性脑梗死或还没有进入脑水肿颅高压期的病例，过早或过长时间的脱水降颅压治疗，导致血容量不足或血压过低，加重脑缺血甚至肾功能不全。

（二）抗血小板、抗凝、降纤维蛋白药物

病理生理和药理学证明它们都不能恢复已经被血栓闭塞的动脉血流，也不能开放侧支循环，更不能挽救缺血死亡的脑组织，而主要起预防血栓形成作用。缺血性卒中绝大多数是动脉或心腔局灶血栓栓塞引起，不是全身止血、凝血、纤溶功能异常。而应用抗血小板、抗凝、降纤药物将可能引起全身止血、凝血、纤溶功能改变，可能导致各器官出血的不良反应。不应将这些治疗列为缺血性卒中的特异性治疗。

目前抗凝药只用于心房颤动引起心源性脑栓塞的患者。非心源性脑梗死的患者，也不能无选择使用阿司匹林等抗血小板药物。尤其在我国由高血压小动脉硬化引起的腔隙性脑梗死占缺血性卒中的大多数，而高血压性小动脉硬化也是脑出血的病理基础。这些腔隙性脑梗死患者随时可能脑出血及微出血，就不应长期应用能延长出血时间、会诱发或加重出血的抗血小板药。降纤药物确实疗效还没有得到公认。

（三）溶栓治疗

1.溶栓剂

目前各国指南溶栓只推荐 rt-PA。我国九五攻关课题大组多中心研究证实"6 小时内采用尿激酶溶栓相对安全、有效"，国内很多医院都有尿激酶溶栓治疗脑梗死获得良好效果的临床实践经验。当前 rt-PA 基本是进口的，尿激酶国产，药费是 6 千多元比 6 百多元。从注意兼顾疗效、风险、价格和易使用性上考虑，目前国内应首先推荐尿激酶。

2.我国溶栓治疗必须分型

国外指南不分型只考虑 NIH 评分，6 ～ 23 分都是溶栓适应证。鉴于我国缺血性卒中以腔隙性脑梗死占大多数，而重症卒中只占少数。国内已有多个临床研究证实 OCSP 分型法与 CT、MR 及 DSA 等影像学检查有很好地相关性，肯定 OCSP 分型法在卒中紧急溶栓治疗中的价值，主张一般的腔隙性脑梗死 (LACI) 不必溶栓治疗，只选择完全前循环和部分前循环梗死患者进行溶栓。可以结合 NIH 评分快速 OCSP 分型法；OCSP 分型法与 CT 和 TCD 结合，能帮助在时间窗内做出是否适合溶栓的准确判断。减轻医护人员的压力，避免轻症患者承担不必要溶栓的痛苦和经济损失。

3.基底动脉闭塞溶栓

约 1/5 的缺血性卒中为后循环梗死，其中基底动脉闭塞引起的预后恶劣，死亡与重残达 90%。一篇系统分析在 6 ～ 12 小时时间窗内对基底动脉闭塞患者实施静脉或动脉溶栓的多个小样本临床研究的文章，纳入的达大样本的 420 例，溶栓后近一半闭塞血管再通，近一半能生活自理。并认为静脉与动脉溶栓效果相近。说明基底动脉闭塞引起的严重脑梗死与前循环大片脑梗死都是应积极溶栓的卒中类型。《欧洲指南 2008》推荐：即使在发病 3 小时以后，静脉溶栓也是基底动脉闭塞的一种容许的治疗选择。在中国当前条件下，基底动脉闭塞者在 12 小时内也应争取静脉或动脉溶栓。

（四）神经保护剂

常规静脉溶栓治疗脑梗死的安全性和有效性已经得到普遍公认，但溶栓治疗有时间窗限制 (3 ～ 4.5 小时内)，这使人们寄希望于没有严格的时间限制的神经保护治疗。

神经保护是指用于阻止缺血后脑组织的一系列病理生化反应，干预缺血级联的各个环节，达到延长神经组织存活的药物或方法。认为缺血级联反应的每个环节都是神经保护治疗的靶点。但在过去 20 年中，估计有 10 亿美元用于研发卒中治疗药；然而，这一巨大的投资除溶栓剂 (rt-PA) 外没有产生临床有效地药物，使基于神经保护剂的当代卒中药物发明战略备受质疑，前景暗淡。

其实脑缺血级联（缺血性脑细胞损害的主要病理机制）一旦启动，缺血性脑损害就是一个迅速、单向正反馈、不可逆的恶性动态过程。兴奋性氨基酸拮抗剂、钙通道阻滞剂、自由基清除剂等所谓神经保护剂，从时间和空间上都难以达到"缺血半暗带"脑细胞内外能发挥药理作用的靶点，从而无法显出疗效。因此，经20年研究还没有一种神经保护剂研究成功，就不难理解了。我们能否跳出制药公司只从药物考虑问题的惯性思维？从病理生理上说，葡萄糖和氧气才是脑细胞真正的活命剂和保护剂。有则生，无则死！有血流就有糖和氧，维持和保证脑的血流供应就是最好的脑保护。有文献指出，维持血压、血糖、体温和氧饱和度四大生理参数是适用于所有缺血性卒中患者、最基础和最好的非药物性的脑保护措施。

总之，脑卒中没有单一的、特效的灵丹妙药，但有很多在特定型、初期应用，能发挥良好作用的药物或疗法。但正如战争武器有飞机、导弹、大炮，也有步枪、刺刀、手榴弹。没有任何一种武器可以打赢一场战争。《中国卒中指南》概括地指出的："脑梗死的治疗不能一概而论，应根据不同的病因、发病机制、临床类型、发病时间等确定针对性强的治疗方案，实施以分型、分期为核心的个体化治疗。""用药如用兵"，确是如此！

第八节　脑卒中的紧急处理

脑卒中的高死亡率及高致残率，严重危害人类的寿命及生存质量，受到各方面的关注。然而在20世纪的前3/4，人们基本上认为一旦发生卒中，不死则残。许多患者得不到及时有效地治疗，大多是任其自然发展的局面，处于无所作为的悲观态度。近30多年来，神经科学的迅猛发展，尤其是颅脑影像学的广泛应用，不少患者在发病的短时间内获得及时治疗并有明显效果。由此，日益唤起社会各阶层的重视。逐渐认识到，只要在一定的时间窗内进行积极治疗，可获得更好的疗效。随着临床实践经验的积累，加深了早期治疗紧迫性的认识，并采取相应的措施。在欧美的许多国家不仅建立了卒中病房、重症监护室或病区，而且非常强调患者在家中及送医院途中的院前处理以及急诊时的治疗。目前在我国包括医务人员、患者等各界人士对脑卒中缺乏紧迫性，特别是患者及其亲属由于各种原因而不能到医院及时诊治。从脑卒中的病理生理，我们应将其列入急救范畴，尽早治疗，最大限度地减轻脑损害，尽量降低致残程度。我们的目标是要求患者及医生有紧迫感，能像对待心肌梗死一样，想尽一切办法，争取最短时间送到医院，进行积极治疗。

虽然在脑卒中的病程中，各个时期的处理都是十分重要的，但早期和超早期的紧急处理对抢救患者的生命和提高其病后的生存质量起着更为重要的作用。脑卒中的紧急处理应引起包括医务人员、患者及其亲友等的重视。脑卒中的紧急处理包括脑卒中的院前处理和急诊室处理。恰当的脑卒中的紧急处理为后续的专业治疗奠定坚实的基础。患者发生脑卒中后，对之做出迅速反应，需要以下三个层面的共同参与和密切配合：

（1）居民。

（2）急诊医生。

（3）神经专科医生。

一、居民对脑卒中的识别及应对措施

有时脑卒中症状轻微，比如仅有轻度头晕或乏力症状，患者可能认为是疲乏所致，不能及时就诊，因此脑卒中的紧急处理始于患者或目睹者迅速识别出脑卒中。这要求居民普遍都能对脑卒中有初步了解，这需要在广大居民中普及脑卒中的知识，以提高他们早期识别脑卒中的水平。不仅要在各种媒体上广泛宣传，对高危人群，医生更要给予较多指导。

（一）院前脑卒中的识别

《中国急性缺血性脑卒中诊治指南 2010》认为，若患者突然出现以下症状时，应考虑脑卒中的可能：

（1）一侧肢体（伴或不伴面部）无力或麻木。

（2）一侧面部麻木或口角歪斜。

（3）说话不清或理解语言困难。

（4）双眼向一侧凝视。

（5）一侧或双眼视力丧失或模糊。

（6）眩晕伴呕吐。

（7）既往少见的头痛或呕吐。

（8）意识障碍或抽搐。

（二）现场处理

发现疑似脑卒中患者，家属或目睹者应保持冷静，不要摇晃其身体，也不可将患者扶起。应 2～3 人同时将患者抬起，一人托住患者的头与肩，保持头部不受到震动，一人托住患者的背部或臀部，另一人托住患者臀部或腿部，同时将患者抬起，轻轻放在床上或环境安全的地方，头部略抬高，稍向后倾，并偏向一侧。身边只有一个人，不要放下患者不管而跑出去打电话或找人帮忙，确定患者处于安全的环境，先将患者取平卧位，头偏向一侧。

（三）紧急联系

采取上述措施后，应立即拨打"120"。

（1）拨打"120"可以使患者得到快速及时的处理。首先说明病情，着重于患者的症状。

其次要明确患者所在地址。最好提供发病地点最近的容易找到的明显标志或公共汽车站，并派人在那里接救护车，以减少因找出事地方所浪费的时间。还要提供联络电话，以便随时联系。

（2）可以给急诊医生得到患者的初步印象，使之做出相应的急救准备。

（3）可以同急诊医生电话联络获得在医生未到前正确处理患者的方法。

（四）运送

与急诊医生商榷后，自行运送更快，或因其他原因需自行运送。

1. 就近治疗

尽量到就近有条件的医院治疗，避免长途运送。长途运送对患者不利：一方面耽误了治疗时间，另一方面路途中的颠簸、震动等可引起病情的恶化（有可能使出血性卒中再出血或促使脑内血肿破入脑室等）。尽可能送到有 CT 设备的医院，否则因需转运，更对患者不利。

2. 平卧运送

最好由 4 个人使用担架运送患者，要平卧位抬运，担架要平稳，头的位置不要太高或过低，头偏向一侧，要有专人保护患者头部，防止病情加重。

3. 动作轻柔

整个搬运过程中，动作要轻，任何过多的活动和搬动都可能使病情加重。

二、急诊医生对脑卒中的评价和处理

急诊医生接到电话后，应在最短时间内赶赴患者所处地点，同时与目睹者保持电话联络，根据病情及简要的检查，迅速做出初步评价和应急处理。

（一）指导目睹者

出车医生根据目睹者所述病情，可考虑携带血糖仪、降颅内压药及其他急救药品和器材，以最快的速度前往出事地方。同时与目睹者保持电话联络，根据具体情况指导对患者的初步处理。

1. 保持呼吸道通畅

指导目睹者解开患者衣领。如有义齿应设法取出。为防止舌后坠，用纱布或手帕把手指垫好，将患者舌头向前下方拉出口腔，以保持气道通畅。如痰液阻塞喉腔可用塑料管吸出，或口对口将痰液吸出。若患者呕吐，及时清除口内呕吐物，防止窒息或呕吐物吸入气管。

2. 保暖

注意室内温度，要适当给患者保暖，通风不宜直吹患者。

3. 湿敷头部

可用湿毛巾敷于患者头部，可减轻头痛和脑损伤。

4.防舌咬伤

若患者抽搐，可用筷子裹上纱布或棉花垫在上下牙之间，防止咬伤舌头。

(二)重点处理

迅速获得简要病史，包括：

(1)症状开始时间。

(2)近期患病史。

(3)既往病史。

(4)近期用药史。

简要查体：重点检查意识水平、瞳孔、肢体运动、脑膜刺激征以及有无外伤。依据病史和临床表现，多数脑卒中易于识别。应在数分钟内做出评估。

《中国急性缺血性脑卒中诊治指南2010》认为，急救处理包括：

(1)处理气道、呼吸和循环问题。

(2)心脏观察。

(3)建立静脉通道。

(4)吸氧。

(5)评估有无低血糖。

(6)有癫痫发作，应予抗癫痫治疗。

应避免：

(1)非低血糖患者输含糖溶液。

(2)过度降血压。

(3)大量静脉输液。

除上述处理外，《美国成人缺血性脑卒中早期处理指南2007》指出，应及时通知医院有关患者的情况，使医护人员在患者到达医院时已做好准备，患者可获得及时的进一步检查和治疗。

(三)平稳运送

1.正确搬运

医生到达出事地点，指导对患者的搬运。如果患者需要从楼上搬到楼下，应使患者的头部保持高位，脚置低位，最好用床或担架平卧搬运，切忌用椅子搬运。

2.减少震动

运送途中，要求救护车开得慢一些、平稳一些，尽量减少颠簸和震动。患者取平卧位，头偏向一侧。指导家属轻轻抱住患者的头部和上半身以减少震动，避免颠簸。

三、神经专科医生对脑卒中的评价

患者送达急诊室后，神经科医生立即向患者或知情者有针对性地询问病史，相应的体格检查宜简明扼要、突出重点。由于急性缺血性脑卒中治疗时间窗窄，及时评估病情和诊断至关重要，医院应建立脑卒中诊治快速通道，尽可能优先处理和收治脑卒中患者。

（一）《美国成人缺血性脑卒中早期处理指南2007》

认为应首先评估气道、呼吸和循环，并予以处理使之保持稳定。

（二）病史采集

询问症状出现的时间最为重要。其他包括神经症状发生及进展特征，心脑血管病危险因素、用药史、药物滥用、偏头痛、痫性发作、感染、创伤及妊娠病史等。澄清患者或家属所说的术语，切忌主观臆断，从而造成以后诊断困难。

（三）一般检查

检查头部和颈部可能发现外伤或癫痫发作的征象（挫裂伤、舌咬伤），颈动脉疾病（杂音），或充血性心力衰竭（颈静脉怒张）。心脏检查鉴别同时存在的心肌缺血、瓣膜情况及心律失常。胸部和腹部检查可能发现合并并发症。检查皮肤和四肢也可能提供诸如肝功能障碍、凝血障碍等证据。

（四）神经系统检查和卒中等级评分

1.体格检查

尤其是神经系统检查，是脑卒中定位诊断的主要依据。在病史采集时，就应注意患者的意识状态、精神状态、体位、姿势、表情、发音和言语等。

（1）一般检查：这方面的检查对脑卒中患者的诊断很有帮助。如果血压明显升高或心率低于60次/分，应注意可能有颅内压增高。血压升高伴有意识障碍及定位体征常提示患者有脑出血。小脑病变引起循环功能改变虽不常见，但却是致命的，不管是小脑出血、小脑梗死均可压迫延髓心血管调节中枢，导致血压升高及心律失常，这些改变有时发生在小脑体征出现以前。体温升高提示脑桥出血或丘脑出血；呼吸节律改变多为脑干损害所致。意识障碍检查对估计病情的严重程度有帮助。

（2）神经系统检查：神经系统检查对定位诊断最有帮助，并可帮助医生选择相应的辅助检查。重点检查眼部、肌力及反射。

眼部检查包括眼球位置（居中还是斜视）、瞳孔（大小、对称性及光反射）、眼球运动、眼底（有无水肿或出血）及角膜反射（是否对称）。面部和肢体检查包括：额纹、鼻唇沟、口角、手足的位置（双侧是否大体对称）及病理反射。如果患者清醒且病情较轻，高度怀疑小脑病变，可考虑检查共济运动和步态。脑膜刺激征明显，高度提示出血性卒中。感觉检查结果变化最大，可靠性小，对诊断帮助最小，急诊处理时一般可简略。

2.卒中等级评分

神经系统检查应该快捷和全面。《中国急性缺血性脑卒中诊治指南2010》和《美国成人缺血性脑卒中早期处理指南2007》均推荐，使用正式的卒中等级评分可评估病情严重程度并可节约神经系统检查时间。

常用的量表有：

（1）中国脑卒中患者临床神经功能缺损程度评分量表(1995)。

（2）美国国立卫生研究院卒中量表，是目前国际上最常用量表。

（3）斯堪的纳维亚脑卒中量表。

（五）辅助检查

出血性和缺血性脑卒中临床表现互有重叠，治疗则明显不同，所以首先要区分这两种不同性质的脑卒中。早期 CT 检查颅内脑出血，检出率达 100%。若 CT 未检查出出血，则有力支持缺血性脑卒中诊断。所以应尽早给患者做脑 CT。对症状和体征高度提示蛛网膜下隙出血而 CT 又未发现出血的患者，可行紧急脑脊液检查。急性脑卒中与心脏病有很强的关联性。不少脑卒中患者不是死于脑卒中本身而是死于并发的心脏疾患，因此患者应做心电图，有条件的医院可予心电监护和床边胸部 X 线照片。血常规、血小板计数、凝血检查、血液电解质、血糖和肝肾功能等检查可为治疗和寻找病因提供参考。如果医师不能确定患者的病史，有时要进行血液酒精水平、血气分析、妊娠试验、脑电图(怀疑癫痫)及毒物检查(怀疑中毒)，做辅助检查要有针对性，不应因检查而耽误治疗。

（六）诊断和鉴别诊断

1.首先应明确是否为脑卒中

临床上疑似脑卒中的疾病大致分为：

（1）全身疾病的脑部表现：如糖尿病酮症酸中毒、肝性昏迷、肺性脑病、急性酒精中毒、低血糖、药物中毒、CO 中毒等。此类疾病可突然发病，有昏迷和精神症状，但多无神经系统定位体征，可与脑卒中相鉴别。

（2）有脑部局灶性定位体征的非脑卒中性脑部疾病：某些颅内占位性病变，如硬膜下血肿、颅内肿瘤、脑脓肿可有局灶性脑部定位体征，但其发病较缓，病情演变也不同于脑卒中。必要时可做腰穿、CT 等检查鉴别。

（3）其他疑似脑卒中的疾病：高血压脑病常无脑部定位体征。偏头痛常有多次发作。癫痫的病史、发作症状及脑电图可资鉴别。

2.脑卒中的定位诊断

脑卒中的定位诊断可指示治疗和判断预后，对鉴别出血性和缺血性卒中也有帮助。脑出血的临床表现为一突然的局灶性占位性病变压迫所致，而脑梗死常归结为一支血管阻塞引起支配区域的功能缺失。

脑干病变以交叉性麻痹、无高级脑功能(精神症状、失语等)和视觉障碍为特点；小脑病变以眼球震颤、共济失调为主；内囊病变常出现"三偏综合征"，偏瘫最为常见；大脑半球各叶病变则出现各自特定的缺损症状，最突出是高级脑功能障碍及癫痫发作。

3.鉴别出血性和缺血性脑卒中

出血性及缺血脑卒中的临床表现有较大程度的交叉，治疗措施则迥然不同。区分出血性和缺血性卒中非常重要。

（1）起病形式：出血性卒中常起病急，症状和体征常在数分钟至数小时达高峰，而缺血性卒中起病较缓，症状和体征达高峰为数小时至数日。但脑栓塞起病急骤，症状和体征达高峰可快至数分钟。若患者有心脏病史，且起病急，进展迅速，有局灶性脑部定位体征，高度怀疑脑栓塞。

（2）发病早期头痛：出血性脑卒中的患者，只要意识清醒，几乎都有头痛主诉，常为最早出现的症状；缺血性卒中患者，几乎没有头痛，如果有头痛，常在发病数小时后才出现。

（3）辅助检查：CT和脑脊液检查可肯定出血性卒中；CT扫描阴性或非血性脑脊液则支持缺血性卒中诊断。

四、神经专科医生对脑卒中的早期处理

神经专科医生对脑卒中的早期处理是指在患者未确诊前的支持和对症治疗。合理和及时的支持对症治疗能提高治愈率及抢救成功率，明显降低致残率，应予充分重视。宜常设专门的脑卒中抢救组，组织专门从事脑卒中早期处理的医生、护士和医技人员参与抢救工作。一旦患者病情允许，立即转入卒中病房、重症监护室或病区。

（一）支持性治疗

1. 维持呼吸功能

保持气道通畅和正常通气是抢救脑卒中的一个重要环节。昏迷患者常换气不足；颅内压升高呕吐物易吸入呼吸道，导致吸入性肺炎和肺不张；脑出血患者可发生肺水肿。呼吸道阻塞和通气不足导致缺氧，造成无氧代谢和能量储备的耗竭，加重脑损伤程度，使预后变差。所以，一定要清除患者口腔和鼻腔的黏液、呕吐物等。血氧饱和度下降应给氧。如患者通气不足应及时插管，加压给氧，或考虑作气管切开，使用人工呼吸机。

2. 维持循环功能

最好做心电监护，随时处理心律失常，以免导致循环障碍。

3. 保持水和电解质的平衡

脑卒中发病48小时内可暂禁食。每天液体总入量 $1500 \sim 2000mL$，记录患者出入量，以便及时调整液体量。维持患者的水和电解质平衡。

4. 加强护理，严密观察病情

患者应绝对卧床，头抬高30°，并歪向一边。严密观察患者的意识状态、瞳孔大小，以及血压、呼吸、脉搏变化。尿潴留应导尿。降低患者体温可使其脑代谢率降低，耗氧量减少，有利于脑细胞恢复和减轻脑水肿，可予冰帽或双侧颈动脉放置冰袋。人工冬眠不良反应较多，不予提倡。若患者体温升高，更应加用药物积极降温。头痛可予止痛剂。癫痫发作应予抗癫痫治疗。患者烦躁不安，可用安定类药物，但剂量不宜太大，以免影响意识水平的观察。不可用抑制呼吸的鸦片类药物。

（二）对症处理

在确诊之前的对症处理主要针对是防治并发症，从而挽救患者生命、减轻脑损害程度。脑卒中急性期的并发症主要有：

（1）血压改变。

（2）脑水肿和颅内压升高。

（3）抽搐。

（4）消化道出血。

（5）感染。

1. 血压调控

血压稍高不予降压药，血压 > 185/110mmHg 可考虑给予降压药。低血压最常见原因是血容量减少，应予静脉输液或升压药。

2. 降低颅内压

限制输入液体量，同时给予高渗脱水剂或利尿剂，可减轻脑水肿；过度换气可迅速降低颅内压 25% ～ 30%，用于需要快速而短暂降低颅内压时。

3. 控制抽搐

患者抽搐应予抗癫痫治疗，否则不常规使用抗癫痫药。

4. 消化道出血

患者有消化道出血，应予止血治疗。

5. 防治感染

严重脑卒中患者或怀疑肺部感染者予抗生素治疗。

在确诊之前只能应用支持及对症治疗，一旦诊断明确，应立即加用各型脑卒中的针对性治疗，如适合时间窗的溶栓、血肿的抽吸引流或血肿清除术等。

第九节　脑电图在缺血性脑卒中的应用

一、EEG 在缺血性脑血管病诊断中的应用

（一）脑电图可早期反应脑功能的改变

脑卒中后脑电活动改变早于形态学改变。有研究表明，脑缺血 5 分钟，EEG 即可发生改变。其敏感度优于 CT 等检查所反映的脑部形态学改变。Jordan 亦于 18 例大面积脑梗死患者的研究中发现其中 10 例在 24 小时内 CT 未显示病灶，而 EEG 却显著异常。脑血管病中 EEG 的改变与脑卒中后 EEG 检查的时间密切相关，与 CT 检查不同，脑血管病后 EEG 的改变很快便可被观察到。脑缺血后的脑电图抑制程度与缺血时间密切相关，当脑血流中

断时，由于脑组织几乎没有氧及葡萄糖储备，可迅速出现脑电图的异常。脑电图的波幅和频率变化与脑缺血程度密切相关。当脑血流量由正常值 $50 \sim 70ml \cdot 100g^{-1} \cdot min^{-1}$ 下降到 $25 \sim 35ml \cdot 100g^{-1} \cdot min^{-1}$ 时，EEG 出现异常。当脑血流量小于 $8 \sim 10ml \cdot 100g^{-1} \cdot min^{-1}$ 时即出现神经元死亡，表现为各频率均消失。国外很多与脑电图相关临床实验中获得的结论都来自对脑卒中患者发病早期 (24 小时内) 的脑电图观察。Classen 等研究发现脑电改变可反映大脑的功能改变，EEG 对缺血非常敏感，当脑血流下降时即有 EEG 异常。Finnigan 等亦发现脑电图可反映缺血性病变早期甚至超早期的脑功能变化，对缺血性脑血管病患者的预后有预测价值。综上，脑电图可早期反应脑功能的变化。

（二）脑电图有助于缺血性脑卒中定位诊断

脑血管病中 EEG 的改变与脑梗死的位置有关。临床上若有通过临床症状及体格检查能确定患者梗死部位，那么此时脑电图的定位检查不一定很有必要；但如果不能，此时行脑电图检查是有必要性的。EEG 对于大脑皮层缺血的患者是异常敏感的，其阳性率可达 75％。局灶性慢波可揭示有影响皮层功能的病变存在和定位。虽然脑电图的改变对缺血性脑卒中患者诊断缺乏特异性，不能通过脑电图进行定性诊断，但是它却可帮助我们判断哪一侧皮质功能受损，反映脑功能的改变，帮助判断缺血严重程度。Kenneth 曾在临床研究中发现 58 例皮质缺血患者 EEG 均有异常改变，而 12 例腔隙性脑梗死患者的 EEG 则表现为大致正常脑电图。综上，可证明在缺血性脑卒中 (脑梗死) 的早期，特别是 CT 等影像学未显影时，脑电图既可帮助我们确定大脑半球受损的部位，还可以帮助我们判定梗死灶的部位是位于大脑皮质还是位于深部。因此，EEG 可应用于脑血管病的早期定位诊断，特别是那些没有运动或感觉功能缺失，而只有失语或失用等皮质功能受损的患者。总之，缺血性脑血管病早期 (＜ 24 小时)，头 CT 对脑缺血形态学改变敏感性较差，而 EEG 早期改变可帮助临床医师对脑缺血严重程度做出正确判断，从而尽早实施合理的治疗。但不能忽视的是 EEG 并不能替代影像学技术和神经系统检查，神经系统检查和影像与脑电图结合可提高诊断价值。

二、EEG 在缺血性脑血管病评估预后中的应用

（一）脑电图可对脑血管病预后进行评估

有多项研究表明，脑电图可帮助评估脑缺血预后。Tsumura 等通过对 105 例急性缺血性脑卒中患者早期脑电图检查与预后关系的研究发现，脑电图可以很好地反映患者神经功能的恢复情况。Cillessen 等对 55 例发病 24 小时内的急性脑卒中患者进行 EEG 监测，同时用 Rankin 分级评价神经功能缺损程度，结果发现，严重神经功能缺损的患者早期 EEG 改变比 Rankin 分级更能准确预测预后。国内亦有很多相似报道：曾远明等对急性缺血性脑卒中患者于 3 ～ 48 小时行脑电图检查，发现其中 11 例脑电图正常和 32 例轻度异常的患者出院时神经功能障碍基本恢复；22 例脑电图中度异常的患者中经 CT 证实其中 18 例为额顶颞叶大面积脑梗死，其余 4 例为多发性腔隙性脑梗死；8 例 EEG 脑电图重度

异常患者中，其中 4 例于住院期间死亡，2 例于治疗 1 个月后仍昏迷，其余 2 例出院时神经功能仍存在明显障碍。张玉涛等亦于临床实验中发现了连续脑电图的异常程度与意识障碍程度明显相关，EEG 异常程度越高，意识障碍程度越高，同时病死率越高。李新宇等于临床试验中发现了脑梗死患者脑电图异常程度越重，则预后越差。脑电图的恢复情况与脑缺血时间和脑血流恢复情况有直接的关系，这一点已经被动物实验和临床术中的脑电监测所证实。综上，EEG 异常度与脑梗死病灶部位、大小，脑缺血、水肿程度密切相关，脑功能障碍越严重，EEG 异常程度越重，患者预后越差。

（二）脑电图评价预后指标

20 世纪 30 年代，人们已经认识到脑缺血时 EEG 的变化：①β 活动下降；②θ 和 δ 活动增加；③正常 α 节律消失；④全脑波幅降低。某些特异性的脑电变化，可提示预后。Burghaus 于 25 例急性脑梗死患者 24 小时内 EEG 检查中发现当患者大脑中动脉梗死大于 50% 时，若脑缺血局部无 δ 活动、存在 θ 波、快波 β 波则提示脑梗死预后较好，而早期的缺血半球慢背景活动和 δ 优势活动则可提示预后较差，可出现脑疝、中线移位。而 VanHuffelen 则提出 EEG 中 α 波的不对称和 θ/β 比例的增加对脑缺血是敏感的。临床上可见到的特异性脑电活动：①无 δ 波的区域性减弱模式 (RAWORD, regionalattenuationwithoutdelta) 是缺血性脑卒中的一种特异性的脑电模式，如果脑梗死缺血侧所有波形弱化，无 δ 波，则高度怀疑为大面积脑梗死，可能存在多个脑叶的受累，脑水肿较严重，病死率也极高。②δ 改变指数 (aDCD) 是一种平均头皮 δ 功率变率的测量，Finnigan 将缺血性脑血管病急性期的 aDCI 和 MRI 分别与发病 30 天的美国国立卫生研究院卒中量表 (NIHSS) 进行比较，结果发现 aDCI 与患者第 30 天 NIHSS 存在很强的相关关系，较 MRI 弥散相与 NIHSS 的相关性要强。Simon 等亦对 11 例脑血管病患者于发病 8-15 小时行 EEG 检查，发现 δ 波变化指数与患者 30 天后的神经功能评分呈正相关。因此，aDCD 可对缺血性脑血管病预后做出一定的判断。③脑对称指数 (brainsymmetryindex, BSI) 最初是用于颈动脉手术中监测可能出现的脑缺血。Michel 等在临床实验中，将脑电图所示的异常波量化为脑对称指数，通过对 21 例脑卒中患者的脑电图观察，发现 BSI 与患者的神经功能评分有着密切的相关性。vanPutten 等亦发现脑对称指数 (BSI) 和美国国立卫生研究院卒中量表 (NIHSS) 之间有很强的正相关性。由此，说明脑对称指数可用于急性脑卒中患者脑功能变化的测量和监测中，帮助患者对病情状况及预后进行评估。

（三）脑电图对脑血管病后继发癫痫的评估

癫痫是重症脑血管病的并发症之一。脑电图也可预测脑血管病是否会继发癫痫。脑卒中后脑电的周期性单侧癫痫放电 (PLEDs) 仅在早期癫痫发作中常见，在晚发患者中很少见，PLEDs 对脑血管病是否会继发癫痫是一个特异性预兆。额部周期性节律 δ 活动 (FIRD) 和弥散性慢波同时出现在脑卒中晚发癫痫中占 25%，被认为是可能发生晚发癫痫的预兆，在无继发癫痫发生的人中这些类型的脑电图很少见。非痉挛性癫痫 (NCS) 及非痉挛性癫痫持续状态 (NCSE) 在国外受到高度重视，这些患者常有意识障碍，但缺乏抽搐、强直阵挛症状使得临床医生往往忽视了其诊断。国内外研究发现，连续脑电图 (CEEG) 对发现 NCS 和 NCSE 有帮助。Young 等采用 CEEG 观察了 55 例昏迷患者，发现 CEEG 检查昏迷患者伴发的癫痫，对急性结构性脑损伤的价值大于代谢性脑病患者，为重症脑血管病合并癫痫的发病率高提供了证据。因此，脑电图可对预测脑血管病是否会继发癫痫有所帮助，提高脑血管病后癫痫的诊断。

三、EEG 在缺血性脑血管病治疗中的应用

(一) 脑电图对脑血管病的治疗有指导作用

在缺血性脑血管病超早期，头部 CT 未显示责任病灶，对病变严重程度，很难提供准确信息，若脑电图结果存在局灶性中、重度异常的患者 (局限 δ 波) 则该患者可能存在大面积脑梗死，可帮助临床医师判断是否可行溶栓治疗。因此，脑电图可协助指导溶栓治疗。有研究表明，溶栓前脑电图结果无局灶性 δ 波的患者，溶栓治疗较存在 δ 波的患者更安全，治疗效果更佳；溶栓治疗后行脑电图检查，脑电图情况无明显改善者，患者近期的临床恢复情况亦差。脑电图检查时出现无 δ 波的区域性减弱模式 (RAWORD) 时，意味着患者为大面积脑梗死。此时，可早期行减轻脑细胞水肿，清除自由基保护神经元治疗，而不用等 MRI 和 CT 结果。综上，脑电图对缺血性脑血管病的治疗有指导作用。

(二) 脑电图对脑卒中治疗效果

进行监测评价脑电图不仅可应用于脑血管病的治疗中，帮助掌握治疗时机，还可对治疗效果进行监测评价。有研究表明，对急性脑血管病患者使用甘露醇治疗的同时进行脑电监测，运用计算机软件行功率谱分析，通过对 8 个脑区各频段的绝对和相对功率分析，得出结论：出血区域 a 波功率增加，δ 波功率降低，特别是在中央及中颞区。脑电图的改变在用药后 30 分钟最为显著，可持续 2 小时。Hartings 亦发现了在脑血栓超早期溶栓的同时行脑电图监测将有助于初步判断患者近期病情变化及预后情况。在溶栓治疗过程中行脑电图检查也可以监测治疗效果。缺血性脑血管病治疗过程中的持续脑电监测 (CEEG) 还可以反映出脑水肿和颅内压的情况，提供抗水肿及降颅压药物的治疗效果评估。当患者处于应用镇静剂、意识障碍的情况下，CEEG 可以提供这种实时和动态的监测，具有及时性和有效性。综上，脑电监测可评价治疗效果。

四、缺血性脑卒中脑电图表现

病灶小一般变化较少，较大病灶时，急性期出现局限性 δ 波病灶，严重者可出现局限性生物电活动减弱或消失。不同部位血栓形成的脑电图改变：

(一) 颈内动脉血栓形成

部分阻塞而无症状和体征时，脑电图往往正常，有症状、体征时，在患侧半球的脑电波基本节律的波幅降低，在颞和顶颞部出现芳波或 θ 波，呈暴发性或普遍性改变。

（二）大脑中动脉血栓形成

急性阻塞时，病侧出现慢波，以颞区最明显。慢性阻塞时，多表现为α节律不对称，病侧频率慢，波幅低。异常脑电图持续时间比颈内动脉血栓形成要长。若只有内囊支梗塞时，虽然临床症状明显，但脑电图一般正常或轻度异常。

（三）大脑前动脉血栓形成

脑波改变明显，持续时间长，表现在额区出现阵发性占波。大脑皮质抑制，可见Q波幅升高，频率减少或α波抑制等。

（四）大脑后动脉血栓形成

可引起病侧枕区α节律抑制并出现多形性芳活动，伴有颞区的尖波。如果部分阻塞，脑电图可正常或轻度异常。

（五）唯一基底动脉血栓形成

当供血不足时，约80％的患者为低波幅脑电图。当病变影响脑桥或脑桥下端时，可出现弥漫性低波幅活动，病变涉及脑桥上端、中脑或间脑，可出现弥漫性慢活动或14及6周/s正相棘节律。

第二章 癫 痫

第一节 癫痫的新定义

癫痫是一种常见病，多发病。国内流行病学调查显示其发病率为7%，全国约有600万～900万患者。可见于各个年龄组，青少年和老年是癫痫发病的两个高峰年龄段。同时，癫痫也是一种古老的疾病，根据目前对癫痫的认识可以推断有人类就有癫痫发作。有关癫痫的文字记载可以追溯到4000多年前的汉谟拉比法典。公元前4500－公元前1500年的古印度梵文草药书中也对癫痫症状学进行详细的描述。另一个详细描述癫痫的文献是巴比伦的医学教科书，石刻碑文，共40块，又称石板书，据考证形成于公元前1067－1047年。该书详细描述了许多癫痫不同发作类型的表现和病因。现代医学有关癫痫大小发作的最早文字记录见于公元前5世纪Hippocrates神秘的疾病，它认为癫痫是脑部功能紊乱所致，并讨论了主要的症状或先兆及所谓的原发性、继发性、症状性癫痫的诊断和年龄、体温、月经周期对癫痫发作的影响，以后，Bible正式命名癫痫。中国是在公元前1700年开始记录有关癫痫临床表现的内容。

一、癫痫定义演变及意义

癫痫来自希腊语"epilepsia"，意指有不同特征和不同程度的反复发作现象。癫痫定义就是用最为精辟、简洁和科学的语言高度概括癫痫内在特征的专门术语。它不仅是癫痫临床及研究工作的指南，也是社会及管理层在制定伤残、救助、驾驶、教育及就业等社会活动时最为重要的参考依据。因而，每个时代都有癫痫学界的精英们用这种专门术语来表述该时代对癫痫的理解，并随着人类对癫痫的新认识，不断赋予这个古老名词新的内涵，使其有了新的含义。

最初人们认为癫痫是一种"子宫病"。到中世纪，由于这个时代强调用巫术、神秘力量及宗教哲理来解说癫痫的发生，因而认为癫痫是一种恶魔附身的邪恶疾病，是做了坏事的结果。18世纪初，人们认为"癫痫是脑局部积蓄的能量，不可预测的突然过度释放现象"。从19世纪中叶的renaissance开始，癫痫研究步入科学轨道。1861年，首次提出癫痫源自脑局部结构紊乱所致灰质过度放电；20后，Gowers详细描述了部分癫痫综合征的临床表现。1986年，人们认为"癫痫代表着一个或几个脑部功能的发作性失调"。国际抗癫痫联盟成立后，赋予癫痫新定义就成为其最为重要的任务之一。2005年，国际抗癫痫联盟新定义认为"癫痫发作是皮质及深部核团、部分丘脑及脑干神经元突然、发作性、短暂性异常放电所导致的脑功能紊乱的临床现象，慢性反复的癫痫发作就是癫痫"。

所以，癫痫定义代表着当代科学对癫痫的动态了解，是医务人员间进行交流的基础。至此，用科学方法认识癫痫的发生、发展逐渐在各国医学研究人员中形成时尚。

传统认为癫痫是一组由已知或未知病因所引起，脑部神经元高度同步化，且常具自限性的异常放电所导致，以反复发作性、短暂性、通常为刻板性的中枢神经系统功能失常为特征的综合征。由于异常放电神经元的位置不同，放电扩布的范围不等，患者的发作可表现为感觉、运动、意识、精神、行为、自主神经功能障碍或兼有之。每次发作称为痫样发作，反复多次发作所引起的慢性神经系统病症则称为癫痫。在癫痫中，具有特殊病因，由特定症状和体征组成的特定癫痫现象称为癫痫综合征。

2005 年，国际抗癫痫联盟提出了新的癫痫定义，认为"癫痫是一种脑部疾病，其特点是脑部持续存在易导致癫痫反复发作的易感性，以及由于这种发作引起的神经生物、认知、心理和社会后果，癫痫的诊断要求至少有一次癫痫发作"。脑部持续存在能导致癫痫反复发作的易感性、至少一次癫痫发作及发作引起的神经生物、认知、心理及社会功能障碍是癫痫的三大要素。

持续存在能导致癫痫反复发作的易感性指患者脑部存在已被临床实践证实会引起癫痫反复发作的病理条件，而这些病理条件能通过病史或体征、影像学及实验室检查所发现，如癫痫患者的阳性家族史、脑电图上的痫样放电、颅脑肿瘤等；至少一次癫痫发作成为诊断癫痫的核心条件表明国际抗癫痫联盟已经放弃了两次以上发作才能诊断癫痫的传统观点，新观点指导临床医生在明确判断患者脑部存在癫痫反复发作易感性的基础上出现一次癫痫发作就可以开展癫痫的治疗无疑有利于癫痫患者的早期康复。

三、癫痫发作的定义

Seizure 来自希腊语，国内译成发作。医学中将其广泛用于代表突发性的严重事件，如心脏病发作、心理或生理事件的发作等，这些发作并不都是癫痫，而仅在某些方面与癫痫相似。为了强调痫性发作性质，国际抗癫痫联盟和癫痫局主张将癫痫患者的发作称为癫痫发作，以便与非痫性发作区别。

国际抗癫痫联盟和癫痫局关于癫痫发作新定义认为"癫痫发作是脑部神经元高度同步化异常活动所引起，由不同症状和体征组成的短暂性临床现象"。脑部神经元高度同步化的异常活动、发作的短暂性及特殊的临床现象是癫痫发作的三要素。

脑部神经元异常放电是癫痫发作的核心，但并不是脑部神经元异常放电引起的发作都是癫痫发作，脑部神经元的异常放电还可引起发作性神经痛等，国际抗癫痫联盟和癫痫局认为只有大脑、丘脑皮质相互作用系统及脑干上部神经元的异常放电才会引起癫痫发作，而且这种异常放电的特征为高度同步化。

癫痫发作的短暂性表明癫痫的发作和终止模式要符合癫痫的特征。尽管发作后状态会影响对癫痫发作终止的判断，但癫痫发作还是有清楚的开始和结束，并能通过患者的行为学异常或脑电图表现来证实。当发作持续存在或在短时间内反复频繁发作就形成了癫痫持续状态。

　　癫痫发作是一种临床现象，是由神经元高度同步化异常放电所引起的，而这种神经元的高度同步化异常放电可以引起患者或他人都能察觉到的功能紊乱，表现为被临床工作认同的症状和体征才能诊断为癫痫发作。由于癫痫发作的起源不同、传播过程不一致、脑发育的差异、伴随疾病、睡眠觉醒周期、药物及其他因素不同，要详细规范癫痫发作时的客观或主观表现是困难的。癫痫发作可影响人的感觉、运动、自主神经、意识、精神状态、记忆、认知和行为，对感觉的影响包括躯体感觉、听觉、味觉、视觉、前庭感觉、嗅觉及更为复杂的知觉性感觉。在以前的定义中，这种感觉常被称为发作性精神症状。这些症状并不都会出现在同一患者身上，但患者一定会有上述症状之一。

四、癫痫持续状态的定义

　　癫痫持续状态是神经系统疾病中的危急重症，癫痫患者的死亡多数出现在癫痫持续状态。而癫痫持续状态的定义决定临床医师开始治疗的时间及重视程度。国内广泛使用的癫痫持续状态定义是"短时间内频繁发作，全身性发作在两次发作之间意识不恢复，单次发作持续30分钟以上"；2001年国际抗癫痫联盟又提出了新的癫痫持续状态的定义"持续超过这种发作类型大多数患者持续时间后，发作仍然没有停止的临床征象或反复的癫痫发作在发作间期中枢神经系统的功能没有恢复到正常基线"；癫痫持续状态发生后，用足量的2～3种一线抗癫痫持续状态的药物（安定，苯巴比妥、苯妥英钠、氯硝西泮等）治疗后发作仍然没有停止，持续1小时以上称为难治性癫痫持续状态。第二节癫痫的分类及临床表现国际抗癫痫联盟最为重要的作用之一就是对癫痫进行国际认可的分类。1954年国际抗癫痫联盟首次对癫痫发作进行了分类，提出癫痫可分为与大脑病灶有关和与大脑病灶无关的两大类，随后又按二分法分为特发性和症状性（病因分类）、局灶性和全面性（发作分类）。1981年提出了得到广泛应用的发作分类，1985年国际抗癫痫联盟从病因和部位等方面提出了一个癫痫和癫痫综合征的分类，经过实践后，1989年国际抗癫痫联盟的分类和命名委员会推出了新修改的癫痫和癫痫综合征分类建议；1998年美国学者Luders偕同德国、奥地利、澳大利亚、巴西等国21名学者根据发作时的症状学提出了一个癫痫发作的症状学分类，但这个分类未获国际抗癫痫联盟及广大癫痫学者所认同。这些分类方法一方面反映了当时科学技术发展的水平，另一方面为临床和科研工作提供了一个共同的基础，对推动癫痫病学研究的发展起到了一个良好的作用。近20年，无论是癫痫的基础研究，还是临床研究都有了显著的进展，人类对癫痫的认识也有了前所未有的进步。旧分类法的局限性越来越明显，因此，从1997年开始，国际抗癫痫联盟成立了一个以Engel为首的分类和名词工作组，于2001年提出了癫痫发作和癫痫综合征分类新方案，提出了一些新的发作类型和诱发反射性发作的刺激因素，以及癫痫综合征。2010年国际抗癫痫联盟分类及名词委员会又提出了一种新的分类，目前正在实践中。

　　癫痫分类虽然复杂，但通常情况下多采用两种不同的方法分别对癫痫发作类型和癫痫综合征进行分类。发作类型的分类依据是发作时的临床表现和脑电图特征，癫痫综合征的分类则是将癫痫的病因、发病机制、临床表现、疾病演变过程、治疗效果等放到一起来考虑。

第二节 癫痫的临床表现

一、癫痫发作的国际分类及临床表现

其他全面性发作的临床表现，见表 2-1。

表 2-1 其他全面性发作的临床表现

发作类型	主要临床特征
失张力发作	表现为肌张力突然丧失，可致患者跌倒；局限性肌张力丧失可仅引起患者头或肢体下垂
肌阵挛失张力发作	表现为肌阵挛发作、失神发作，每日发作数次的跌倒发作，持续 1～3 年；脑电图早期仅表现为 4～7Hz 的慢波节律，以后出现规则或不规则，双侧同步的 2～3Hz 棘慢波和（或）多棘慢波
肌阵挛性发作	表现为快速、短暂、触电样肌肉收缩可及全身，也可限于某个肌群，常成簇发生
肌阵挛性失神	表现为失神伴双侧节律性阵挛性肌跳动，脑电图上可见到双侧同步对称、节律性的 3Hz 棘慢波，类似失神发作
痉挛	见癫痫综合征中的 West 综合征

2001 年的分类主张将癫痫按发作持续时间分成自限性和持续性发作，前者再分成全面性和局限性。

（一）全面性发作

最初的症状学和脑电图提示发作起源于双侧脑部者称为全面性发作。

1. 全身强直－阵挛发作

意识丧失、双侧强直后紧跟有阵挛的序列活动是全身强直－阵挛性发作的主要临床特征。可由局灶性发作演变而来，也可一起病即表现为全身强直－阵挛发作。早期出现意识丧失，跌倒。随后的发作可分为三期：

（1）强直期：主要表现为全身骨骼肌强直性收缩。眼肌收缩出现眼睑上牵、眼球上翻或凝视；咬肌收缩出现口强张，随后猛烈闭合，可咬伤舌尖；喉肌和呼吸肌强直性收缩引起患者尖叫一声，呼吸停止；躯干肌强直性收缩使颈部和躯干先屈曲，后反张，上肢由上举后旋，转为内收前旋，下肢先屈曲后强烈伸直，持续 10～20 秒后进入阵挛期。

（2）阵挛期：此期患者从强直转成阵挛，每次阵挛后都有一短暂的间歇，阵挛频率逐渐变慢，间歇期延长，在一次剧烈的阵挛后，发作停止，进入发作后期。以上两期均伴有呼吸停止、血压升高、瞳孔扩大、唾液和其他分泌物增多。

（3）发作后期：此期尚有短暂的阵挛，可引起牙关紧闭和大小便失禁。呼吸首先恢复，随后瞳孔、血压、心率渐至正常。肌张力松弛，意识逐渐恢复。从发作到意识恢复约经历5～15分钟。醒后患者感头痛、全身酸痛、嗜睡，部分患者有意识模糊，此时强行约束患者可能发生伤人和自伤。

2. 强直性发作

骨骼肌持续性收缩称为强直，强直性发作表现为与强直阵挛发作中强直期相似的全身骨骼肌强直性收缩，常伴有明显的自主神经症状，如面色苍白等。

3. 阵挛性发作

骨骼肌间断性的收缩叫阵挛，阵挛性发作的表现类似于全身强直－阵挛发作中阵挛期的表现。

4. 失神发作

突然发生和迅速终止的意识丧失是典型失神发作的特征。典型失神发作表现为活动突然停止，发呆、呼之不应，手中物体落地，部分患者可机械重复简单的动作，每次发作持续数秒钟，每天可发作数十、上百次。发作后立即清醒，无明显不适，可继续先前的活动。醒后不能回忆，甚至根本不知道刚才发病了。

不典型失神发作的起始和终止均较典型失神缓慢，除意识丧失外，常伴肌张力降低，偶有肌阵挛。

5. 伴或不伴失神的眼肌阵挛性发作

Radovici及其同事首先报道1例20岁男性患者，10岁开始发病，表现为眼睑闭合。以后发现此类患者都有光敏性，平均发病年龄6岁，表现为眼肌节律性运动并有头部的旋转和抬高，1977年，Jeavons描述了伴失神眼肌阵挛的临床和脑电图表现，随后Duncan等将伴失神的眼肌痉挛称为Jeavons综合征。

最常见的诱发因素是自觉或不自觉或反射性的闭眼，大多数发作是在持续光线存在条件下眼睑闭合后立即引起，在完全黑暗中的眼睑闭合是无效的，间歇性闪光刺激在眼睁或闭时也可引起癫痫发作。光敏性随年龄减少，而眼睑闭合则可成为长期的诱发因素。然而，也有患者眼肌痉挛仅出现在明亮刺激时。伴失神的眼肌痉挛有两个主要部分：①初期最明显的是眼睑肌痉挛：这种眼睑肌痉挛主要出现在脑电图痫样放电的第二秒，表现为波及范围大小不等、节律性、4～6Hz的眼睑痉挛。甚至在同一患者，眼肌阵挛持续的时间、力量、振幅和数量都不相等，除偶尔仅有一次肌阵挛外，每次发作都有3次以上的反复眼睑肌痉挛，通常是连续的快速颤动。典型者表现为眼睑肌强直性收缩，眼半开半张。垂直反射和眼球向上凝视及眼眉毛抖动均可出现，也可表现为眼睑或头部向一侧偏斜。另外，眼肌痉挛还可伴有手的抽动，少数情况下，眼睑半开半闭的痉挛和头眼斜视可能比强直明显。可以有或没有随后出现的意识改变。②轻度意识改变（失神）：

随着眼睑肌阵挛较发作时减轻，继之出现意识障碍。这种意识障碍通常轻微，突然开始，迅速结束，持续 3 ～ 5 秒。没有自动症的报道。

脑电图上可见到 3 ～ 6Hz 的高幅棘慢波，持续 1 ～ 5 秒，通常在闭眼后的 0.5 ～ 2 秒内出现，黑暗中消失。过度换气可增加脑电图上的痫性放电。睡眠中可有广泛性多棘慢波的增加。

（二）局灶性发作

最初的症状学提示或初期的活动表明发作起源于一侧半球的部分区域称为局灶性发作。

1. 局灶性感觉性发作

分类中的局灶性感觉性发作涵盖了 1981 年国际分类中有关感觉性发作的所有内容，除具有癫痫发作的共性外，发作时意识始终存在，发作后能复述发作的生动细节是局灶性感觉性发作的主要特征。临床上可见到以下发作表现：

（1）表现为一侧面部、肢体或躯干的麻木，刺痛或出现坠落感、漂浮感或水平 / 垂直运动感；偶尔可出现本体感觉或空间知觉障碍性发作，出现虚幻的肢体运动感。特殊感觉性发作则表现为味、嗅、听、视幻觉。

（2）表现为上腹不适、恶心、呕吐、面色苍白、出汗、竖毛、瞳孔散大等自主神经症状。

（3）表现为各种类型的遗忘症（如似曾相识、似不相识、强迫思维、快速回顾往事）、情感异常（恐惧、忧郁、欣快、愤怒）、错觉（视物变形、变大、变小，声音变强或变弱）、复杂幻觉等精神症状。

2. 局灶性运动性发作

主要包括 3 种发作形式：表现为运动增多的强直或阵挛性发作、自动症和表现为运动减少的局灶性负性肌阵挛和抑制性运动发作，其中前两种是最常见的。

（1）局灶性强直或阵挛性发作：与局灶性感觉性癫痫一样，除具有癫痫的共性外，发作时意识始终存在，发作后能复述发作的生动细节是本型癫痫发作的主要特征，临床上可见到以下发作表现：

1）表现为身体某一局部发生不自主强直或阵挛性活动。大多见于一侧眼睑、口角、手或足趾，也可涉及一侧面部或肢体。严重者发作后可留下短暂性肢体瘫痪，称为 Todd 麻痹。局部抽搐偶可持续数小时或更长，称为持续性部分性癫痫。

2）异常运动从局部开始，沿皮层功能区缓慢移动，如从手指、腕部、前臂、射、肩、口角、面部等，称为贾克森发作。

3）旋转性发作表现为双眼突然向一侧偏斜，继之头部不自主地同向扭动，并伴有身体的扭转，但很少超过 180°，部分患者过度旋转可引起跌倒，出现继发性全面性发作。

4）姿势性发作，发作性一侧上肢外展、肘部屈曲，双眼向同侧肢体注视。

5）语言性发作，不自主重复发作前正在发的单音或单词，偶有语言抑制。

（2）自动症：新发作分类中用自动症取代了 1981 年国际分类中的复杂部分性发作。意识障碍和患者出现看起来有目的，但实际上没有目的的发作性行为异常是自动症的主要特征。部分患者发作前有感觉和运动先兆，发作时患者与外界接触不良，对语言刺激无反应。随后出现一些看起来有目的，但实际上无目的的活动，如反复哑嘴、噘嘴、咀嚼、舔舌、磨牙或吞咽（口消化道自动症）或反复搓手、抚面，不断地穿衣、脱衣、解衣扣、摸索衣裳（手足自动症），也可表现为游走、奔跑、无目的的开门、关门、乘车上船（行为自动症）；还可出现自言自语、叫喊、唱歌（语言性自动症）或机械重复原来的动作。发作后患者意识模糊，常有头昏，不能回忆发作情况。

（3）负性肌阵挛和抑制性运动发作：前者表现为持续 500 毫秒以下肌强直的终止，而发作前无阵挛表现，后者表现为运动频率和幅度的减少或运动的终止。

（三）痴笑性发作

痴笑性发作来自希腊语，强调笑声是这种发作的主要特点。1877 年由 Trousseau 首次报道。Gascon 和 Lombroso(1971 年)提出了痴笑性癫痫的诊断标准："没有诱因的、刻板的、反复发作的痴笑，常伴有其他癫痫表现。发作期和发作间期脑电图有痫样放电，没有其他疾病能解释这种发作性痴笑"。有些患者则以哭为主要临床表现。笑声与正常笑声相似，多数情况下持续不到 30 秒。痴笑性癫痫常对抗癫痫药物耐药，如为合并发作可能药物治疗有效，如果系错构瘤，则需选用手术或迷走神经刺激术能得较好效果。

（四）偏侧阵挛发作

偏侧阵挛发作局限于单侧肌肉的节律性、反复收缩，其频率大约为 2～3 次/秒，也可延长。

（五）局灶性继发全身性发作

局灶性继发全身性发作表现为先出现上述局灶性发作，随之出现全面性癫痫。

（六）局灶性反射性发作

局灶性反射性发作由闪光、图形、音乐、进食、躯体感觉、阅读、惊吓等引起的局灶性发作。

（七）持续性癫痫

持续性癫痫与癫痫持续状态的含义相同。

1.全面性癫痫状态

全面性癫痫发作的各种类型，其发作时间或频率，达到癫痫持续状态的规定，尤其是发作间期意识不恢复者称为全面性癫痫持续状态，其中最常见的有全身强直－阵挛性癫痫持续状态、强直性癫痫持续状态、阵挛性癫痫持续状态、肌阵挛性癫痫持续状态、失神性癫痫持续状态。

2.局灶性持续性癫痫

（1）持续性部分性癫痫：也称为部分性癫痫持续状态。由 Kojewnikow 在 1895 首次报道。主要表现为持续数小时、数天，甚至数年的，仅影响身体某部分的节律性肌阵挛。

肌阵挛大约每秒钟 1～2 次，睡眠中不消失。60% 患者除持续性癫痫发作外，还有其他类型的癫痫发作，如继发性全面发作等，少数患者还可出现不同程度的肌无力、感觉缺失和腱反射改变。脑电图可在中央区出现局灶性的棘慢波，但无特异性。

（2）持续先兆：持续先兆是国际抗癫痫联盟新认定的一种发作类型，指没有明显运动成分的局灶性感觉性癫痫持续状态。先兆来自希腊语，原意是微风，在新的癫痫词汇表中把持续先兆作为癫痫持续状态的一种亚型和部分性感觉性癫痫持续状态的同义词。从临床观点看，可分为 4 种亚型：

1）躯体感觉：如波及躯干、头部及四肢的持续性感觉异常等。

2）特殊感觉：出现视觉、听觉、嗅觉、平衡觉及味觉异常。

3）自主神经症状明显的持续性先兆。

4）表现为精神症状的持续性先兆。

持续性先兆的诊断需要满足 2 个基本条件：

1）有上述临床表现。

2）脑电图上有痫样放电。

88% 的持续性先兆能被地西泮、咪达唑仑及劳拉西泮所控制，因而这些药物可作为治疗的首选。劳拉西泮作用时间短，如果必要的话可以长时间滴注。在有 Ohtahara 样综合征和伴有皮质发育不全的重症持续性部分性癫痫发作的患者，维生素 B_6 治疗可能有效。

（3）边缘叶癫痫状态：也称为精神运动性癫痫持续状态，包括传统分类中部分运动性癫痫持续状态及以复杂部分性癫痫发作为主要表现的非惊厥性癫痫持续状态，主要表现为发作性精神行为异常，伴有短暂性意识障碍，每次发作时间持续 5 分钟以上。

（4）伴有轻偏瘫的偏侧抽搐状态：也称为 HH 综合征。85% 患者 4 岁前首次发病，表现为持续时间不等的偏侧肢体阵挛，随之有偏瘫，经平均 1 年的间歇期后出现局灶性发作，尤其是源自颞叶的自动症。

二、癫痫综合征的国际分类（2001）及临床表现

癫痫发作的临床表现描述的是一次发作的全过程，而癫痫综合征则是将一组，包括疾病的病因、可能的发病机制、病变部位、好发年龄、临床表现、脑电图特征、治疗、预后转归等相关资料放在一起进行描述。国际抗癫痫联盟新提出的癫痫综合征定义为："有特殊病因，由特定症状和体征组成的特定癫痫现象"。

（一）良性新生儿家族性惊厥

良性新生儿家族性惊厥为常染色体显性遗传，出生后 2～3 天发病。表现为阵挛或呼吸暂停，脑电图无特异性改变。

（二）婴儿早期肌阵挛性脑病

婴儿早期肌阵挛性脑病于出生后 3 个月内发病，主要表现为顽固而奇特的肌阵挛发作，如面部或部分肢体肌阵挛，部位多变，混乱而不同步，脑电图表现为暴发抑制，半岁后

转变为高幅失律或其他异常图形，药物治疗疗效差。

（三）大田原综合征

大田原综合征绝大多数发生在新生儿和 3 个月以下小婴儿，男多于女。主要表现为频繁而难以控制的强直性发作，每次发作持续数秒至数分钟，间隔 9～15 秒，每日发作数次，可高达 100～300 次/日。常伴有其他发作形式，包括躯体扭转、部分性或多灶性阵挛发作，以及游走性肌阵挛样抽动等。脑电图表现为暴发抑制，即持续 1 至数秒的不规则高幅慢波中混有尖波和棘波群，随后出现几乎平坦的脑波抑制，两者交替出现。

（四）West 综合征

West 综合征又称婴儿痉挛症，出生后 1 年内发病，男孩多见。波及到头、颈、躯干或全身的频繁肌阵挛、精神发育迟滞和脑电图上高幅失律构成本病特征性的三联征。

（五）良性婴儿期肌阵挛性癫痫

良性婴儿期肌阵挛性癫痫在 1～2 岁发病，有癫痫家族史。表现为发作性、短暂性的全身肌阵挛，脑电图可见阵发性棘慢波。

（六）Dravet 综合征

Dravet 综合征也称为婴儿重症肌阵挛性癫痫。1978 年由 Dravet's 首次报道。发病率为 1/2000～1/4000，男女之比 2:1，部分患者有癫痫或热性抽搐家族史。出生后 1 年内发病，初期的临床表现为在没有先兆的情况下出现全身或单侧的肌阵挛，常伴意识障碍，以后有从局部开始的、频繁的肌阵挛，部分患者有局灶性发作或非典型失神，受累儿童有精神运动发育迟缓和其他神经功能缺失。初期脑电图可以正常，随着疾病的发展逐渐出现弥漫性棘波或多棘波，单个或多个的阵发性活动也能见到，间歇性闪光刺激和思睡可诱导阵发性的脑电图活动。

（七）伴中央－颞部棘波的良性儿童癫痫

伴中央－颞部棘波的良性儿童癫痫是一种短暂、单纯、部分性、面偏侧运动发作的综合征。好发于 2～13 岁，多为局灶性发作，表现为发作性语言停顿、舌－口－面部麻木、局部颤搐、恶心、呕吐等，极少数可继发全面性发作。多在夜间发病，发作轻微、稀疏，可不经治疗于 16 岁前自愈。脑电图上有高波幅的中央－颞部棘波，有时其后有一慢波，可由睡眠诱发，有在局部扩散或从一侧向另一侧移动的倾向。

（八）肌阵挛失神发作性癫痫

肌阵挛失神发作性癫痫的特征性表现为失神伴双侧节律阵挛性肌跳动。脑电图上可见到双侧同步对称、节律性的 3Hz 棘慢波，类似失神发作。

（九）肌阵挛－起立不能性癫痫

肌阵挛－起立不能性癫痫，起病前 84% 儿童发育正常，16% 患者有中度精神运动发育迟滞，2～5 岁发病，74% 为男性，主要影响语言功能。首次发作多为全身强直－阵挛性发作，偶有肌阵挛、站立不能、肌阵挛站立不能或失神发作。半数以上病例以全身强直－阵挛或阵挛性发作为主要表现，长时间存在，频繁发作，多出现在白天。持续数月的全身强直－阵挛性发作后，出现所谓的"小运动性发作"，它由肌阵挛发作、失神发作、每日发作数次的跌倒发作组成，持续1～3年。62%病例在肌阵挛和(或)站立不能性发作时有意识障碍。100%受累儿童有肌阵挛、站立不能或肌阵挛性－站立不能发作。

脑电图早期表现为4～7Hz的慢波节律，以后出现规则或不规则，双侧同步的2～3Hz棘慢波和(或)多棘慢波，睡眠可以诱导棘慢波的出现。

（十）Lennox-Gastaut 综合征

Lennox-Gastaut综合征好发于1～8岁，少数出现在青春期。强直性发作、失张力发作、肌阵挛发作、非典型失神和全身强直－阵挛性发作等多种发作类型并存、精神发育迟缓、脑电图上慢棘慢波(1～2.5Hz)和睡眠中10Hz的快节律是本征的三大特征，多数患者对常用抗癫痫药耐药，易出现癫痫状态。

（十一）Landau-Kleffner 综合征

Landau-Kleffner综合征也称为获得性癫痫性失语。发病年龄3～8岁，男多于女，隐袭起病，进行性发展，病程中可有自发缓解和加重。最常见的表现是语言听觉性失认，这也是首次就诊易误诊为听力丧失的原因。失认可以是熟悉的声音或其他语言，在不同时间，可有理解性或表达性失语。70%～80%患者有其他癫痫发作，可出现在失语前或失语后。最常见的癫痫类型是眼睑肌阵挛、眨眼、非典型失神、低头和上肢失张力发作、自动症，偶可出现局灶运动性继发全面性发作。清醒时脑电图表现为短暂，暴发性颞或颞－枕区的棘慢波，对称或不对称。

（十二）慢波睡眠中持续棘慢复合波的癫痫

慢波睡眠中持续棘慢复合波的癫痫睡眠时有局灶性或全面性发作，觉醒时为不典型的失神发作。特征性脑电图表现为在慢波睡眠中有持续性、弥漫性棘慢复合波，多为良性过程，诊断靠通宵睡眠脑电图记录。

（十三）儿童失神癫痫

儿童失神癫痫，6～7岁起病，女性为多，与遗传因素关系密切。表现为频繁的典型失神，一天多次。脑电图可见双侧同步对称3Hz棘慢波，对闪光和过度换气敏感。50%患者至青春期出现全身强直－阵挛性发作。

（十四）青少年失神癫痫

青少年失神癫痫，青春早期发病，男女间无明显差异。发作频率少于儿童期失神癫痫，除失神发作外，80%以上出现全身强直－阵挛发作，脑电图上可见广泛性棘慢复合波。

（十五）青少年肌阵挛性癫痫

青少年肌阵挛性癫痫可能是特发性癫痫中最常见的类型，40%有家族史，有些家系的异常基因位于 6 号染色体。好发于 8～18 岁，高峰年龄 15 岁。肌阵挛和全身强直 - 阵挛性发作常出现在早上。表现为肢体的阵挛性抽动，多合并全身强直 - 阵挛性发作和失神发作。脑电图在正常背景活动中可见到广泛性棘慢波或多棘慢波，对常用抗癫痫药反应良好。

(十六) 早发性良性儿童枕叶癫痫

早发性良性儿童枕叶癫痫好发年龄 1～14 岁，高峰为 4～5 岁。发作始以视觉症状，如黑蒙、闪光、视幻觉或错觉，随之出现眼肌阵挛、偏侧阵挛、也可合并全身强直 - 阵挛性发作及自动症。常伴有偏头痛样头痛和恶心、呕吐。脑电图示一侧或双侧枕区或颞区有棘慢波或尖波。

(十七) 全面性癫痫伴热性惊厥重叠综合征

全面性癫痫伴热性惊厥重叠综合征，1997 年由 SchefTer 及其同事首先报道，是一种有多种表型的遗传性癫痫综合征。发病年龄 3 个月到 6 岁，早期出现发热，随后有全身强直 - 阵挛性发作，部分患者可出现失神发作、肌阵挛、失张力和局灶性发作，严重者有肌阵挛 - 失张力发作。失神发作频率低与一般失神发作，少年期后发作逐渐停止。神经系统体格检查和智能检查都正常，发作间期脑电图可以正常或出现广泛性棘波。

(十八) 原发性阅读性癫痫

原发性阅读性癫痫是由阅读所引起，没有自发性发作的癫痫综合征。多见于青春期，儿童和超过 30 岁的成人都非常少见。临床表现为阅读时出现下颌阵挛，牙齿嚓嚓响，常伴有手臂的痉挛，如继续阅读则会出现全身强直阵挛性发作。发病时可能有短暂的认知功能障碍，阅读引起失读症、语言停止、双侧肌阵挛和失神都有报道。

(十九) 非进行性脑病中的肌阵挛状态

非进行性脑病中的肌阵挛状态病前都有神经功能障碍，多数为脑病，平均发病年龄为 12 个月。多数表现为或多或少较典型的部分运动性发作、肌阵挛失神及粗大的肌阵挛。肌阵挛状态的临床特征是有非常频繁或亚连续的"失神"，伴有非常频繁或亚连续的面部或面部和肢体远端肌肉的阵挛。初期，大多数肌阵挛是游走性和非同步性，可发生在不同的肌肉，随后出现不同频率、但更有节律性和同步性的运动，尤其是有明显失神时更突出。慢波睡眠中失神和肌阵挛消失。

(二十) 家族性颞叶癫痫

家族性颞叶癫痫是国际抗癫痫联盟新近提出的癫痫综合征。常染色体显性遗传，外显率 60%。多发生在青少年或成年早期，部分患者有热性惊厥或热性惊厥家族史。临床表现为颞叶起源的部分性发作，少数表现为全身强直 - 阵挛性发作的患者脑电图上也有提示局灶性起源的痫性放电。磁共振多数无异常，也没有海马硬化，少数患者有轻度脑室扩大，部分患者有弥漫性点状 T2 高信号。连锁分析没有发现其与任何一个与颞叶癫痫或热性惊厥已知位点相连锁。以药物治疗为主。卡马西平、苯妥英钠、丙戊酸都可酌情选用。

(二十一) 具不同病灶的家族性部分性癫痫

具不同病灶的家族性部分性癫痫是国际抗癫痫联盟最近确定的另一种新的癫痫综合征。以前报道的家族性部分性癫痫其家庭成员的部分性癫痫都是起自相同皮质区域，但不同病灶家族性部分性癫痫的临床特征则表现为不同家庭成员的部分性癫痫有起于不同皮质的不同特征。常染色体显性遗传，外显率62%。发作可起于额叶、颞叶、顶叶或枕叶。平均发病年龄13岁(2月～43岁)额叶和颞叶是最常受累的区域，所以患者几乎都表现为单纯或复杂部分性发作。单纯部分性发作可有提示发作起源于颞叶的精神症状和口咽部幻觉，60%～86%患者继发全身强直－阵挛性发作。神经系统体格检查和影像学检查均阴性，50%～60%患者的脑电图有发作间期痫性放电，睡眠中更易记录到。连锁分析证实其与2号染色体长臂和22号染色体q11-q12区域有关。

不同病灶家族性部分性癫痫是良性癫痫，85%～96%对传统抗癫痫药反应良好，可参考一般癫痫的用药原则进行治疗，广谱的抗癫痫药丙戊酸可能更为有效。

(二十二) 婴儿游走性部分性发作

婴儿游走性部分性发作为2001年国际抗癫痫联盟新列的癫痫综合征。发病年龄13天～7月，1～10个月达高峰。发作早期表现为运动和自主神经症状，包括呼吸暂停、发绀、面部潮红。后期发作多样化，可从一种发作类型转变成另一种类型的发作，临床表现为双眼斜视伴眼肌痉挛、眼睑颤搐、肢体痉挛、咀嚼运动、呼吸暂停、脸红、流涎等，肌阵挛罕见，也可出现继发性全身发作。两次发作间，婴儿无精打采、流涎、嗜睡、不能吞咽。

(二十三) 惊吓性癫痫

惊吓性癫痫在1989年的国际分类中将其作为一种有特殊诱因的癫痫，而在此次国际分类中将其作为癫痫综合征，归于反射性癫痫中。惊吓性癫痫的主要特征是由某种突然的，没有预料到的，通常是某种声音所引起的发作，表现为惊跳，随后有一短暂的，通常不对称的强直，很多人有跌倒，也可有阵挛，发作频繁，持续时间少于30秒。大多数患者仅对一种刺激敏感，但不能预计其性质，反复刺激可能有短时间的耐受，自发性发作少见，惊吓性发作属于难治性癫痫。卡马西平能改善单侧体征、局限性神经功能损伤和局限性脑电图异常患者的发作，拉莫三嗪也有帮助，氯硝西泮作为辅助剂治疗惊吓性癫痫也有部分疗效，然而长期控制癫痫发作是困难的。有报道手术能控制伴有轻偏瘫的惊吓性发作。

(二十四) 良性家族性婴儿惊厥

良性家族性婴儿惊厥发作前精神运动发育正常。多数在4～7个月发病，表现为频繁的局灶性发作，可伴有凝视和意识丧失，每日发作 8 ~ 10 次，每次持续 2 ~ 5 分钟，有家族史，没有明显的病因。发作期脑电图表现为局灶性棘波，可从一侧向双侧扩布。

（二十五）良性非家族性婴儿惊厥

良性非家族性婴儿惊厥多数在 3 ~ 20 个月发病，表现为频繁的面、口或肢体的自动症，可以继发全身强直 - 阵挛性发作，每日发作 8 ~ 10 次，每次持续 2 ~ 5 分钟，无家族史，没有明显的病因。

（二十六）进行性肌阵挛性癫痫

进行性肌阵挛性癫痫是一组包括 Lafora 病和 Unverricht-Lundborg 病在内的多种类型肌阵挛性癫痫组成的综合征，临床表现为不规则、不对称、不同步的肌阵挛，常伴有全身强直阵挛性发作，偶可出现局灶性发作、失神发作，几乎所有的患者都有智能障碍。

（二十七）常染色体显性遗传夜间额叶癫痫

常染色体显性遗传夜间额叶癫痫，常染色体显性遗传，发病年龄从 2 个月到 56 岁，平均 8 ~ 11.5 岁，表现为夜间反复的局灶性运动发作，部分患者有强直性发作和失张力性发作，丛集性，平均每晚 8 次，每次发作持续不足 1 分钟。基因研究发现系染色体 20q 上神经元烟碱样受体 A4 亚单位基因突变所致。但有遗传异质性，许多家族突变基因在 15 号染色体。

（二十八）伴海马硬化的颞叶内侧癫痫

伴海马硬化的颞叶内侧癫痫的多数患者有热性抽搐的病史，发作时首先出现口消化道自动症，随后有全身性发作，MRI 上可见到海马硬化、体积变小。

（二十九）Rasmussen 综合征

Rasmussen 综合征好发于 14 个月 ~ 14 岁，平均年龄 6.8 岁，高峰为早期学龄儿童，典型表现为以前发育正常的健康儿童突然出现癫痫发作。初期，癫痫发作有多种形式，稍高于 1/3 的患者是部分性发作，1/3 为全身强直 - 阵挛性发作，另有 20% 为癫痫状态。癫痫发作多局限于 1 侧，可扩散到受影响半球的其他地区。多数患者对所有抗癫痫药耐药，并伴有进行性神经系统变性、智能障碍、病变半球的萎缩，脑电图呈弥漫性 S 活动，血中抗谷氨酸受体 3 自身抗体形成。

第三节　癫痫的诊断

正确诊断是正确治疗的前提，将非癫痫诊断为癫痫，不仅给患者经济带来负担，精神带来压力，而且还将让患者承担毫无必要的药物不良反应风险。漏诊将使患者错过治疗的最佳时机，便原本预后良好的癫痫，变成难治性癫痫。与临床上许多疾病一样，癫痫的诊断仍然不是一件容易的事。Panayitopoulos(2005年)在其专著中写道，"20%～30%非癫痫患者被误诊为癫痫收入癫痫中心进行治疗，在美国每年因癫痫误诊所带来的经济损伤是40亿～50亿美元"，因而，掌握癫痫的诊断技巧，有助于提高癫痫诊断的成功率。

一、癫痫的诊断步骤

Panayitopoulos(2005年)在其癫痫的专著中主张将癫痫的诊断分为三步：首先明确这种发作性事件是否是癫痫，在明确是癫痫的情况下，第二步是明确癫痫的发作类型，最后明确是否是癫痫综合征及癫痫的病因。最近国际抗癫痫联盟提出了癫痫国际诊断新方案，要求将癫痫的诊断分为5步：首先对发作现象进行标准化的术语描述－根据发作现象的标准化描述按国际抗癫痫联盟制定的发作类型进行分类－根据分类和伴随症状在国际抗癫痫联盟统一制定的癫痫综合征中寻求是否是特殊的癫痫综合征－进一步寻找患者可能的病因－最后按世界卫生组织制定的《国际损伤、失能和残障》分类标准评定患者残损程度。

(一) 首先确定这种发作性事件是否是癫痫

明确是否是癫痫需遵循下列基本原则：

1. 有无癫痫的两个主要特征

人类癫痫有两个特征，即脑电图上的痫样放电和癫痫的临床发作。除极个别的特殊情况外，只有脑电图上痫样放电者不能诊断为癫痫，因为不仅部分正常人，而且像偏头痛这种明确的非痫性发作的患者也可能有脑电图上的痫样放电，仅有临床发作而没有脑电图上痫样放电者，也不要过早下癫痫的诊断，目前的脑电图虽然不能保证每一个癫痫患者都能记录到痫样放电，但实践证明，这类发作更可能是非痫性发作性疾病而非癫痫，合理地选用各种诱发技术，延长脑电图记录的时间、有选择性地使用脑磁图检查，结合有价值的神经生化研究进行综合判断，可大幅提高癫痫患者诊断的准确度。

2. 发作是否具有癫痫的共性和个性

癫痫的临床发作有2个主要特征：

(1) 共性：癫痫的共性是指所有癫痫都有的共同特征，即发作性、短暂性、重复性、刻板性。发作性指癫痫突然发生，持续一段时间后迅速恢复，间歇期正常；短暂性指患者发作持续的时间很短暂，数秒钟、数分钟，除癫痫状态外，很少超过5分钟；重复性指癫痫都有反复发作的特征；刻板性指就某一患者而言，发作的临床表现几乎一致。

(2) 个性：仅有发作的共性也不能确定就一定是癫痫，许多非痫性发作性疾病，如偏头痛、TIA、发作性神经痛等也同样具有发作性、短暂性、重复性、刻板性，但它们不是癫痫。要确定癫痫，还必须具备癫痫的"个性"：即不同类型癫痫所具有的特征。这是一种类型的癫痫区别于另一种类型的主要依据。癫痫发作的共性和特殊类型的个性共同组成了癫痫最为重要的诊断依据。掌握癫痫发作的"共性"和不同类型癫痫发作的"个性"是认识癫痫的前提。当患者的发作具有癫痫的共性和不同类型发作的特征时，需进行脑电图检查以寻找诊断的佐证，同时尚需除外其他非痫性发作性疾病。

3.仔细与非痫性发作性疾病鉴别

神经病学上的发作性疾病可分为癫痫和非痫性发作两大类。非痫性发作性疾病是指一大类疾病，这些疾病间既无因果关系，也无客观的内在联系，主要的共同点是容易误诊为癫痫，因而需与癫痫进行鉴别。需与癫痫鉴别的主要疾病见本书相关内容。

（二）明确癫痫发作的类型或癫痫综合征

在肯定是癫痫后还需仔细区别癫痫发作的类型及明确是否是癫痫综合征。

癫痫发作类型是一种由独特的病理生理机制和解剖基础所决定的发作性事件，是一个具有病因、治疗和预后含义的诊断。不同类型的癫痫需用不同的方法进行治疗，发作类型诊断错误，可能导致药物治疗的失败。癫痫综合征则是由一组体征和症状组成的特定癫痫现象，它所涉及的不仅仅是发作类型，还包含着其特殊的病因、病理、预后、转归，选药上也与其他癫痫不同，需仔细鉴别。

（三）确定癫痫的病因

如是继发性癫痫，还需确定癫痫的病因。癫痫的常见病因有：皮质发育障碍、肿瘤、头伤、脑血管疾病、中枢神经系统的感染、寄生虫、遗传代谢性疾病、药物，除这些常见病因外，系统性红斑性狼疮患者、糖尿病和低血糖等内科疾病和各种肿瘤所致的副肿瘤综合征也常引起癫痫发作。

癫痫病因很多，一般说来，婴幼儿的癫痫主要与产伤、出血、代谢障碍或与遗传因素有关；儿童和青少年期则主要与炎症、寄生虫、头伤、皮质发育障碍有关；成年期发病者多为肿瘤、血管畸形、系统性疾病、代谢异常或内分泌功能障碍；脑血管病、糖尿病和脑萎缩则为老年人的常见病因。

为探讨癫痫的性质，可考虑进行头颅 CT、磁共振、放射性核素脑扫描或脑血管造影等检查。由于磁共振较 CT 更敏感，因而高度怀疑是继发性癫痫者，尤其是有局灶性神经系统定位体征的难治性癫痫应该首先考虑进行磁共振检查。

二、癫痫诊断中应注意的几个问题

（一）发作性疾病并不都是癫痫

许多发作性疾病与癫痫有相似的临床表现，这些疾病统称为非痫性发作性疾病，它们不是癫痫，与癫痫间也无必然的内在联系，但这些疾病容易误诊为癫痫，并进行见不到疗效的治疗。国外一些重要癫痫研究中心发现，在诊断为癫痫的患者中约有 11%～25% 为非痫性发作性疾病，Walker(1996 年) 等人在对以癫痫状态收入重症监护室的患者进行的研究中也发现 1/3 不是癫痫。Duncan 等人所提出的癫痫诊断及与非痫性发作性疾病鉴别的要点可作为初步的鉴别思路。

（二）癫痫患者的发作也不一定每次都是癫痫发作

癫痫患者可能合并有非痫性发作性疾病。在对假性发作进行的研究中发现诊断为假性发作的患者有相当部分是真正的癫痫，而晕厥的患者中也有可能合并有癫痫发作，需要与癫痫进行仔细鉴别。癫痫的诊断在很大程度上仍然依靠患者及其家属或目睹者提供的病史，因而仔细询问每一次发作的病史，注意发作的细节是避免误诊的最好方法。如把非痫性发作当作癫痫，就可能对其进行见不到疗效的治疗，一方面增加剂量，造成抗癫痫药物中毒，引起药源性癫痫的发生，另一方面又可能对久治不愈的现象做出错误的解释，提出难治性癫痫的诊断。因而，即使对已经明确是癫痫的患者，也应该仔细询问病史，并进行必要的检查，注意发作的异同来进行鉴别，以进一步明确诊断，要特别强调发作性疾病不一定就是癫痫，癫痫患者的发作也不一定每次都是癫痫发作，需要通过详细询问病史来进行鉴别。

（三）选择适当的辅助检查，并正确评价检查结果

综合利用多种检查手段进行癫痫的诊断可减少误诊率，脑电图、脑磁图、SPECT、PET、功能磁共振扫描都能从不同角度帮助进行癫痫的鉴别诊断。

（四）注意癫痫患者重要的生化改变

癫痫发作后可出现血中催乳素的升高，而在非痫性发作性疾病中这种现象并不常见，检测患者发作后血中催乳素变化有利于对癫痫的识别；特异性神经元烯醇化酶是脑内重要的葡萄糖酵解酶，癫痫状态，甚至癫痫的单次发作中都有可能从坏死的神经元中析出，经脑脊液进入血中，癫痫发作 24 小时后就能从血中检测到这种升高的酶，并可持续 72 小时，随后下降，恢复正常。

第四节　新型抗癫痫药物的优势与局限

近 20 年来，一些新型抗癫痫药物陆续应用于临床，尽管其疗效并未改变超越传统 AED，但却让患者和医生有了更多的选择。与传统 AED 相比，新型 AED 具有更合理的药动学特性和较少的药物相互作用，依从性更好。新型 AED 目前更多应用在单药治疗中，包括新诊断的癫痫患者及以往使用传统 AED 联合治疗仍不能控制发作而转为新药单药治疗者。下面将从作用机制分类阐述各种新型 AED 的优势及局限性。

一、影响离子通道的抗癫痫药

（一）拉莫三嗪

1.作用机制

化学结构为 3，5- 二氨基 -6-(2，3- 二氯苯基)-1，2，4- 三嗪，属于叶酸拮抗剂。

可抑制藜芦碱诱导的谷氨酸和天冬氨酸释放，藜芦碱可以使突触前钠通道开放引起神经介质释放，从而阻断兴奋性电压依赖性钠通道发挥抗癫痫作用，同时也可降低钙内流发挥广谱抗癫痫作用。

2. 药代动力学

LTG 口服后吸收迅速，2～3小时后血药浓度达高峰。半衰期约24小时，55%与血浆蛋白结合，分布容积1.22L/kg，生物利用度接近100%。LTG 进入体内后几乎全部在肝脏代谢，约90%的药物作为 2N- 葡萄糖醛酸结合物随尿排出。它与酶诱导药物之间有相互作用，如与苯巴比妥、苯妥英、卡马西平同用时，因增强拉莫三嗪的代谢，故需较大剂量。而丙戊酸与拉莫三嗪竞争肝药物代谢酶，可降低拉莫三嗪代谢，平均半衰期延长近两倍，故与其合用时应缓慢加量。临床使用无自身诱导作用。

3. 临床应用

该药除肌阵挛发作以外，可用于其他所有癫痫发作形式。可单药或多药联合治疗使用。其优势在于与卡马西平或苯妥英钠相比，耐受性更好，依从性更高。与丙戊酸相比，不良反应更小，尤其是对女性患者，不会引起体重增加，较少影响性激素，鲜有致畸报道。此外，拉莫三嗪还具有一定的抗抑郁作用。尤其适用于女性、老年人及青春期患者。对不典型失神发作及失张力型发作疗效较好，其次为强直阵挛性发作。在多药治疗中，拉莫三嗪与丙戊酸盐合用可获得叠加效果，对多种难治性癫痫具有一定的作用。

4. 推荐用法

由小剂量开始服用，单药治疗时第1～2周25mg/d，第3～4周50mg/d，然后酌情加量，增加速度不能超过50mg/周。平均有效治疗维持量为100～200mg/d。

5. 不良反应

过敏性皮疹是拉莫三嗪最常见且最危险的不良反应，多出现在使用拉莫三嗪的2～8周。严重不良事件还包括高敏性反应、关节炎、DIC。其他有抽动、震颤、失眠、嗜睡、头痛、头晕、恶心、呕吐、复视、视物模糊、共济失调、嗜伊红细胞增多症、Stevens-Johnson 综合征。以下情况可使皮疹出现的概率增加：①与丙戊酸盐合用；②初始剂量超过推荐剂量；③剂量增加速度超过推荐速度。出现皮疹时应立即停用。

（二）奥卡西平

1. 作用机制

为卡马西平的酮基衍生物。主要通过阻断电压依赖性钠通道发挥抗癫痫效应，同时还具有减少突触前的谷氨酸释放和影响钾离子释放的作用。

2. 药代动力学

OCBZ 口服后迅速吸收，在体内迅速还原为其单羟基衍生物(MHD)。易通过胎盘和血-脑屏障，也能进入乳汁。OCBZ 和 MHD 的半衰期分别为1～2.5小时和8～10小时。与血浆蛋白结合率分别为68%及38%。口服后90%经肾脏排泄，1%以原型药物从尿中排泄，与卡马西平相比有较好的耐受性和较小的肝诱导作用。OCBZ 及 MHD 可以抑制酶

CYP2C19，提高通过此酶代谢的药物如苯妥英和丙戊酸的血药浓度；而卡马西平、苯妥英、苯巴比妥及丙戊酸可使 OCBZ 血药浓度下降。OCBZ 的药代动力学不受肝、肾功能不全影响。

3. 临床应用

该药适用于 5 岁及 5 岁以上儿童和成人，单药或联合用药治疗原发性全面性强直 - 阵挛发作和伴或不伴继发性全面性发作的部分性发作。其优势在于作为卡马西平的衍生物，OCBZ 药效与前者相似，但不良反应较少。在临床应用中，奥卡西平可以快速替换卡马西平 (转换比率为卡马西平：奥卡西平 =1∶1.5）。奥卡西平对性激素影响较小，可以避免卡马西平引起男性颞叶癫痫患者睾酮水平降低，从而影响生殖能力的不良反应。

4. 推荐用法

成人单药或联合治疗的起始剂量为 600mg/d，分 2 次给药。可隔周增加每日剂量，每次增加剂量不要超过 600mg。维持剂量范围在 900 ～ 1800mg/d。儿童起始剂量为 8 ～ 10mg/(kg·d)，分 2 次给药。可隔周增加每日剂量，每次增加剂量不要超过 10mg/(kg·d)，最大剂量为 46mg/(kg·d)。

5. 不良反应

严重不良反应包括低钠血症、皮疹、过敏性多器官功能障碍或 Stevens-Johnson 综合征。对老年患者、伴发多种疾病者、有低血钠病史者、服用其他影响血钠水平的药物以及存在可疑低钠血症者均应监测血钠浓度。治疗初期可出现一过性疲劳、头晕、头痛、嗜睡、记忆力受损、共济失调、定向力障碍、抑郁、震颤、视觉障碍等。

(三) 托吡酯

1. 作用机制

托吡酯是一个由氨基磺酸酯取代单糖的新型抗癫痫药物，其化学结构为 2，3∶4，5- 二 -0-(l- 甲基乙叉)-B-D- 比南果糖氨基磺酸，为一种微弱碳酸酐酶抑制剂，通过对电压依赖性钠和钙通道的调节及加强 GABA 所介导的氯离子内流起抗癫痫作用。

2. 药代动力学

TPM 口服后吸收迅速，1 ～ 4 小时后血药浓度达高峰，半衰期为 21.5 小时，血浆蛋白结合率为 9% ～ 17%。主要经肾脏排泄，80% 以原型从尿中排除。本品与卡马西平、苯妥英、丙戊酸之间无相互作用。

3. 临床应用

托吡酯对部分性癫痫的效果很好；推荐除失神发作和肌阵挛发作以外的所有发作形式中使用，包括 West 和 Lennox-Gastaut 综合征在内的难治性癫痫。其优势在于高效、广谱，可用于初诊为癫痫患者的单药治疗，或曾经合并用药转为单药治疗的患者，也可用于添加治疗。

4. 推荐用法

从低剂量开始，缓慢加至有效剂量，以减少不良反应的发生。成人从每晚 25mg 开始，服用一周，以后每周加量 25mg，分 2 次服用。目标剂量为 100～200mg/d，部分患者需 200～400mg/d 才有效，分 2 次服用。6～16 岁儿童从每晚 0.5mg/kg 开始，服用 1 周，以后每周增加 0.5mg/kg，分 2 次服用。推荐日总量为 4～8mg/(kg·d)。

5. 不良反应

严重不良事件有肾结石、开角性青光眼、少汗、抑郁、精神错乱等。其他有代谢性酸中毒、体重下降、语言功能障碍、感觉异常、头疼、头晕、嗜睡、复视、眼球震颤、感觉异常、共济失调、意识模糊、注意力受损、思维异常、体重减轻等。

（四）唑尼沙胺

主要通过阻断电压依赖性钠和钙通道发挥抗癫痫作用。目前作为添加治疗用于控制部分性发作。2013 年国际抗癫痫联盟 (ILAE) 抗癫痫药物单药治疗循证指南更新，增加了唑尼沙胺对于成人部分性发作初始单药治疗的 A 级证据。不良反应包括疲劳、感觉异常、肾结石等。

二、γ－氨基丁酸类抗癫痫药

（一）氨己烯酸

1. 作用机制

化学名为 γ- 乙烯氨基丁酸，可以通过血 - 脑屏障，通过不可逆性抑制 γ- 氨基丁酸转氨酶，增加脑内 γ- 氨基丁酸浓度而加强抑制作用，动物实验证明，将 VGB 注入中脑，特别是黑质区域，有很强的抗癫痫作用，而注入脑的其他部位则无作用，表明 VGB 通过脑的局部起作用。

2. 药代动力学

VGB 以 S(＋) 和 R(－) 两种形式存在，S(＋) 具有药理效应，口服吸收迅速，1～2 小时达高峰，半衰期为 6～8 小时，VGB 不与血浆蛋白结合，也不被肝代谢，主要经肾排泄，S(＋) 和 R(－) 生物利用度分别大于 50% 和 65%。VGB 对肝药酶无诱导作用，很少与其他抗癫痫药发生相互作用，但已有学者报道，VGB 可导致苯妥英钠血浓度下降 20%～30%，具体机制不详。

3. 临床应用

经过 10 余年的临床观察发现其可使一半难治性癫痫患者的发作频率减少 50% 以上，对部分性发作的疗效优于全身性发作，对婴儿痉挛症、Lennox-Gastaut 综合征等也有部分疗效。难治性局灶性发作患者在单药治疗和联合治疗均失败时，可试用 VGB。对继发性全面性癫痫疗效较差，有资料显示氨己烯酸可加重肌阵挛性发作和失神发作。

4. 推荐用法

小剂量开始，缓慢加量。成人初始剂量为 500mg/d，分 2 次口服，以后每隔 1 周增加 500mg/d，最大剂量不超过 4g/d，维持剂量 1000～3000mg/d，分 2 次服用。儿童初始剂量 40mg/(kg·d)，逐渐增加 80～100mg/(kg·d)，分 1～2 次服用。

5. 不良反应

可能引起 GABA 介导的视网膜细胞毒性作用，患者出现不可逆视野缺损。此外，还可出现抑郁、精神错乱、疲劳、嗜睡、头昏、头痛、易激动、无力、共济失调、眼球震颤、复视、恶心、腹痛、记忆障碍、体重增加、偶尔意识改变，儿童服用后，常见不良反应为激动及攻击行为。可加重肌阵挛和失神发作。

(二) 噻加宾

1. 作用机制

化学结构为 [(－)-(R)-1-[4，4- 二 (3- 甲基 -2- 噻吩)-3 丁烯基]-3- 哌啶酸]，是由一个连接于亲脂固定凹中脂肪链所形成的 Nipecotic 酸形成，可通过血 - 脑屏障，TGB 是皮质和海马的 GABA 转运体 (GAT-1）的选择性抑制剂，抑制神经元和神经胶质细胞对 GABA 再摄取，延长抑制性突触后电位。

2. 药代动力学

口服后吸收迅速，0.5～2 小时达高峰，半衰期 4.5～13.5 小时，平均约 7 小时，血浆蛋白结合率为 95% 以上，与其他抗癫痫药合用时清除率增加。

3. 临床应用

目前应用于局灶性发作的添加治疗，其单药治疗的有效性研究仍在进行中。一些研究比较了 TGB 与安慰剂和丙戊酸的疗效，结果显示在成人局灶性发作和儿童 Lennox-Gastaut 综合征治疗中，TGB 无论是作为添加治疗抑或是单药治疗均有效。但由于其骨髓和肝脏毒性作用，应用受到限制。作为添加药治疗难治性癫痫，耐受性较好。不良反应包括头晕、嗜睡、头痛、震颤、衰弱及神经质，13% 因不良反应而停药。

三、抑制 NMDA 受体抗癫痫药

(一) 苯丙氨酯

1. 作用机制

化学名为 2- 苯基 -1，3 丙二酚二氨基甲酸酯。结构类似甲丙氨酯，它通过抑制 NMDAR，加强 GABA 效应而达到抗癫痫作用，也可通过抑制发作的扩散和提高癫痫刺激阈而减少发作频率。

2. 药代动力学

口服吸收率为 90% 以上，1～6 小时血药浓度达高峰，半衰期为 20～23 小时，蛋白结合率为 22%～25%，吸收量的 40%～49% 以原型经肾脏排泄，40% 被肝脏细胞色素 P450 代谢，苯妥因和卡马西平可增加 FBM 的排除，FBM 可以增加大多数抗癫痫药的血药浓度，但 FBM 可使 CBZ 血浓度下降。

3. 临床应用

多作为添加剂用于治疗泛化为或者未泛化为全面性发作的难治性局灶性发作，特别是 Lennox-Gastaut 综合征。因临床使用后曾出现两个严重的毒性反应：再生障碍性贫血和肝脏毒性，在很多国家未获批准。仅用于其他抗癫痫药无效的重症或顽固性癫痫，用药期间应定期检查血象及肝功能。

4. 推荐用法

成人添加治疗初始剂量 600mg/d，分 2 次，儿童 15mg/(kg·g)，分次服用。成人每周增加 600 ～ 1200mg/d，维持量 1200 ～ 2400mg/d。

5. 不良反应

严重不良事件为再生障碍性贫血及肝功能衰竭，但罕见。其他有胃肠道紊乱、食欲缺乏、失眠、体重减轻、复视等。嗜睡见于 1/3 的患者，皮疹不多见。

四、其他

(一) 左乙拉西坦

作用机制尚未完全阐明，也缺乏作为单药治疗的临床疗效评价研究，体外数据显示：治疗剂量范围内获得的高于 Cmax 水平的浓度时左乙拉西坦及其主要代谢物，既不是人体肝脏细胞色素 P450、环氧化水解酶或尿苷二磷酸 – 葡萄苷酶的抑制剂，也不是它们具有高亲和力的底物。因此，不易出现药代动力学相互作用。但临床经验治疗表明，左乙拉西坦对部分性发作有效且耐受性良好，可能对全面性发作也有效。迄今为止，尚无左乙拉西坦和传统 AED 或新型 AED 单药治疗的对照研究。但是鉴于左乙拉西坦理想的药理特性 (无药物间相互作用，不通过肝脏代谢)、良好的耐受性和广谱作用机制，其可能成为多种癫痫发作及癫痫综合征的有效单药治疗药物。2013 年国际抗癫痫联盟 (ILAE) 抗癫痫药物单药治疗循证指南更新，增加了左乙拉西坦对于成人部分性发作初始单药治疗的 A 级证据。不良反应包括行为异常、精神异常、震颤、过敏 (均罕见)，镇静等。

(二) 普加巴林

可能通过降低细胞内谷氨酸水平发挥抗癫痫作用。普加巴林已于 2004 年 9 月和 10 月分别在英国和德国上市，但主要用于部分性发作的辅助治疗，其作为单药治疗尚需经过一段时间的临床观察。

抗癫痫药物治疗的选择应基于多种标准。首先，看它的疗效如何，是否能完全控制癫痫，或者控制发作的频率和严重程度。其次，安全性和耐受性也是重要的考虑内容，因为它对治疗成功与否至关重要。另外，个体化治疗的重要性也应得到强调，也就是说替代治疗有时比被推荐的治疗更加适合不同的患者。理想 AED 治疗的目标是发作完全控制的同时没有认知功能、情感、躯体等方面的药物不良反应。新型 AED 的疗效是肯定的，它们使 5% ～ 10% 难治性癫痫患者获得了控制，更重要的是新型 AED 在保持原药物治疗基本原则的同时，大大增加了药物的可选择性，提高了患者的依从性。

传统的抗癫痫首选药和新型药物临床治疗上相比较：目前临床实践中，丙戊酸和卡马西平仍是一线 AED，上述新药多做为替代治疗及难治性癫痫的治疗。虽然新型 AED 疗效并不比传统 AED 强，但它的优势在于不良反应较少，且大多数新药具有更好的药动学特点，特别是药物间的相互作用较少。拉莫三嗪、托吡酯、左乙拉西坦的广谱作用机制使它们在部分性和全面性发作中均有良好的抗癫痫作用。相对于传统药物，某些新药对认知的影响较小，特别是拉莫三嗪。一些药物如奥卡西平剂量可迅速增加至有效剂量，故在单药治疗中，能较快地发挥抗癫痫作用。关于新型药物的孕期安全性资料仍匮乏，尚不能为患者提供大多数新药的致畸率。不足之处则在于，新药治疗的疗效－费用比及长期的不良反应尚需进一步观察和评估。

第五节　手术治疗与术前评估

癫痫的手术治疗可以追溯到 19 世纪，Jackson 首先进行了具有里程碑式的尝试，希望以手术来控制抽搐。在他的推动下，于 1886 年 VictorHorsley 介绍了他的第一例癫痫外科手术，在全麻下切除额上回后部的脑瘢痕及其周围组织，术后患者的抽搐得到了有效地控制，心理状态有了明显的改善。

一、概述

癫痫治疗的主要目的是完全控制癫痫发作并提高患者生活质量。抗癫痫药物通常是第一步治疗手段。然而，并不是所有患者都能被完全控制发作，大约 20% ～ 30% 因不能被药物控制而被称为难治性癫痫，其中一部分适合外科手术治疗。在过去的十年中，随着术前评估及外科手术技巧的不断改进，特别是显微外科技术的应用，使癫痫的外科治疗越来越安全有效，癫痫手术逐渐被接受。肿瘤和血管性病变所致癫痫虽然是基本适应证，但是如果是因为明确的病变导致了癫痫，即使手术可以对癫痫达到一定程度的控制，但这些手术一般也并不属于癫痫外科范畴。在许多情况下，控制癫痫是手术的主要目的，癫痫外科需要一种特定的术前评估模式。

癫痫的手术治疗包括：①海马硬化的切除：包括标准颞叶切除、选择性切除手术和其他改良术式；②明显的病灶切除 (病灶切除术)：如肿瘤和外伤后改变、感染后改变和皮质发育不良，包括颞叶区和非颞叶区；③无病灶区域切除：如术前未发现结构性病变的切除，以及功能性检查提示的病灶定位 (EEG、PET、MEG、SPECT)；④大范围切除：如整个脑叶和半球 (多脑叶切除、额叶切除、半球切除)，用于大范围、分布广泛或多灶病变；⑤功能性手术：阻断传播途径或通过其他方式抑制癫痫发作产生，如多软脑膜下横切术、胼胝体切开术、立体定向毁损或刺激术、迷走神经刺激术。

癫痫手术适应证至今没有统一标准，需通过严格的术前评估方可手术。

（1）患者无精神病、进行性神经系统疾病 (如恶性脑肿瘤，脑血管炎，多发性硬化等)。

（2）明确为药物抵抗性癫痫，血药浓度达到有效水平而疗效不佳或无效。

（3）病程至少在 1 ～ 2 年以上，如下情况可例外：癫痫由结构病变引起或早期诊断为颞叶内侧癫痫。

（4）患者因为癫痫发作而痛苦不堪，属致残性发作。

（5）智商在 70 分以上者，总智商在 70 分以下者提示有广泛的脑部疾患，手术效果不好。

二、手术方法

（一）海马硬化及其他病灶切除术

1. 颞叶手术治疗

成人颞叶癫痫在应用两种抗癫痫药物 2 年内仍然没有控制者可考虑手术治疗。颞叶切除后约有 15% 的患者出现认知功能障碍，语言障碍，25% 的患者出现视野缺损，这些并发症在一定程度上也影响着颞叶手术的开展。还有一部分患者尽管进行了手术治疗，但是癫痫发作仍然不能得到控制，这主要与致痫灶切除不完全有关，包括双侧颞叶病变，病灶超出了标准颞叶切除术式的范围，以及部分源于岛叶的癫痫。

前颞叶内侧切除术：该手术切除海马、杏仁核和海马旁回，海马的切除范围直到位于中脑后缘的海马尾，颞叶外侧新皮层的切除限制在距颞叶极 3.5cm 的范围内，并且保留颞上回。这种手术的优点是切除的新皮层较少，并发症少，一般不会引起视野障碍。

选择性杏仁核海马切除术：该手术适用于：①一侧颞叶内侧基底部结构起源的癫痫发作，并有典型的临床先兆或症状；②癫痫发作起源于常规手术不能切除的部位，而且癫痫放电迅速扩散至同侧半球的颞叶内侧基底部的边缘结构；③颞叶内侧基底部的边缘结构有形态学病变存在，有典型的内侧基底部边缘叶癫痫发作，可记录到癫痫放电。Wieser 和 Yasargil 采用经外侧裂的手术入路，可切除全部的杏仁核、海马，且在某种程度上可切除海马旁回，从而达到切除全部海马的目的，并报道了这种手术入路有很好地控制癫痫的作用，但是对于这种手术所致的神经心理学的影响，还没有在大量的患者中进行研究。

2. 其他病灶切除术

此类手术包括肿瘤、血管性及感染性及其他病变所致癫痫的手术治疗。在很多情况下，原发性病灶不仅具有致痫性及其他风险，还不同程度地影响药物及手术治疗效果，需要考虑病灶部位、患者年龄、其他疗法疗效及自然病史等。随着神经影像技术的发展，癫痫患者颅内病变的检出率逐步提升。但是长期研究及经验显示，神经科检查、电生理、AED 疗效都不能准确预测病灶病理性质。如可以确定难治性癫痫与可切除性病灶之间的关系，则手术能治愈癫痫，提高患者生存质量。如肿块无增长趋势、位于重要功能区或大脑深部，手术可引起死亡率增加等情况则应慎重考虑手术。

（二）大范围切除术

1. 脑皮质切除术

脑皮质切除术是目前手术治疗局灶性癫痫最基本的方法，手术疗效与致痫灶的精确定位及切除范围密切相关。根据术前确定的致痫灶位置设计手术入路，并在术中进行电生理学检查验证，以皮质脑电图记录并寻找致痫灶，最终确定手术切除皮质的范围。

2.大脑半球切除术

首先由 WalterDandy 于 1923 年用于治疗非优势半球弥漫性生长的胶质瘤。大脑半球切除术是指通过不同的方法，切除一侧半球，或者使患侧半球失去功能联系。因此该手术是一种生理上的去功能手术。包括解剖性半球切除术、改良的解剖性半球切除术、半球皮质切除术、功能性半球切除术、半球皮层切开术。大脑半球切除术适用于有单侧全半球的损害，此半球没有功能或仅有残余的极少功能，患侧半球的损伤导致难治性癫痫、偏瘫、偏盲和颞叶破坏而致记忆和语言改变的患者。该手术有相对较少但较严重的并发症，如脑组织移位和脑疝、大脑表面含铁血黄素沉着症、脑积水。

3.多脑叶切除术

多脑叶切除术即完全或功能性大脑半球切除术。这种广泛的扩大皮质切除术主要在患有畸形错构瘤或因缺氧缺血性脑病而遗留脑软化的儿童患者中进行。

(三) 功能性手术

1.胼胝体切开术

胼胝体切开是一种姑息性手术，其目的是切断两侧大脑半球的联系而阻断大脑半球间痫性放电的扩散。对于很多发作不易控制，癫痫灶不能定位，不能行切除性手术的患者，胼胝体切开术可以取得较好的效果。频发性失张力性发作患者可考虑此种手术治疗。胼胝体切断术可以很大程度上减少全身强直－阵挛性发作、跌倒发作、强烈痉挛性发作的次数，且致残率和治疗费用较低。

2.软膜下多重横切术

软膜下多重横切术是一种治疗癫痫灶位于脑主要功能区的外科方法。该手术为 Morrell 及其同事于 1989 年首次采用。该术横向切断正切性皮质内纤维，阻止癫痫灶放电的扩散，而又不导致严重的功能障碍，达到停止或减弱发作的目的。软膜下多重横切术可单独使用，也可与脑叶切除术联合应用。在 MST 治疗后，少数患者出现了永久性的神经功能障碍，此外，由于该术的历史不长，仍有很多问题尚待解决。

3.立体定向手术

立体定向介导对癫痫的放射治疗包括直线加速器和伽马刀，通过毁损不同脑深部结构来实现抗癫痫的作用，包括双侧扣带回毁损术、双侧杏仁核毁损术以及丘脑、ForelH 区毁损术等。GM 多适用于致痫灶位于不宜手术的部位或者是开放手术将带来严重并发症的患者。立体定向介导的放射治疗减少了侵袭性技术的应用及其危害性，促进了癫痫手术的推广。由于立体定向手术治疗癫痫中毁损的靶结构和采用的手段不同、入脑解剖差异、立体定向仪的误差及疗效评价标准不统一等原因，目前对该手术临床效果的评价尚有一定困难。一些研究显示，立体定向手术后患者短期效果较好，但复发率很高。

4.迷走神经刺激术

迷走神经刺激术是一种将脉冲发射器植入患者胸前皮下组织内，其电极与迷走神经相连，进行间歇性迷走神经刺激以控制癫痫发作的一种手段。1938 年，Bailey 和 Bremer 发现，强烈刺激猫的迷走神经引起脑电图的改变。1988 年，BowmanGray 医学院的 Penny 和 Dean 置入迷走神经刺激器治疗第一例患者，并且取得了良好的效果。1997 年，由休斯顿公司生产刺激器 NCP 治疗 12 岁以上的部分性癫痫患者得到美国 FDA 批准。VNS 的不良反应以刺激期患者声音的改变最为常见，其次为咽部感觉异常、咳嗽，流涎，气短。迷走神经刺激术并不是难治性癫痫的首选方法，该方法只适用于多种治疗无效的患者。

三、术前评估

癫痫切除手术的目的是切除癫痫起源组织，为了达到这种目的，需要尽可能精确定位。如果不能够精确定位，那么应当采用其他选择性手术方式，包括破坏联系纤维的手术，如胼胝体切开术和多软脑膜下横切术，也可选择迷走神经刺激术。

只有难治性癫痫患者才考虑手术治疗，术前应明确以下三点：①癫痫发生灶的位置和范围；②患者的认知功能及情感状态；③手术的时机、疗效和风险；④手术对患者社会功能状况的可能影响。

(一) 癫痫发生灶的位置和范围

癫痫发作是大规模广泛的神经元网络、环路同步或近乎同步活动的结果，因此临床手术中的"癫痫灶"的概念不能完全简单化，原则上应是先采取非侵袭性的评估再采取侵袭性的评估。前者包括脑电图，脑磁图，脑结构成像，功能磁共振，单光子发射计算机断层扫描及正电子发射计算机断层扫描。如果非侵袭性评估不能确定癫痫灶，就需要行侵袭性 EEG 来确定癫痫灶。

(二) 认知功能及情感状态的评估

选择手术的患者精神及智能状况应当良好，有手术治疗的意愿且依从性好，能够在术前、术中 (如果需要和术后) 的检查治疗中很好地合作。应仔细了解过去的治疗情况，进行详细的神经系统检查和神经心理的测试 (记忆、学习功能、运动、语言、注意力、言语流利与否、视觉功能等)，应用常用公认的精神量表仔细评价患者的精神状态。

如果癫痫灶与功能区相重叠，应行脑功能障碍的检查，通过药物手段使大脑局限区域暂时性丧失功能的方法对某些患者是适用的，如巴比妥试验 (Wada 试验)，主要用于颞叶癫痫的评估。

(三) 手术的时机、疗效和风险

近期的一种观点是早期手术，目的是减少癫痫发作对患者受教育和社会关系的影响，减少源于癫痫发作的残障或死亡，预防癫痫发作的意外伤害和可能的智力行为下降，减轻癫痫对患者的心理影响。而癫痫手术的疗效取决于癫痫的类型、严重程度、内在结构和生理性改变。风险评估取决于所拟采取术式的特性、拟切除脑组织的范围和位置。其中患者的年龄和耐受性也是影响手术疗效、风险不可忽视的因素。在评估后，手术风险和预测疗效都应该书面呈现给患者及家属，以便其有充分的时间考虑，并有机会讨论和咨询商讨。

（四）社会功能状况的影响

癫痫外科治疗的目的是使患者免受癫痫之苦，但由于重要的大脑功能区被切除而影响患者的社会功能状况是值得我们深思的。目前应用的技术可以很好地预测手术对神经功能及认知功能的影响，如上面提到的各种认知功能及情感状态的评估方法。

大部分患者尽管癫痫发作很好地被控制，但术后生活质量仍有可能没有得到改善，特别是对于术前有人格障碍或者阳性精神缺陷的患者而言尤其明显。在医学评价的同时做完整的精神社会状态评价是重要的，术前或术后康复计划的指定应采取个体化原则。没有这些措施，则不能帮助患者提高精神社会状况，即使成功的外科治疗也是无意义的。

第六节　难治性癫痫

通过医学的治疗阻止癫痫复发，并且在治疗停止之后，能够维持无发作的状态，这是癫痫患者及其家属和医生的共同愿望，不过这只是癫痫诸多结局中的一种。但随着医学的发展，癫痫在治疗上有了很大的进步，是一种预后相对良好的疾病。一部分患者可自行缓解，一部分患者用现有的治疗手段能够得到长期的控制，其中半数以上的患者停药后可以终生不再发病，约只有 20% 的患者应用现有的手段不能获得满意的缓解，即称为难治性癫痫。

一、定义

难治性癫痫虽被各国学者所共识，但缺乏特定的内涵，因而多年来各国学者从不同的角度赋予了难治性癫痫不同的含义。AnneandMoily 等人对六种不同的定义进行了对比，认为目前仍然没有一个单一的定义可以用来确切地描述难治性癫痫。

Sillanpaa 认为难治性癫痫就是"我们没有能力阻止它继续发作的癫痫"，美国 NIH 概括为"使用一切可行方法仍未能有效控制的癫痫"。即广义的难治性癫痫，其中"一切可行性方法"包括了药物、手术、迷走神经刺激术等。狭义的难治性癫痫指耐药性癫痫。

广义的耐药性癫痫是一种动态的概念，随着新的抗癫痫药物的问世，取得疗效的癫痫患者将不再成为耐药性癫痫，狭义的耐药性癫痫指用一线抗癫痫药物（卡马西平、苯妥英钠、丙戊酸、苯巴比妥、乙琥胺、扑米酮等）不能完全控制其发作的癫痫。为了反映其用药后再控制的难易程度，可分为：Ⅰ型，用 3 种以上一线抗癫痫药物单用，在有效治疗期间合理治疗，仍有发作或已被实践证实是耐药的癫痫和癫痫综合征；Ⅱ型，用 3 种以上一线抗癫痫药物单用和联合用药，在有效治疗期间，合理治疗，仍有发作或已被实践证实是耐药的癫痫和癫痫综合征；Ⅲ型，用目前抗癫痫药物，在有效治疗期间，合理用药，仍有发作或已被实践证实是耐药的癫痫和癫痫综合征。

二、机制

(一) 耐药性及耐药基因的表达

抗癫痫药物 (AEDs) 的作用位点各有不同，故发生耐药的机制也可能不同。

1. "载体学说" 即 "多药转运体学说"

如果患者对一种 AEDs 产生耐受，那么对其他 AEDs 也会有耐药现象。由此推测，难治性癫痫的耐药机制可能是非特异性的，并提出了多药耐受的概念，进一步的研究发现 MDR 基因由 mdrl、mdr3 组成，且由 mdrl 起主导作用。近年来，药物靶分子的敏感性降低或缺失及药物进入中枢神经系统的能力减弱受到了关注，后者可能是由一些在中枢神经系统具有活跃防御功能的多药转运体所致，包括 ATP- 结合盒超级家族中的转运蛋白，由一组高度保守序列的 ATP 依赖的跨膜转运蛋白组成，其中研究最多的是 P- 糖蛋白和多药耐药蛋白。另外，主要穿隆蛋白在难治性癫痫中的作用也逐渐被重视。

2. "靶点异常学说"

此种学说认为抗癫痫药物细胞靶点的异常导致药物敏感性下降。此种学说的不足之处在于它所依据的抗癫痫药物作用机制是一种假说，目前没有明确证明，且不能解释患者对一种 AEDs 产生耐受，那么对其他 AEDs 也会有耐药现象，但不能排除药物靶点的变化对此具有重要作用。

3. "药物缺乏真正的靶点学说"

此学说认为现有的 AEDs 仅仅是预防某些患者的癫痫发作，不可能作用于癫痫发生的病理过程。在原因不明的某些患者中，可以发现与神经元兴奋性和抑制性有关的离子通道自身抗体。这些患者通常对常用的 AEDs 没有反应，对于一些关于免疫治疗是否有效地非对照研究显示，其结果非常矛盾。

(二) 神经网络及环路的重组

40% 以上的颞叶癫痫都是难治性癫痫，尤其是颞叶内侧癫痫。这类患者多数有海马硬化和萎缩、胶质细胞增生。手术切片发现海马锥体细胞和粒细胞存在轴索发芽，齿状回细胞有明显的苔藓纤维芽孢形成。这种苔藓纤维芽孢伸入外分子层，与附近的神经元形成异常的突触联系。细胞内的立早基因 C-fos、C-jun 是神经元结构重塑的最初反应，可以将神经元活动的短暂变化转变成神经结构的长期改变。系统注射海人藻酸后，脑内 C-fos、C-jun 等立早基因的表达会明显增加，可以引起神经细胞死亡。神经元病理性凋亡或者死亡后遗留的间隙由新生的突触伸入填充，导致神经网络及环路的重组。因而目前认为神经网络和环路的重组是难治性癫痫形成的重要原因之一。

(三) 基因表达异常

难治性癫痫中有许多特殊的临床表现和演变规律都与基因异常有关，许多难治性癫痫都是由于基因突变引起的。伴有听觉异常的常染色体显性遗传的局限性癫痫患者常有富亮氨酸神经胶质瘤灭活基因的突变。线粒体 RNA 基因的 7472inC 和 T7512C 突变可以引发进行性肌阵挛性癫痫。耐苯妥英钠 Wistar 大鼠癫痫模型脑线粒体的基因表达异常，提示脑细胞线粒体基因表达异常与难治性癫痫的发病有关，可能是难治性癫痫的分子病理基础之一。

(四) 离子通道的异常

一些离子通道的异常改变也会促使难治性癫痫的形成。使用膜片钳技术检测海马组织中电压依赖性钠通道，发现难治性癫痫患者钠通道对药物缺乏敏感性，推测可能是难治性癫痫形成的机制癫痫发作和癫痫发生其他可能的细胞学机制包括线粒体氧化应激和功能异常；神经元甚至神经胶质细胞通过缝隙连接而发挥作用的电连接也可能与此有关，但并不限于这些机制，它们可能代表了未来 AEDs 的新靶点。

三、诊断

难治性癫痫的诊断是建立在正确诊断癫痫的基础上的。有一部分难治性癫痫为医源性难治性癫痫，是医疗措施不当或患者依从性较差引起的。首先要明确是否为癫痫，其次要正确的对发作类型进行分类，发作类型的判断直接涉及选药的正确性。通过详尽的病史采集，正确地分析和判断发作间期及发作期的脑电图将有效地避免出现诊断的错误。癫痫发作及综合征分类错误而导致治疗不当临床上很常见。比如将失神发作和复杂部分性发作相混淆而导致选药的错误，可能使原有的癫痫发作加重。对于青春期肌阵挛癫痫不认识，使用卡马西平治疗也可以导致病程迁延不愈。另外，首选的药物不正确可能直接导致耐药的出现，从而使其发展成难治性癫痫。一些患者可能是由于服药的依从性较差而造成难治，这类患者并非是真正的难治性癫痫，所以要注意鉴别。

难治性癫痫是否能够进行早期诊断或预测，目前尚无定论。以下因素提示易形成难治性癫痫。

1. 发作类型

症状性部分性癫痫发作易成为难治性癫痫。

2. 病因学

高热惊厥合并皮质发育畸形的患者更易出现耐药。

3. 致痫灶的部位

有海马硬化的颞叶癫痫最易成为难治性癫痫。

4. 对抗癫痫药最初的反应

近年来研究发现首次用 AED 无效的患者很可能进展成难治性癫痫。

5.遗传学因素

GABA-B 受体和糖蛋白 P170 这两个基因多态现象与难治性癫痫相关。

四、治疗

癫痫患者一般首选单药治疗，若首次选药的不正确或者对药物的反应较差，可能使患者更容易出现耐药。耐药性癫痫在治疗上可考虑多种药物的联合应用、应用新型抗癫痫药物、辅助药、生酮饮食疗法及手术治疗。

（一）多药联合应用

合理的多药治疗对难治性癫痫是适宜的。实践表明，联合用药可使 50% 以上患者的发作明显减少。在联合用药时应考虑到药物之间的相互作用，有些药物联用可能加重不良反应，如卡马西平与奥卡西平联用加重神经毒性，而拉莫三嗪与丙戊酸合用，因为药物作用靶点不同，则可达到互补的作用。

（二）新型抗癫痫药物

新型抗癫痫药是最近开始在临床上应用的新药，也是治疗难治性癫痫的主要药物。常用的包括：拉莫三嗪、奥卡西平、氨己烯酸、加巴喷丁、苯丙氨酯等。这些新药跟传统的药物相比不良反应较少，药物之间相互作用不多，剂量调整更方便。

（三）辅助药

有些药物单用于癫痫，疗效往往不够理想或出现一些不能耐受的不良反应，有些对难治性癫痫有效，但极易产生耐药性，使药物的作用在短期内迅速消失，将这些药物与其他抗癫痫药物合用，可避其不足，扬其所长，明显提高临床疗效，这类药物就称为癫痫的辅助药。治疗难治性癫痫最常用的辅助治疗药物包括：别嘌醇、氟桂利嗪、维生素 E、大剂量静注丙种球蛋白、乙酰唑胺、苯二氮䓬类等。

（四）生酮饮食疗法

生酮饮食疗法始于 20 世纪 20 年代初期，当时抗癫痫药物数量很少，不良反应也明显，因而希望用生酮饮食改变难治性癫痫的发作。20 世纪 40 ～ 50 年代，因多种原因，生酮饮食疗法逐渐被放弃。1971 年，中链三酰甘油以更方便、更可口、更好产生酮症的优势在当时抗癫痫药物治疗难治性癫痫受挫的情况下，再次引起人们的关注，许多癫痫中心重新将其用于难治性癫痫。最近有研究表明生酮饮食能增加难治性癫痫儿童的快动眼睡眠，改善睡眠质量。

（五）手术治疗

手术仍是治疗难治性癫痫最为重要的手段之一，许多难治性癫痫都可考虑手术治疗。尤其是局灶性顽固性癫痫手术切除可获得极高的缓解率，如颞叶癫痫的成功率可达 70% ～ 90%。常用的手术包括半球切除术、软脑膜下横断术、病灶切除术、胼胝体切开术，可根据病情酌情选用。迷走神经刺激术对于那些致痫灶广泛、药物和手术控制无效或不适合手术的癫痫患者可考虑选择。

第七节　癫痫持续状态

癫痫持续状态或称癫痫状态，是癫痫连续发作之间意识尚未完全恢复又频繁再发，或癫痫发作持续 30 分钟以上未自行停止。癫痫状态是内科常见急症，若不及时治疗可因高热、循环衰竭、电解质紊乱或神经元兴奋毒性损伤导致永久性脑损害，致残率和死亡率均很高。任何类型的癫痫均可出现癫痫状态，其中全面强直－阵挛发作最常见，危害性也最大。

癫痫状态最常见的原因是不恰当地停用 AEDs 或因急性脑病、脑卒中、脑炎、外伤、肿瘤和药物中毒等引起，个别患者原因不明。不规范 AEDs 治疗、感染、精神因素、过度疲劳、孕产和饮酒等均可诱发。

一、分类与临床表现

新近研究证实：非癫痫持续状态的单个惊厥性抽搐的发作时间一般不会超过 2 分钟，因而以 30 分钟作为诊断时限并非很恰当，从临床实际出发，持续 10 分钟的行为和电抽搐活动是一个更符合实际的标准，而这也是要求开始静脉给药的时间点。

（一）全面性发作持续状态

1. 全面性强直－阵挛发作持续状态

全面性强直－阵挛发作持续状态是临床最常见、最危险的癫痫状态，表现强直－阵挛发作反复发生，意识障碍伴高热、代谢性酸中毒、低血糖、休克、电解质紊乱（低血钾、低血钙）和肌红蛋白尿等，可发生脑、心、肝、肺等多脏器功能衰竭，自主神经和生命体征改变。

2. 强直性发作持续状态

多见于 Lemiox-Gastaut 综合征患儿，表现不同程度意识障碍（昏迷较少），间有强直性发作或其他类型发作，如肌阵挛、不典型失神、失张力发作等，EEG 出现持续性较慢的棘慢或尖－慢波放电。

3. 阵挛性发作持续状态

阵挛性发作持续状态时间较长时可出现意识模糊甚至昏迷。

4. 肌阵挛发作持续状态

特发性肌阵挛发作患者很少出现癫痫状态，严重器质性脑病晚期如亚急性硬化性全脑炎、家族性进行性肌阵挛癫痫等较常见。特发性患者 EEG 显示和肌阵挛紧密联系的多棘波，预后较好；继发性的 EEG 通常显示非节律性反复的棘波，预后较差。

5.失神发作持续状态

主要表现为意识水平降低，甚至只表现反应性下降、学习成绩下降；EEG 可见持续性棘慢波放电，频率较慢（< 3Hz)。多因治疗不当或停药诱发。

(二) 部分性发作持续状态

1.单纯部分性发作持续状态

临床表现以反复的局部颜面或躯体持续抽搐为特征，或持续的躯体局部感觉异常为特点，发作时意识清楚。EEG 上有相应脑区局限性放电。病情演变取决于病变性质，部分隐源性患者治愈后可能不再发。某些非进行性器质性病变后期可伴有同侧肌阵挛。Rasmussen 综合征（部分性连续癫痫）早期出现肌阵挛及其他形式发作，伴进行性弥漫性神经系统损害表现。

2.边缘叶性癫痫持续状态

常表现为意识障碍和精神症状，又称精神运动性癫痫状态，常见于颞叶癫痫，须注意与其他原因导致的精神异常鉴别。

3.偏侧抽搐状态伴偏侧轻瘫

多发生于幼儿，表现一侧抽搐，伴发作后一过性或永久性同侧肢体瘫痪。

二、治疗

癫痫持续状态的治疗目的为：保持稳定的生命体征和进行心肺功能支持；终止呈持续状态的癫痫发作，减少癫痫发作对脑部神经元的损害；寻找并尽可能根除病因及诱因；处理并发症。

(一) 一般措施

1.对症处理

保持呼吸道通畅，吸氧，必要时做气管插管或切开，尽可能对患者进行心电、血压、呼吸、脑电的监测，定时进行血气分析、生化全项检查；查找诱发癫痫状态的原因并治疗；有牙关紧闭者应放置牙套。

2.建立静脉通道

静脉注射生理盐水维持，值得注意的是葡萄糖溶液能使某些抗癫痫药沉淀，尤其是苯妥英钠。

3.积极防治并发症

脑水肿可用 20% 甘露醇 125 ～ 250mL 快速静脉滴注；预防性应用抗生素，控制感染；高热可给予物理降温；纠正代谢紊乱如低血糖、低血钠、低血钙、高渗状态及肝性脑病等，纠正酸中毒，并给予营养支持治疗。

(二) 药物选择

理想的抗癫痫持续状态的药物应有以下特点：①能静脉给药；②可快速进入脑内，

阻止癫痫发作；③无难以接受的不良反应，在脑内存在足够长的时间以防止再次发作。控制癫痫持续状态的药物都应静脉给药，难以静脉给药的患者如新生儿和儿童，可以直肠内给药。因此，药物的选择应基于特定的癫痫持续状态类型及它们的药代动力学特点和易使用性。

1. 地西泮治疗

首先用地西泮 10 ～ 20mg 静脉注射，每分钟不超过 2mg。如有效，再将 60 ～ 100mg 地西泮溶于 5% 葡萄糖生理盐水中，于 12 小时内缓慢静脉滴注。儿童首次剂量为 0.25 ～ 0.5mg/kg，一般不超过 10mg。地西泮偶尔会抑制呼吸，须停止注射，必要时加用呼吸兴奋剂。

2. 地西泮加苯妥英钠

首先用地西泮 10 ～ 20mg 静脉注射取得疗效后，再用苯妥英钠 0.3 ～ 0.6g 加入生理盐水 500mL 中静脉滴注，速度不超过 50mg/min。用药中如出现血压降低或心律不齐时须减缓静脉滴注速度或停药。

3. 苯妥英钠

部分患者也可单用苯妥英钠，剂量和方法同上。

4. 10% 水合氯醛

20 ～ 30mL 加等量植物油保留灌肠，每 8 ～ 12 小时 1 次，适合肝功能不全或不宜使用苯巴比妥类药物者。

5. 副醛

8 ～ 10mL(儿童 0.3mL/kg) 植物油稀释后保留灌肠。可引起剧咳，有呼吸疾病者勿用。

经上述处理，发作控制后，可考虑使用苯巴比妥 0.1 ～ 0.2g 肌内注射，每日 2 次，巩固和维持疗效。同时鼻饲抗癫痫药，达稳态浓度后逐渐停用苯巴比妥。上述方法均无效者。须按难治性癫痫持续状态处理。发作停止后，还需积极寻找癫痫状态的原因予以处理。对同存的并发症也要给予相应的治疗。

(三) 难治性癫痫持续状态

难治性癫痫持续状态是指持续的癫痫发作，对初期的一线药物地西泮、氯硝西泮、苯巴比妥、苯妥英钠等无效，连续发作 1 小时以上者。癫痫持续状态是急症，预后不仅与病因有关，还与成功治疗的时间有关。如发作超过 1 小时，体内环境的稳定性被破坏，将引发中枢神经系统许多不可逆损害，因而难治性癫痫状态治疗的首要任务就是要迅速终止发作，可选用下列药物：

1. 异戊巴比妥

异戊巴比妥是治疗难治性癫痫持续状态的标准疗法，几乎都有效。成人每次 0.25 ～ 0.5g，1 ～ 4 岁的儿童每次 0.1g，大于 4 岁的儿童每次 0.2g，用注射用水稀释后缓慢静注，每分钟不超过 100mg。低血压、呼吸抑制、复苏延迟是其主要的不良反应，因而在使用中往往需行气管插管，机械通气来保证生命体征的稳定。

2. 咪达唑仑

由于其起效快，1～5分钟出现药理学效应，5～15分钟出现抗癫痫作用，使用方便，对血压和呼吸的抑制作用比传统药物小。近年来，已广泛替代异戊巴比妥，有成为治疗难治性癫痫状态标准疗法的趋势。常用剂量为首剂静注0.15～0.2mg/kg，然后按0.06～0.6mg/(kg·h)静脉滴注维持。新生儿可按0.1～0.4mg/(kg·h)持续静脉滴注。

3. 丙泊酚

丙泊酚是一种非巴比妥类的短效静脉用麻醉剂，能明显增强GABA能神经递质的释放，可在几秒钟内终止癫痫发作和脑电图上的痫性放电，平均起效时间2.6分钟。建议剂量1～2mg/kg静注，继之以2～10mg/(kg·h)持续静脉滴注维持。控制发作所需的血药浓度为2.5mg/mL，突然停用可使发作加重，逐渐减量则不出现癫痫发作的反跳。丙泊酚可能的不良反应包括诱导癫痫发作，但并不常见，且在低于推荐剂量时出现，还可出现其他中枢神经系统的兴奋症状，如肌强直、角弓反张、舞蹈手足徐动症。儿童静注推荐剂量超过24小时，可能出现横纹肌溶解、难治性低氧血症、酸中毒、心衰等不良反应。

4. 利多卡因

对苯巴比妥治疗无效的新生儿癫痫状态有效，终止发作的首次负荷剂量为1～3mg/kg，大多数患者发作停止后仍需静脉维持给药。虽在控制癫痫发作的范围内很少有毒副反应发生，但在应用利多卡因的过程中仍应注意其常见的不良反应：如烦躁、谵妄、精神异常、心律失常及过敏反应等。心脏传导阻滞及心动过缓者慎用。

第八节　癫痫的脑电图概述

一、癫痫样放电的产生机制

癫痫是以反复癫痫发作为特征的慢性神经系统疾病或综合征，可由遗传因素、多种神经系统疾病及全面性疾病引起。癫痫发作是脑内神经元阵发性异常超同步化电活动的临床表现。这种异常电活动可通过头皮脑电图或颅内脑电图记录到，称为癫痫样放电。癫痫样放电是癫痫发作的病理生理学基础。因此脑电图是癫痫诊断中最重要的实验室检查方法。

（一）癫痫样放电的产生

神经元是通过膜电位的改变来传递信息的。正常神经元的膜电位为细胞内 $-60 \sim -90mV$。神经元兴奋时，膜电位迅速去极化到 $+20 \sim +40mV$，形成可传播的动作电位。去极化过程构成动作电位的上升支；随后又很快复极化到原来的静息电位水平，构成动作电位的快速下降支。在动作电位恢复到静息电位前后有一些小的电位波动，形成负后电位和正后电位。

膜电位和动作电位的形成建立在细胞内外离子的平衡和运动的基础上，其中钠离子电流参与了动作电位的产生；钙离子和慢钠离子内向电流则对放电的扩布起主要作用，并影响树突的整合；钾电流使膜电位过度去极化，影响神经元点燃的频率及神经元的整合特征；氯电流则与中枢神经内的抑制活动有关。脑内多种病理性因素可导致细胞内外离子分布异常，造成神经元的兴奋性异常增高。而离子活动又受到电压门控和配体 - 受体门控离子通道的调节。脑内的兴奋性递质如谷氨酸、抑制性递质如 γ- 氨基丁酸 (GABA) 等神经递质和调质可通过多个环节直接或间接调控这些离子通道。上述任何一个环节出现问题都有可能触发神经元的异常放电。因此现在认为癫痫的本质是一类离子通道病，而离子通道的功能是由基因控制表达的。当存在有关基因的缺陷时，可造成离子通道功能异常，从而造成神经元电位的异常，构成癫痫样放电的基础。

神经元之间通过化学突触和电突触两种类型相互传递信息。在人类以化学突触为主，由神经递质介导单向传递，传导速度较慢。电突触为缝隙连接，双向传导，速度较快。神经元之间可通过突触连接在不同水平形成环路结构。这些环路结构在癫痫样放电的产生、维持和扩散中起到重要作用。兴奋性神经递质 (谷氨酸、天门冬氨酸) 及其受体 (NMDA 受体、AMPA 受体) 被激活后可使钠、钙离子通道开放，增加神经元的兴奋性，和癫痫样放电的产生有密切关系。

单个神经元的异常动作电位不足以形成在脑电图上可记录到的癫痫样放电。当癫痫起步神经元募集周围足够多的神经元形成群发的同步活动，则可形成一个大的去极化电位，称为阵发性去极化漂移 (PDS)，引起高度同步化的动作电位暴发，形成脑电图记录到的发作间期棘波或尖波等癫痫样放电。试验证明 PDS 的形成伴有大量钾离子外流和异常钙离子内流，并有钠、氯离子的异常运动。同时在放电区域的中心及周围还可记录到一个大而长的超极化电位 (HP)。实验证实这种超极化电位是产生脑电图上棘慢复合波中慢波成分的基础，主要与 GABA 受体介导的抑制性突触后电位有关。

(二) 癫痫样放电的扩散

癫痫样放电可通过脑内各种传导通路向邻近或远隔的脑区传播，通过一定的兴奋性神经环路再返回放电区，反复多次重复循环，使开始似乎随机的放电逐渐形成反复节律性放电并维持一定的时间。参与癫痫样放电的主要神经环路包括海马环路、边缘系统环路、丘脑皮质环路等。局部脑损伤或皮质发育不良时可通过神经网络重组形成局部异常环路。过度去极化后的超极化电位是终止放电的重要机制。如抑制性机制不能完全抑制神经元的异常兴奋性活动，则每次超极化放电之后的后放电越来越大，并募集更多的神经元加入超同步化放电中，最终形成持续并逐渐增强的电活动，突破周围的抑制，向电阻最小的方向 (多为正常生理传导通路) 扩散，包括局部扩散、Jackson 扩散、通过胼胝体扩散到对侧半球、通过枕 - 额束等长束纤维跨脑叶扩散或通过皮质下结构扩散等。癫痫样放电的扩散路径并无固定的模式，脑内有些区域生理性或病理性兴奋阈值较低，易于电扩布过程（如丘脑腹前核或局部脑损伤区域）；有些部位的局部环路对传入的电活动具有增益放大作用，增强电活动的传播能力（如海马环路）；有些结构则对癫痫样放电的扩散起到"闸门"作用（如黑质结构）。起自不同区域的癫痫样放电最后通过脑干共同通路到达效应器官，引起相应的发作症状。

脑电图上记录到的棘波、棘慢复合波等癫痫样放电是局部或广泛神经元群高度同步化异常电活动的综合电位，是皮质兴奋性异常增高的重要标志。但从癫痫样放电的起源点到最终头皮脑电图记录到的棘波或尖波，中间受到很多因素的影响，包括起源点的位置、电活动传播的方向和范围，局部神经环路对异常放电的特殊放大作用、颅骨和头皮对棘波的衰减作用等，都会最终影响到脑电图上癫痫样放电的部位、波形、波幅和位相等特征。这些影响因素有时是随机的，不确定的，在不同个体和不同病理条件下存在很大的差异。因此有时头皮记录到的局灶性棘波、尖波直接反映了起源的解剖位置，而有些则可能是从远隔的部位传导而来。当异常电活动的部位深在，或传播的电场范围很小，或传导的方向与记录电极的方向垂直，则有可能在头皮脑电图上记录不到癫痫样放电。

（三）脑内的癫痫易感区

理论上，脑内任何部位的神经元受到刺激都可能产生癫痫发作。但不同脑区的兴奋阈值不同，因而对癫痫的易感性不同。兴奋阈值低的脑区更容易产生癫痫样放电，从而成为癫痫发作的起源区。这种差别是由脑内不同区域的神经元组成、结构排列、神经递质及其受体的分布以及不同年龄的脑发育等特征所决定的。一般来说，脑内以下部位相对容易产生癫痫样放电和（或）发作：

1. 新皮质

新皮质的各层神经元的轴突和树突形成复杂的联系，来自丘脑的非特异性投射系统与皮质的各层神经元形成广泛的突触联系，同时不同皮质之间经由脑内的皮质下纤维、弓状纤维、长束纤维及胼胝体形成广泛联系。这些都为癫痫样放电的形成和传播提供了结构基础。在新皮质中，Rolandic 区（感觉运动皮质区）、枕叶皮质和额叶辅助运动区是最常发生癫痫的易感区。新皮质癫痫的病因除各种局部脑损伤外，儿童发育期的一过性局部兴奋性增高也是常见的原因，特别是在 Rolandic 皮质。

2. 边缘系统

新皮质的兴奋性电位在经过梨状皮质或内嗅皮质后到达齿状回颗粒细胞，然后到达海马。海马的兴奋阈值很低，轻微的刺激即可引起局部的异常电发放，在刺激停止后仍有持续数秒的后放电。海马放电从 CA3 区经 Schaffer 侧支到达海马 CA1 区，再返回内嗅皮质。海马 CA3 区的锥体细胞在正常情况下即有产生内源性暴发放电的趋势，容易成为癫痫样放电的起搏细胞。齿状回颗粒细胞本身不产生内源性癫痫样电活动，但其在病理状态下可通过芽生的苔状纤维形成异常神经环路，使单个或少数神经元的癫痫样电活动在此环路中不断被增强放大。

3. 丘脑皮质环路

丘脑-皮质系统除产生正常节律如睡眠纺锤外，也可产生病理性节律。许多研究证明，虽然很多脑区参与棘慢复合波的调节，但丘脑-皮质环路是产生广泛性棘慢复合波节律的必要充分条件。丘脑的一些核团与全面性癫痫的产生有重要关系，其中外侧感觉中继核涉及失神发作时 3Hz 棘慢复合波的产生，内侧丘脑核参与失神棘慢复合波及其他非失神性全面性癫痫棘慢复合波的产生，前背内侧核与戊四氮癫痫模型有关。失神的棘慢复合波节律是双侧同步丘脑-皮质振荡的结果。棘波成分伴有丘脑和皮质动作电位的点燃，慢波成分则伴有长时间的皮质抑制。试验证明正常纺锤节律和病理性的皮质-丘脑节律具有相似的机制，动物试验发现棘慢复合波可从纺锤节律演变而来。

4. 不成熟脑的癫痫易感性

很多类型的癫痫发作具有高度的年龄相关性，特别容易在小儿发育中的某一阶段出现。研究显示，未成熟脑在电生理方面具有以下特点：①输入阻抗高，少量电流就会引起电压的明显变化；②神经元之间的突触连接丰富，加强了细胞间的联系和局部兴奋性环路的形成；③电突触连接多，易化了神经元群的同步化电活动；④突触后电位持续的时间更长。此外，发育中脑的兴奋性氨基酸及其受体分布广泛，使其对癫痫的易感性增加。

二、脑电图对癫痫的敏感性和特异性

脑电图在癫痫的诊断治疗方面可提供以下有用的信息：①确定发作性事件的性质是癫痫发作还是由其他原因所致的非癫痫性事件；②是什么类型的癫痫发作；③符合哪一种癫痫综合征；④寻找癫痫患者突然认知功能倒退的原因；⑤确定发作起源的部位；⑥评估患者有无癫痫外科的适应证；⑦估计首次癫痫发作后再次发作的可能性；⑧估计停用抗癫痫药物后癫痫复发的风险。

（一）脑电图对癫痫的敏感性

1. 影响癫痫患者脑电图阳性率的因素

癫痫患者的脑电图所见包括非特异性背景活动异常和阵发性异常，其中阵发性异常即癫痫样放电与癫痫发作有密切关系。以下因素可能影响癫痫样放电的检出率：

（1）记录时间：癫痫样放电常随机出现，记录时间过短（如常规记录20分钟）常难以捕捉到异常放电。因此癫痫患者常常需要进行数小时或更长时间的记录。

（2）记录状态：癫痫样放电和（或）癫痫发作常在睡眠期出现或明显增多，因此需要进行睡眠脑电图记录。

（3）记录电极的数目和部位：10～20系统的电极分布可以覆盖双侧大脑半球表面的多数部位。但如果减少电极数目（如8导记录电极）则有可能遗漏非常局灶的放电。此外双侧颞极不在10～20系统的覆盖范围之内，需要额外增加T1、T2位点的记录。增加蝶骨电极可提高颞叶内侧放电的检出率。但头皮电极常难以记录到半球内侧面、底面、脑沟或裂内的局灶性放电。

（4）年龄：通常儿童癫痫脑电图的阳性率高于成人，这与儿童癫痫的病因、脑发育特征及癫痫的特殊类型有关。

（5）癫痫的病因、发作类型和癫痫综合征类型：不同起源部位和不同类型的癫痫放电的检出率有很大差别。

（6）资料来源：来自癫痫中心的报道中难治性癫痫的比例偏大，使得所报道的癫痫样放电的发生率偏高。此外，受脑电图工作者个人经验的影响，对癫痫样放电波形的辨认标准不同也影响研究结果，经验不足者可出现假阳性或假阴性结果，其中假阳性结果更常见。

2. 脑电图对预测癫痫复发的作用

首次癫痫发作后复发的可能性是决定是否开始治疗的关键。脑电图有癫痫样放电比非特异性异常复发风险更高。有报道儿童首次发作后，脑电图癫痫样异常者的复发率是脑电图正常者的 2 倍，非特异性异常的复发率是脑电图正常者的 1.3 倍。但复发风险主要与病因、发作类型和综合征有关，如额叶发作伴有额区放电者复发的可能性很大，而 Rolandic 区棘慢复合波则较少复发。对于症状性或隐源性局部性癫痫，无论脑电图是否异常，都具有较高的复发风险。因此应结合临床解释脑电图对预测发作的作用，脑电图并不是决定性的因素。

对药物治疗已长期控制发作的患者，脑电图有助于预测停药后复发的可能性。多数研究认为某些发作类型或综合征在停药前如果脑电图仍有癫痫样放电，停药后复发风险增加，如青少年肌阵挛癫痫等青少年特发性全面性癫痫、Lennox-Gastaut 综合征、额叶癫痫、颞叶癫痫等，如果仍有发作间期放电，停药后很容易复发。但在儿童良性 Rolandic 癫痫和儿童良性枕叶癫痫，虽然脑电图仍有棘慢复合波发放，但停药后复发危险较小。此外一些学者认为，在脑电图正常的基础上，停药过程中如出现异常放电，提示复发的风险增高，虽然并不一定需要重新开始治疗。

综上所述，脑电图对预测复发的价值主要体现在其对癫痫综合征的诊断上，离开这个前提，孤立的脑电图所见很难评价癫痫样放电对预测复发的价值。

（二）脑电图对癫痫的特异性

脑电图记录到癫痫样放电表明脑内存在异常兴奋区或癫痫性刺激区。虽然癫痫样放电与癫痫发作有密切关系，但并非高度特异，其也可见于非癫痫人群，包括健康人群和非癫痫性病变人群。尽管在各种情况下发生癫痫样放电的神经电生理学机制相似，但由于癫痫是一种临床诊断，所以仅有临床上的癫痫样放电不能作为癫痫的诊断依据，仅可作为癫痫发作风险增加的一个指标。

1. 健康人群的癫痫样放电

健康人群癫痫样放电的出现率受年龄、遗传素质和记录方法的影响。健康人群的癫痫样放电更常见于儿童和有癫痫家族史者。对大样本正常儿童脑电图研究显示，癫痫样放电的出现率为 1.1% ～ 6.8%，睡眠脑电图记录时可达 8.7%。正常儿童癫痫样放电的主要特点为：①学龄期前后儿童多见，随年龄的增长而减少；②约 1/3 为广泛性放电，2/3 为局限性放电。局限性放电多在青春期前后消失，90% 以上在随访中没有癫痫发作；广泛性放电消失较晚。③局限性放电在中央颞区 (Rolandic 区) 最多见，其次为枕区，额区罕见。④常和遗传有关。⑤少数伴有轻度精神、行为或认知问题。

2. 非癫痫性病变合并癫痫样放电

非癫痫患者的癫痫样放电可见于中枢神经系统结构性或功能性病变，也可见于全面性疾病受累中枢神经系统时。基本病变与癫痫样放电是否有直接的因果关系应结合临床情况予以评价。

（1）儿童精神、行为、认知障碍或躯体症状：儿童孤独症、Down 综合征、脑瘫、儿童语言或精神发育障碍者的癫痫样放电发生率均高于正常儿童，多数不伴有癫痫发作。有些儿童因多动、注意缺陷、抽动症、学习障碍、情感性交叉擦腿动作等行为异常接受脑电图检查，或因反复头痛、腹痛、呕吐等躯体症状而检查脑电图，发现有数量不等的癫痫样放电。这些患儿的癫痫样放电多出现在 Rolandic 区或枕区。这些患儿可能存在脑发育的不成熟的情况，同时导致精神发育异常和癫痫样放电；但也不排除属于正常儿童癫痫样放电的范畴，因为其他问题检查脑电图时被偶然发现。

（2）精神疾病：精神患者使用抗精神病药物或撤停巴比妥类药物偶可出现一过性的广泛性癫痫样放电，或长时间光阵发性反应。少数可合并癫痫发作。

（3）中枢神经系统疾：病颅内肿瘤、脓肿、囊肿等占位性病变有时可出现癫痫样放电，不一定伴有癫痫发作，但提示有较高的发作危险性。中枢神经系统感染、炎症、出血、变性等病变也可合并癫痫样放电，临床有或没有癫痫发作。

（4）各种代谢性脑病：肝性脑病、尿毒症等代谢性脑病时常见三相波，偶见广泛性癫痫样放电，二者有时比较难区分。透析患者和低钙血症时可见局灶、多灶或弥漫性棘波、尖波等癫痫样放电，可伴有癫痫发作。

三、发作间期癫痫样放电的特征

发作间期癫痫样放电具有阵发性特点，即能够清楚地从背景活动中区分出来。大多数癫痫样放电具有负相棘波或尖波的特征，但棘波和尖波的时限只是一个人为的划分，并没有本质上的区别。多数棘波或尖波之后跟随一个慢波，构成棘慢复合波或尖慢复合波，也可表现为多棘波或多棘慢复合波。癫痫样放电常常形成一定的场电位，以波幅最高的部位为中心，并影响到周围不同的范围。

癫痫样放电中包含了很多和癫痫诊断分型有关的信息。应在了解各型癫痫临床发作和脑电图特点的基础上全面分析，包括放电的时间和空间分布、波形特点、与生物周期、环境和状态的关系等。这些对寻找发作诱因，确定发作类型和综合征诊断都很有价值。

（一）频率特征

广泛性棘慢复合波暴发的频率常与某些癫痫发作类型及综合征相关。清醒期双侧广泛而同步的 2.5 ～ 3Hz 棘慢复合波节律暴发一般提示为典型失神发作，常见于儿童失神癫痫和少年失神癫痫。1.5 ～ 2.5Hz 的慢棘慢复合波多见于不典型失神。而 3.5 ～ 5Hz 的快棘慢复合波是青少年肌阵挛癫痫的一个特征。广泛性 10 ～ 20Hz 的棘波节律或快节律暴发常与全面性强直发作有关，是 Lennox-Gastaut 综合征最具特征性的图形之一。所以在脑电图报告中，应强调对广泛性癫痫样放电频率的描述，为临床诊断提供信息。但局灶性棘慢复合波的频率与发作类型关系不大。

（二）空间分布

1.原发双侧同步化放电

原发双侧同步化放电起源于丘脑核团，通过丘脑皮质投射系统引起双侧半球广泛同步化放电，常提示临床为全面性癫痫，如 Lennox-Gastaut 综合征、失神性癫痫、青少年肌阵挛癫痫等。脑电图表现为双侧广泛同步的棘慢复合波，以前头部波幅最高，少数以枕区棘波成分最明显。

2.局灶性或多灶性放电

（1）局灶性放电棘波的空间分布受累一个或相邻的几个记录电极，形成不同范围的电场分布。对同时受累几个相邻电极的同步棘波，通常以波幅最高的部位为电场的中心。如放电同时受累双侧半球的相应部位（如 T3 和 T4），推测是通过胼胝体传导。

（2）多灶性放电指两个或两个以上各组独立的棘波出现在一侧或两侧半球的不同部位。但不包括儿童良性癫痫在双侧 Rolandic 区之间或 Rolandic 区和枕区之间游走性的棘波，也不包括儿童良性枕叶癫痫双侧枕区不同步的棘波。多灶性棘波常见于儿童，提示有弥漫性的脑功能损伤。

3.局灶性放电的扩散

放电起源于一侧半球的局部的放电可以通过各种通路扩散，有些（但不是全部）可以在头皮脑电图记录中观察到。

（1）局部扩散：表现为某一部位有恒定的间期放电且波幅较高，有时同步波及周围不同范围的电极但波幅较低。位于感觉运动皮质区 (Rolandic 区) 的发作期放电的局部扩散可表现为 Jackson 发作的表现。

（2）通过胼胝体扩散到对侧半球：此时双侧半球对应区域的放电可有大于 50ms 的时间差。有时继发侧的放电波幅较低和 (或) 波形较宽。

（3）局部继发双侧同步化：局灶性放电也可传导到丘脑有关核团，然后通过丘脑皮质投射系统引起双侧半球同步化放电，此时双侧半球的放电几乎完全同步，起始时常见恒定的前导性棘波。当一份脑电图记录中既有广泛性又有局灶性癫痫样放电时，需符合下列三条标准才能考虑为局部继发双侧同步化：①频繁癫痫样放电反复出现在一个局部区域；②局灶性癫痫样放电明显和恒定地出现在广泛性癫痫样放电之间和开始时；③局灶性癫痫样放电的波形不同于广泛性癫痫样放电，后者通常电压更高。

（4）一侧半球内的继发同步化放电：有时一侧半球内的棘慢复合波分布区域出现"跨越现象"，最常见的是一侧半球的前额区和枕区的同步放电，跨越了前后之间的中央、顶、颞区。采用快纸速高时间分辨率显示，测量前后两个部位之间波峰的时间差及两点电极之间的距离，发现多数为枕区棘波提前 11～32ms(平均 19.3ms±5.4ms) 出现，提示棘波的传导方向为从后向前，传导速度为 6.7～19.2m/s(平均 12.2m/s±3.7m/s)。这种同侧半球内的同步化可能是通过脑内的长束纤维 (枕 - 额联合纤维) 实现的。这种继发的枕 - 额同步化是一种发育性的脑电图现象，和脑的成熟过程有关，常见于各种病因的儿童部分性癫痫。

4. 局部背景异常与局灶性癫痫样放电的关系

脑电图背景的局灶性或广泛性慢波活动对癫痫诊断的特异性和阳性预测值都很低。以局灶性多形性 δ 活动 (FPDA) 为例，成年人的结构性脑损伤 2/3 存在持续 FPDA，但仅 20% 出现癫痫发作；而在没有结构性脑损伤的患者，持续 FPDA 的 50% 伴有癫痫发作。儿童 FPDA 半数没有结构性脑损伤，其中仅 23% 有癫痫发作。

颞区间断节律性 δ 活动 (TIRDA) 是一种特殊形式的局灶性慢波，对颞叶癫痫具有较高的特异性和阳性预测价值。一般的多形性 δ 活动频率和波形多变，而 TIRDA 波形刻板且具有节律性，常伴有颞区发作间期放电。

当存在局部或一侧性背景活动异常 (局灶性慢波或局部低电压) 时，癫痫样放电常出现在背景异常所在部位或其周围。与局灶性癫痫样放电部位一致的背景异常可由以下情况引起：①局部的脑结构性病变；②没有结构性脑损伤的局部脑功能障碍；③频繁局灶性放电引起的局部功能障碍，常见于放电比较频繁时或局灶性癫痫发作后；④某些起源于深部脑结构的癫痫样放电，在向头皮表面传导的过程中棘波成分衰减，头皮脑电图仅记录到其中的慢波成分，这一现象已通过同步皮质脑电图证实；⑤癫痫起源区局部神经递质的改变也可能产生局灶性慢波。

在某些情况下，局灶性或一侧性癫痫样放电与背景异常的部位不一致，放电可出现在背景异常或脑结构性病变的远隔部位甚至对侧半球。造成这种现象的原因应结合临床具体分析，有以下几种可能：①病理性改变不是癫痫样放电的责任病灶，例如一侧颞叶蛛网膜囊肿，伴对侧 Rolandic 区棘慢复合波 (儿童良性中央颞区癫痫)，此时蛛网膜囊肿与棘慢复合波的产生无关；②局部或一侧性病理改变及脑电图背景异常部位基本丧失电活动，产生癫痫样放电的结构和功能基础大部分丧失，例如一侧半球的大部分软化坏死时，脑电图显示该侧半球普遍低电压，而在相对正常的半球记录到放电，这些放电或者来自相对正常一侧球，或者是由患侧半球传导而来，但因患侧半球棘波的电压很低，在头皮脑电图上可能记录不到；③局部结构或功能性脑损伤通过某些已知或未知的中间环节影响远隔部位产生癫痫样放电。

3. 时间分布

很多癫痫发作或癫痫综合征与 24 小时清醒 - 睡眠周期有关。因此在长程脑电图监测中分析癫痫样放电和 (或) 临床发作的时间分布对诊断有很大帮助。应注意其分布规律及其与临床的关系。

4. 波形特征

对波形的识别是脑电图分析的基本要素之一。癫痫样放电的波形具有高度的个体化差异。除常见的棘波、尖波、棘慢复合波、尖慢复合波等典型波形外，在新生儿和小婴儿的放电表现出不成熟的特征，波形可以非常宽钝，甚至完全失去尖波特征，但仍具有突出背景，重复刻板出现的特征。在有局部脑结构性病变时，癫痫样放电的波形可能明显畸变。因此对任何明显有别于背景活动，且刻板重复出现或呈规则节律性发放的脑电活动，在排除伪差后，都应考虑可能为异常放电。但对与背景活动差别不明显的尖波，如夹杂在睡眠纺锤或 α 节律中但波幅较高的尖形波，或出现时间和部位类似于顶尖波的尖形波，在识别时需非常慎重。偶发的不典型尖波一般不予确认。

5. 出现状态及可能的诱发因素

有些癫痫类型表现出对状态的高度敏感性，或由特殊的因素诱发。在进行长程脑电图监测前应对患者发作时所处环境状态及可能的诱因有基本了解，并在监测过程中设计适当可行的诱发试验，不仅提高阳性率，而且有助于诊断和治疗。

（1）状态敏感性的放电

1）对警觉水平降低状态敏感：在安静且缺少思维活动、思睡期或浅睡期放电最频繁，如儿童良性癫痫伴中央颞区棘波 (BECT) 等。

2）对眼状态敏感：包括合眼敏感 (如眼睑肌阵挛)、闭眼敏感或失对焦敏感 (如某些枕叶癫痫) 等。

3）对光刺激敏感：如光敏性癫痫或某些肌阵挛癫痫等。

4）对过度换气敏感：如儿童或青少年失神性癫痫。

第九节　癫痫发作期的脑电图

一、全面性发作

(一) 全面性强直 - 阵挛发作

脑电图特征：单纯 GTCS 患者的脑电图背景活动正常或轻度异常。发作间期可记录到少量散发棘波或 3 ～ 5Hz 棘慢复合波，广泛分布或以额区为主。不少患者即使进行 24 小时长程脑电图监测，也难以捕捉到发作间期放电，特别是在成年人发作稀少的病例。

发作时的强直期以突然而广泛的低电压去同步化开始，持续 1～3 秒钟，然后出现广泛的 10～20Hz 低波幅快节律，并形成募集反应，使波幅逐渐增高，频率逐渐减慢。该期由于全身肌肉持续强烈收缩，脑电活动中常夹杂大量肌电伪差，有时完全掩盖脑电活动。如强直期之前有短暂的阵挛或肌阵挛发作，脑电图可见全导尖波、多棘慢复合波暴发或棘慢复合波节律性发放。

阵挛期棘波频率进一步减慢，并有不规则的慢波插入，逐渐转为棘波或多棘波与慢波交替出现，棘波或多棘波对应于收缩相，慢波对应于松弛相，但并不形成真正的棘慢复合波。随着发作的进展，上述交替出现的图形变得比较规律并逐渐减慢，当周期性交替的电活动减慢至 1～0.5Hz 左右或更慢时，阵挛期突然结束，进入发作后期。

发作后期可出现数秒的低电压或等电位图形，并可伴有强度不等的肌电活动，为发作后的一过性去皮质强直所致。随后出现弥漫性 0.5～1Hz 的低波幅不规则慢波，波幅逐渐增高，频率逐渐变快，持续数十秒至数分钟，逐渐出现睡眠纺锤，患者进入深度睡眠状态。

(二) 典型失神发作

脑电图特征：特征性的发作期脑电图表现是典型失神发作诊断必不可少的条件，表现为双侧对称同步 3Hz 棘慢复合波节律性暴发，少数可有多棘慢复合波。暴发起止突然，持续数秒至数十秒不等，如持续时间小于 4 秒，临床常观察不到。棘慢复合波容易被过度换气诱发。一般在一段暴发的开始部分频率略快于 3Hz(3.5～4.5Hz)，结束前则稍慢于 3Hz(2.5～2.8Hz 左右)。棘慢复合波的最大波幅位于额－中央区。有时枕区棘波成分很低甚至不出现，仅有节律性慢波成分。放电结束后很快恢复背景活动，没有明显的发作后抑制或慢波活动。偶有发作结束后双侧额区 3～4Hz 慢波活动持续 1～2 秒。

发作间期清醒期可见少量散发或持续 3 秒以内的广泛性 3Hz 棘慢复合波发放，偶可见局限在一侧或双侧额区的单发棘波或棘慢复合波。思睡期 3Hz 棘慢复合波节律暴发常增多，但不容易观察到临床发作。NREM 睡眠期棘慢复合波发放常更频繁，但多呈 2～4Hz 的不规则片段性发放，时程 0.5～3 秒，有些仅限于额区。REM 睡眠期 3Hz 棘慢复合波节律暴发类似于清醒期，但持续时间较短 (2～4 秒左右)。儿童患者发作间期可出现枕区间断节律性 δ 活动 (OIRDA)。

(三) 不典型失神发作

脑电图特征：发作期常见广泛性高波幅 1.5～2.5Hz 慢棘慢复合波发放，亦可为不规则棘慢复合波、多棘慢复合波或弥漫性高波幅慢波，持续数秒至数十秒不等。棘波成分常在前头部波幅最高，后头部有时只有慢波成分。上述阵发性放电常呈渐发渐止，也可暴发性出现，或可从较慢的背景活动逐渐演变而来。睡眠期广泛性棘慢波的频率更慢，可在 1～1.5Hz，常见大量长程发放甚至睡眠期电持续状态，但一般不伴有发作。

(四) 强直发作

脑电图特征：发作期脑电图为广泛性 10～25Hz 棘波节律，或称快活动，波幅逐渐增高，额区最突出，称为癫痫性募集节律，持续数秒至十余秒。有时发作以一个广泛性高波幅尖波开始，继以低波幅快活动。多导图显示在肌肉收缩的最初数秒内肌电活动逐渐增强，然后维持于整个发作过程中。一般棘波节律持续 5 秒以上即可伴有双眼的强直性上视；如放电继续维持，可出现颈部强直继而躯干强直。发作间期的棘波节律暴发较少出现在清醒期脑电图。

(五) 肌阵挛发作

脑电图特征：肌阵挛的脑电图特征取决于肌阵挛的类型和癫痫综合征类型。婴儿早期肌阵挛脑病的远端游走性肌阵挛表现为暴发 - 抑制或类似高度失律图形，微小的肌阵挛抽动与异常放电可以没有明确的相关性。全身粗大肌阵挛发作时脑电图为广泛同步的慢棘慢复合波或多棘慢复合波暴发。青少年肌阵挛癫痫则为广泛性 3.5 ～ 5Hz(有时为 2.5 ～ 3Hz) 棘慢复合波、多棘慢复合波暴发。

(六) 失张力发作和负性肌阵挛

脑电图特征：失张力发作时脑电图多为广泛性高波幅棘慢复合波暴发，同步肌电图可见发作期短暂电衰减或静息，出现在脑电图棘波暴发之后 20 ～ 40ms，持续数十至数百毫秒不等，其前没有明确的肌阵挛成分。脑电图亦可表现为广泛性慢波暴发、低波幅去同步化快波或高波幅快活动。

(七) 阵挛发作

脑电图特征：发作期脑电图为广泛同步的高波幅棘慢复合波、多棘慢复合波节律暴发或以相似的间隔反复发放，与阵挛运动同步；也可表现为不规则的棘慢复合波发放，与阵挛运动不完全同步。

(八) 肌阵挛失神发作

脑电图特征：发作期为双侧半球 2.5 ～ 3Hz 左右棘慢复合波节律暴发，持续 10 ～ 60 秒，与典型失神发作相似。同步肌电图显示肌阵挛抽动与棘慢复合波中的棘波成分同步。部分患者伴有光敏性反应。肌阵挛失神发作主要见于儿童肌阵挛失神癫痫。

(九) 眼睑肌阵挛

脑电图特征：发作期脑电图为广泛性 3 ～ 6Hz 棘慢复合波暴发，前头部波幅最高，多在闭目后 0.5 ～ 2 秒内出现，持续 1 ～ 5 秒，但在黑暗环境下闭目时不出现，提示放电与光线刺激有关。所有未经治疗的儿童患者均有光敏性反应，但治疗后或年龄较大的患者光敏性反应可减弱或消失。过度换气容易诱发，常伴有不同程度的临床发作。睡眠期可见正常睡眠图形和睡眠周期，广泛性多棘慢波发放在睡眠期常增多，但持续时间缩短，临床观察不到发作；偶见睡眠期放电减少。部分患者可有少量局灶性放电。

(十) 肌阵挛 - 失张力发作

脑电图特征：肌阵挛 - 失张力发作时的脑电图为广泛性棘慢复合波、多棘慢复合波暴发，慢波成分常波幅很高且持续时间较长 (0.5 ～ 2 秒)。一般肌阵挛对应于棘波成分，而失张力对应于慢波成分。由于整个发作过程时间非常短暂，轻微的肌阵挛抖动临床很难观察到，同步 EMG 对诊断非常重要，可见在失张力的肌电抑制期之前有短暂的肌电暴发。

(十一) 癫痫性痉挛

脑电图特征：癫痫性痉挛发作间期多数为高度失律图形，但高度失律并非仅见于痉挛发作患儿，也可出现在其他癫痫性脑病时；而有些癫痫性痉挛发作间期没有明显的高度失律。

每次痉挛发作时的脑电图大致可分为三个时相：①短暂的广泛性 10 ～ 20Hz 低 - 中波幅快节律发放，持续 0.2 ～ 0.3 秒，这一时相的快波节律有时可缺如或复合在下一时相的慢波之上。②广泛性 1.5 ～ 2Hz 高波幅慢波，顶、中央区为主，其上可有切迹或复合快波成分。慢波的下降支常有一个非常深的正相偏转，同步肌电图证实其相对应与痉挛性收缩的症状。在缺少这一时相的慢波成分，或慢波没有明显的正相偏转时，发作常常非常轻微甚至观察不到。③弥漫性电压降低，表现为低波幅去同步化快波，也可复合 14 ～ 16Hz 低 - 中波幅快波节律，持续 3 ～ 6 秒。这一时期临床常表现为无动性凝视。

各次痉挛之间的间隔时间从 5 ～ 6 秒到 10 ～ 30 秒不等，不超过 60 秒。间隔时期的背景仍可为高度失律，但多数高度失律消失，表现为低 - 中波幅的快慢混合波，没有或很少棘波、尖波发放，貌似"正常"背景活动，直至一串发作结束后才重新出现高度失律图形。

二、部分性发作

(一) 基本概念

部分性发作的临床和脑电图改变提示异常电活动起源于一侧大脑半球的局部区域。为了更好地理解部分性发作，首先介绍一些有关的概念。

1. 意识

对各种部分性发作都应注意发作时有无意识损伤及意识损伤的程度。意识在癫痫发作中指患者对外界刺激的知觉和反应性。在癫痫发作时，反应性是患者执行简单指令或对外界刺激做出反应的能力。知觉则指对自身及环境事件所具有的感知能力。如果在癫痫发作过程中患者既没有知觉也丧失反应性，则表明有意识损伤。但有些患者虽然在发作时因运动障碍而丧失反应性，但仍具有知觉，表明没有意识丧失。部分性发作时出现意识损伤通常表明发作影响到双侧半球。

2. 先兆

先兆是指在局部运动性发作或继发全面性发作之前出现的感觉症状，如视幻觉、听幻觉、嗅幻觉、内脏感觉 (恶心、腹部不适、疼痛、饥饿感、腹部发热、上升感、腹鸣、嗝逆等不愉快或不寻常的感觉) 或恐惧、欣快等情感症状。先兆是整个癫痫发作过程的一部分，单纯先兆发作即为局部感觉性发作。

3. Todd 麻痹

局部运动性发作后，在发作受累的部位可出现一过性肌力减弱或瘫痪，数分钟到数小时恢复，一般不超过 24 小时，称为 Todd 麻痹。在继发全面性发作的病例，Todd 麻痹的部位有助于发作起源的测定。

4. 自动症

自动症是癫痫发作中或发作后在意识障碍状态下的一种无目的（或半目的性）的不自主活动，是在高级皮质功能障碍时的某种释放行为。自动症的内容可以是发作前正在进行的活动的不适当的继续，也可以是新产生的动作。动作本身可以是协调或不协调的。自动症期间通常有意识损伤。全面性发作和部分性发作均可伴有自动症。当自动症为发作的首发症状或唯一表现时，提示为部分性起源的发作。自动症的内容与发作受累的部位有一定关系，典型自动症（口咽部运动或摸索运动）多源自颞叶，而过度运动性自动症多源于额叶。

5. 局部性放电的起源和扩散

部分性发作时脑电图常见从局灶开始的放电，从脑电图的角度来说，发作的开始可表现为以下几种情况：

（1）局灶性：指发作开始的放电影响到一个头皮电极或 1 ～ 2 个颅内电极。脑电图常常表现为某一导联从背景活动突然或逐渐变为低波幅的持续快波活动，波幅逐渐增高，频率逐渐减慢，范围逐步扩大。

（2）局部性：涉及一定范围脑区的头皮电极，颅内电极可显示起源于脑叶的一部分，可在空间扩散数厘米。头皮脑电图显示涉及相邻 2 ～ 3 个导联的节律性放电。

（3）一侧性：发作期放电受累一侧半球，难以进一步定位。脑电图表现为一侧半球的广泛性节律性放电或电压突然降低。

（4）非一侧性：发作期放电起源于两侧半球的某一局部区域，头皮电极双侧电压大致相等，或颅内电极双侧半球同时开始。

（5）部分性发作的演变过程：当脑内局部发作期放电被启动后，随着时间的进展，放电会循不同的传导通路迅速或逐渐扩散，脑电图的波形、波幅、频率和范围呈现动态变化过程，伴随临床发作症状的演变。有时临床发作循解剖结构向邻近区域扩散，如 Jackson 扩散；也可经特殊的传导通路扩散到其他脑区甚至远隔的部位。发作期脑电图有时能反映出这种扩散过程。但在很多情况下，头皮脑电图难以准确判断发作的起始部位，甚至可能提供发作起源的错误定位。对于有外科适应证的患者，必要时应进行发作期的颅内脑电图监测。

在少数情况下，临床表现为典型的癫痫发作，但发作期头皮脑电图不能发现特殊的变化，可能有多种原因，如脑电活动完全被肌电活动或运动伪差掩盖；在部分性发作时因异常放电的电场范围非常小或电压很低，头皮脑电图不能显示；或起源于半球内侧面、底面或深部结构的放电在头皮脑电图上记录不到。在这种情况下，应采样各种方法进行验证，包括反复进行长时间的脑电图监测、增加记录电极的数目（如增加蝶骨电极记录或采用国际 10% 系统），有条件时同步记录肌电图，进行抽动锁定的逆向平均分析等。

（二）局部感觉性发作

临床表现：局部感觉性发作分为基本感觉症状和体验性感觉症状两类。

1.基本感觉症状

又称简单感觉症状，起源于各初级感觉皮质，引起某种单调的、没有内容的或不成形的感觉症状，如躯体感觉（局部的针刺感、麻木感、偶有本体或空间知觉异常）、视觉（简单颜色、闪光、暗点、黑蒙、视野缺损等）、听觉（如蜂鸣音、敲鼓声或噪声感。有些患者主诉外界声音突然变大或变小，变远或变近等失真感觉）、嗅觉或味觉（多为令人不快的味道）、内脏感觉（心慌、腹部上升感等）。

2.体验性感觉症状

又称复杂感觉症状，发作主要表现为高级皮质功能障碍，包括记忆障碍，如陌生感、似曾相识感、过去经历的全景式回闪等；知觉障碍，如梦样状态、时间或空间感觉异常、一侧忽视等；情感障碍，如恐惧、生气、抑郁、躁怒、欣快等；以及人格解体感等幻觉或错觉。这类发作多起源于边缘系统或颞-顶-枕交界区的联合皮质。发作时患者意识基本清楚，能感觉、回忆并描述这类不寻常的体验。

脑电图特征：简单感觉症状起源于相关的初级感觉皮质区，但由于所涉及的范围非常局限，发作期头皮脑电图常没有明显的局部改变，少数情况下可见局部起源的 $10 \sim 20Hz$ 快波活动，或不规则棘波、尖波及慢波活动，波幅逐渐增高，频率逐渐减慢，并可向周围或对侧皮质扩散。发作间期可见局部散发棘波、尖波。如局部脑区有结构性损伤，可见局部的慢波活动。

（三）局部运动性发作

1.基本阵挛运动

（1）临床表现：基本阵挛运动起源于中央前回的运动皮质。由于面部和手在运动皮质的代表区最大，局部阵挛性发作最常由一侧面部或手开始，可伴有同侧的 Jackson 扩散，也可经胼胝体传导至对侧皮质相应区域引起双侧阵挛性发作，但动作强度通常不一致或不同步。发作后可有 Todd 麻痹。

（2）脑电图特征：发作时脑电图为中央区和（或）中颞区局部开始的低波幅快活动持续发放，波幅逐渐增高，频率越来越慢，范围可逐渐扩大，也可始终限局在运动皮质区。阵挛运动与放电一般不同步。发作后电抑制现象一般较轻。发作间期在一侧或双侧 Rolandic 区可见散发尖波、尖慢复合波或局限性慢波。

2.不对称强直运动发作

（1）临床表现：不对称强直性发作是由于局部的强直性收缩导致的各种姿势异常，

常表现为发作时一侧颈部和眼肌的强直性收缩导致头和眼向一侧强迫性偏转，可伴该侧上肢外展、上举并外旋，肘部轻度屈曲，患者如同注视上举的手臂，双下肢不对称屈曲或伸展。偏转性发作多起源于额叶前运动区或辅助运动区 (SMA)，也可见于枕叶或颞叶起源的发作。辅助运动区起源的发作常有四肢不对称的姿势或运动。

（2）脑电图特征：发作期脑电图最初常为弥漫性低电压快活动，然后可出现一侧额及颅顶区的节律性放电或各种频率的广泛性节律性放电，其中可夹杂不同程度的肌电干扰，对侧半球可逐渐出现频率不等的慢波活动。在发作的进展过程中，放电频率最快、波幅最高的部位可移行至同侧后头部。后头部起源的发作可见顶枕区低-中波幅快波活动，逐渐演变为高波幅棘慢复合波发放。有时可见多灶起源的不对称强直发作。发作期放电也可受累一侧半球。

3. 典型自动症

（1）临床表现：典型自动症又称为颞叶自动症，症状起源于颞叶内侧，表现为口咽部自动症 (咂嘴、咀嚼、吞咽、流涎、舔唇等)、手的无目的刻板重复动作 (如挫手、摸索等简单刻板动作) 及反应性自动症 (对外部环境保留一定的反应，如可以避开障碍物) 等。当上述自动症是发作的首发症状或唯一症状时，提示发作起源于颞叶内侧。

（2）脑电图特征：发作期为弥漫性不规则慢波，伴一侧或双侧颞区 $4 \sim 6Hz$ 的 θ 活动或尖波节律发放，常夹杂咀嚼引起的颞区成簇肌电伪差。由于发作起源较深，头皮脑电图多数记录不到明显的痫样放电，但背景活动常有不同程度的变化，如频率变慢、节律由不规则变为规则等。蝶骨电极有时可显示较明显的发作期放电。发作间期一侧或双侧前颞区和 (或) 蝶骨电极可记录到散发低中波幅棘波、尖波。

4. 过度运动性自动症

（1）临床表现：也称为躯体运动性自动症。发作多起源于额叶。表现为躯干及四肢大幅度不规则的混乱运动，在上肢可表现为划船样或投掷样舞动，下肢可为蹬车样交替划圈或乱踢乱伸，躯干可表现为髋部前冲运动或扭来扭去等；发作时常伴有发声。多在睡眠中发作，持续时间短暂，多为数秒或数十秒，很少超过 1 分钟，但常有频繁成簇的发作。

（2）脑电图特征：发作期脑电图最初多为广泛性电压降低，随后出现一侧或双侧额区或中央顶区的尖波、慢波等各种节律性放电。但由于患者剧烈运动的干扰，发作期多数脑电图无法分析。发作后期放电可侵入颞叶内侧，出现颞区节律性电活动伴咀嚼、吞咽等颞叶自动症表现。

5. 局部负性肌阵挛

（1）临床表现：局部负性肌阵挛实际上是一种非常短促的局部失张力发作。临床上发作可以非常轻微，患者常表现为动作不稳，类似粗大震颤，手中拿的东西常不自主掉落；严重时可有快速点头或跌倒发作。癫痫性负性肌阵挛常见于儿童不典型良性 Rolandic 癫痫，也可见于其他症状性癫痫 (如偏瘫、神经元移行障碍) 伴 Rolandic 区放电的儿童。

（2）脑电图表现：在脑电图记录时令患者进行直立伸臂试验，即在站立位时双上肢向前平伸，可见一侧手臂的瞬间下垂。发作期脑电图为对侧中央区棘慢复合波发放。如为双侧放电，则可表现为双侧手臂下垂、点头甚至跌倒。双侧三角肌同步肌电图显示在直立伸臂试验时，维持姿势的持续性紧张性肌电活动短暂丧失与脑电图的棘波或尖波有锁时关系，一般在棘波之后 15～50(多为 20～40)ms 出现短暂的肌电活动消失，持续 50～400ms(多为 100～200ms)。局部负性肌阵挛与棘波波幅的高度有一定关系，波幅越高，发作越明显，常见一个单个的高波幅棘慢复合波即可引起一次发作，连续的棘慢复合波发放更容易引起发作。

(四) 痴笑性发作

1. 临床表现

痴笑性发作的病因 79% 为下丘脑错构瘤。患者常有智能障碍和青春期性早熟。不伴有错构瘤的痴笑发作常起源于颞叶或额叶，没有性早熟症状。

发作表现为阵发性的，没有诱因的，不合时宜的强迫性不自主发笑 (大笑或微笑)，也有看似比较自然的发笑。发作时患者通常意识清楚，少数伴尿失禁，常有自主神经症状。患者主观上有或没有高兴愉悦的感觉。发作频繁，一日数次甚至每小时数次发作，特别是在伴有错构瘤的患者。可伴有其他类型的发作，如偏转性强直、不典型失神、自动症、跌倒发作、痉挛发作、复杂部分性发作、全面强直－阵挛发作等。痴笑发作与其他发作类型在同一患者可分别出现或出现在同一次发作中。也有些患者痴笑是唯一的发作表现，或哭和笑混合出现。

2. 脑电图特征

伴有下丘脑错构瘤的痴笑发作起源于错构瘤本身及其周围结构，因此发作间期和发作期脑电图均缺乏特异性改变，可为广泛性或局限性棘波、尖波发放。发作间期头皮脑电图常在额区、额颞区或一侧中央顶区记录到间断慢波或散发棘波、尖波。发作初期头皮脑电图表现为弥漫性电压降低，然后可在额区、额颞区出现数量不等的 θ 节律或尖波活动发放。由于有些异常放电出现在痴笑发作之后数秒，推测是从深部传导而来而非最初的起源。

(五) 半侧阵挛性发作

1. 临床表现

半侧阵挛性发作以局部或一侧的阵挛发作开始，常常是从一侧口角或手开始，并扩散到同侧上、下肢、头、眼等部位。阵挛的节律、程度、部位、受累范围、持续时间及意识损伤程度均不恒定，也可扩散至对侧。常伴有明显的自主神经症状，如发甜、呼吸障碍等。可见于半侧惊厥－半侧瘫痪综合征 (HH 综合征)、半侧惊厥－半侧瘫－癫痫综合征 (HHE 综合征)、Rasmussen 综合征等。有时伴有一侧半球的结构性病变，临床可有偏瘫等神经体征。

2.脑电图表现

发作期脑电图常为双侧半球节律性慢波，阵挛发作的对侧波幅更高；并可见棘波、尖波不规则发放或持续节律性发放，以额、中央区为著；该侧半球还可伴有 10Hz 的募集性节律，尤以后头部突出。在长时间发作时，脑电图取电的波形、频率及部位呈动态改变。多导图记录显示阵挛性的肌肉抽搐与脑电图的棘波不一定完全同步。发作后常有该侧半球的电压抑制和弥漫性慢波。

发作间期脑电图所见视记录时间及病因而不同。热性惊厥发作后一周内可见弥漫性慢波增多和(或)癫痫样放电。如无其他病因，两周后脑电图可恢复正常或仅遗留轻度非特异性异常。如有一侧半球内病变，可见背景活动不对称，一侧慢波活动或有一侧半球为主的癫痫样放电。

(六)局部继发全面性发作

起源于不同部位的各种类型的局部性癫痫均可能继发全面性发作。发作开始时的临床和(或)脑电图特征提示发作从局部开始。逐渐或快速演变为双侧运动性发作，通常为双侧阵挛发作或强直-阵挛发作，但常有不对称姿势或双侧不同步的抽动。脑电图在出现继发全面性发作时可见双侧广泛性高波幅棘波、棘慢复合波、慢波持续发放，左右常不对称，或可见起源部位表现为频率更快的棘波或棘慢复合波发放。发作后可有短暂的电抑制。有时局灶性起源的放电扩散为双侧半球放电，临床仅表现为意识障碍而没有明显的运动症状(局部继发失神发作)。

三、癫痫持续状态

癫痫持续状态(SE)是指异常癫痫样电活动持续发放，导致意识障碍、精神行为或认知功能异常，和(或)各种形式的惊厥发作持续时间达到或超过30分钟。对于惊厥发作者，持续惊厥发作，或反复惊厥发作，但各次发作之间意识状态或认知功能不能恢复至正常水平，持续30分钟或以上者，为惊厥性癫痫持续状态。临床没有明显惊厥发作，主要表现为持续的意识、精神、行为、认知异常者为非惊厥性持续状态。

(一)全身强直-阵挛持续状态

1.临床表现

全身强直-阵挛性癫痫持续状态(GTCSE)是临床急症，多见于成年人，常有某种诱因或合并某种结构性脑病变，长时间的惊厥发作可合并呼吸循环衰竭等多系统并发症，并可引起惊厥性脑损伤，临床应及时判断及时处理，并应查找和纠正可能的诱发因素。

临床表现以全身强直-阵挛发作(GTCS)开始，惊厥持续不止，多为长时间持续阵挛抽搐；也可表现为反复的 GTCS，2 次发作之间意识不恢复；或间以不规则的局部或全身肌阵挛抽搐。一般 GTCSE 在病程中惊厥性活动逐渐减弱，后期仅表现为小的肢体和躯干抽动，部位不固定，也可有眼震样的眼部运动，患者常处于深昏迷状态。这种 GTCSE 后的非惊厥性癫痫持续状态或亚临床的惊厥发作状态与发作后状态的鉴别常常需要依靠脑电图记录。

2. 脑电图特征

发作期脑电图开始与自限性的全身强直-阵挛发作相似，后期在弥漫性慢波或抑制背景上出现不规则或间断的棘慢复合波、多棘慢复合波暴发。GTCS 后的非惊厥性持续状态时脑电图仍为持续或间断的发作期放电，广泛或游走性出现。而由发作期转变为发作后状态的脑电图演变过程通常为：节律性或不规则棘波、尖波、棘慢复合波、多棘慢复合波发放 (发作期)→ 广泛电压抑制或电静息，持续数十秒至十余分钟，并逐渐出现弥漫性 0.5 ～ 3Hz 高波幅慢波，波幅逐渐增高，持续数分钟至十余分钟 (发作后状态)→ 逐渐出现睡眠纺锤波及慢波睡眠期图形。

(二) 持续性部分性癫痫 (EPC)

1. 临床表现

EPC 可见于任何年龄，但多见于儿童，特别是 10 岁以下儿童。临床主要表现为局部运动性发作 (肌阵挛或阵挛) 的持续状态。开始发作不呈连续性，以后则发作频繁，逐渐呈持续性，可持续数小时、数天、数周甚至数月。发作限局在身体某一个固定的部位，特别是口角、下颌、手指、前臂、足部等，偶可引起腭肌阵挛。抽动的频率从每分钟数次至 20 次不等，多为 2 ～ 8 次。50% 睡眠中亦有抽动。阵挛发作可按照 Jackson 发作的进展方式扩散，也可伴意识损伤，或泛化为全身强直-阵挛发作。局部发作时不伴意识障碍，患者可正常交谈、执行命令、计数、回答问题。病程中发作的严重程度可有起伏变化，情绪紧张时常引起发作加重。多数神经影像学有局部异常发现。由于 EPC 的病因多样，其病程和预后应参考基础病变做出判断。

2. 脑电图特征

脑电图背景根据基础病因的不同而异，从基本正常到明显异常。异常背景活动主要为基本节律解体，弥漫性慢波增多，间断出现不对称的 δ 活动或 θ 活动。发作间期可见弥漫性、以一侧为主的棘波、棘慢复合波、多形性慢波或多灶性放电，以额、颞区或额、中央区为著。也可在一侧前头部有持续性高波幅节律性慢活动，夹杂棘波。通常异常放电在病侧半球明显，但如病变一侧半球有严重结构和功能异常时，相对健侧的异常可能更为突出。发作期脑电图很难判定放电的确切起始部位，可为一侧性，或为多灶性起源，多数位于中央区及其周围，有时发作期并无明显的棘波、尖波发放，只表现为不规则的多形性慢波活动。脑电图放电与临床发作之间看似无明确的关联，这可能是因为棘波的电场范围非常小、电压较低或位于脑沟内所致。睡眠可改善或加重脑电图异常或临床发作，改善者更多见。

(三) 失神持续状态

1. 临床表现

失神持续状态 (ASE) 临床主要表现为不同程度的持续意识和行为改变，意识障碍的严重程度在不同患者之间或同一患者不同次发作之间可有很大的差别，但与短暂自限性的典型失神发作不同，患者很少表现为完全的意识丧失和动作停止。失神持续状态时最轻微的表现可貌似"正常"或仅有轻微的反应迟钝，可以如常上班或上学，但工作和学习效率明显降低。严重时则丧失任何反应性。多数患者表现为不同程度的反应迟钝、朦胧状态或梦样状态、行为懒散、冷淡、常有嗜睡、动作缓慢、自发性动作或语言减少、定向力降低或丧失等。多数有自发或环境诱发的自动症。患者可以进食、饮水、自己穿衣，能躲避疼痛刺激，可以执行简单的命令，可以行走甚至骑车或驾车出行。发作过程中常有肢体的肌阵挛性抽动，眼睑肌阵挛更常见。失神持续状态可以由一次强直－阵挛发作或肌阵挛发作诱发开始，或最终以强直－阵挛发作结束。发作过程中症状没有周期性波动。失神持续状态如不干预，发作可持续数小时至数天，一般为 7 ～ 8 小时。事后对发作过程完全失忆或仅能部分回忆。

失神持续状态可见于任何年龄，多数为已诊断的癫痫患者，但有 15% 以失神持续状态为首次癫痫发作。发作诱因包括睡眠剥夺、感染、妊娠、过度换气、闪光刺激、撤药等。部分女性患者与月经周期有关，可能与内分泌改变有关。发作常与睡眠一觉醒周期有密切关系。患者可在某次睡醒后呈现失神状态；或在失神状态下入睡，睡醒后已恢复正常。当儿童或少年失神发作频繁时，失神持续状态的发生率较高。

2.脑电图特征

失神持续状态临床诊断困难，常被误认为精神行为异常、癔症、缄默症等。脑电图是不可缺少的诊断依据。任何以往有癫痫特别是失神发作的患者如出现长时间的不能解释的意识障碍或行为改变，均应考虑失神持续状态的可能性并及时进行脑电图检测。

发作期脑电图为广泛 3Hz 左右棘慢复合波持续发放，中间仅有很少的短暂间断，在整个发作过程中波形和频率很少有变化。意识和行为的改变与脑电图放电有直接关系，在放电最广泛且波幅最高时，意识和操作行为损伤最严重。在脑电图监测下静脉注射安定或氯硝基安定后棘慢复合波发放在数分钟内消失，患者意识随即恢复。失神状态在睡眠期棘慢复合波发放不再持续，而是表现为频繁而短暂的棘慢复合波、多棘慢复合波暴发，整夜存在。醒后重又恢复持续棘慢复合波发放。

失神状态时脑电图也可表现为其他频率的广泛性棘慢复合波，包括 3 ～ 4Hz 棘慢复合波，4 ～ 6Hz 棘慢复合波，3 ～ 5Hz 慢波为主并有棘波夹杂其间等。相应的临床症状可以表现为眼睑肌阵挛伴失神、口周肌阵挛伴失神或其他伴有失神的发作。慢于 3Hz 的慢棘慢复合波多见于不典型失神持续状态。

（四）精神运动性持续状态

1.临床表现

精神运动性持续状态又称复杂部分性持续状态，发作时症状多变，主要表现为不同程度的意识、精神、行为、情感和认知的改变。发作可持续数小时至数天，表现为长时间持续的意识障碍、认知减退和（或）精神病样行为，伴或不伴自动症的表现。发作过程中常可观察意识障碍程度呈周期性的波动。发作过后有失忆现象。

2.脑电图表现

发作期脑电图主要为颞区为主的各种形式的癫痫性电活动，持续发放或反复阵发出现，如节律性的棘波、尖波或5～6Hz的θ活动，可向邻近区域（枕区、额区或顶区）或对侧半球扩散，或左右交替出现。有些患者在发作开始时脑电图没有明显异常，随着发作的进展，脑电图出现弥漫性不规则高波幅慢波异常，但没有明确的局灶性特征。蝶骨电极可发现头皮记录不易发现的异常放电，可见阵发性5～7Hz尖波节律暴发，在左右两侧交替。

第十节　脑电图的诊断

脑电图的诊断缺乏"金标准"。目前国内外都没有统一的脑电图诊断标准。因为脑电图受年龄、醒－睡等状态、各种病理状态等多种因素的影响，因此临床脑电图诊断采用的是定性和半定量的方式，在正常和异常之间以及不同异常程度之间难以进行明确的定量划分。对阵发性异常波形的识别标准也难以严格界定，特别是对某些严重畸变的波形或不典型的波形，不同的脑电图专业人员可能有不同的理解和判断。

是否需要对异常脑电图进行分级主要取决于不同程度的异常是否与临床脑功能损伤的程度和（或）预后相关。

1.背景活动

成人脑电图背景活动的广泛性异常和临床脑功能障碍的程度具有一定的相关性，新生儿脑电图背景活动异常程度与脑损伤程度及远期预后有较高的相关性。将这两个年龄段的脑电图背景活动分为轻、中、重度异常有助于临床对病情和预后的判断。儿童期脑电图的背景活动受到年龄、发育水平、记录状态等多种因素影响，异常程度难以把握，且多数与脑功能损伤程度没有密切关系，分级诊断对临床评价病情和预后没有太大帮助，且容易造成临床医师和患者的误解，因此一般不对异常儿童脑电图进行轻、中、重度分级。

2.癫痫样放电

由于癫痫样放电具有相对特异性的诊断意义，且异常电活动的数量及范围与临床病变的严重程度没有密切的相关性，因此将癫痫样放电进行分级没有意义。例如脑电图虽然只有少量的前颞区低波幅尖波，但临床可能伴有明显的海马硬化和难以控制的癫痫发作；而儿童良性Rolandic癫痫常有大量的棘慢复合波连续发放，但临床发作稀少，容易控制且远期预后良好。具体指明阵发性异常的波形、频率、部位等特征对临床诊断更有意义。

本节参考国内外文献，分别提出一个成人和儿童脑电图粗略的诊断分级方案，但肯定远不能涵盖临床遇到的各种特殊脑电图现象，仅供参考。

一、成年人脑电图的诊断分级参考

(一) 正常脑电图

符合下列所有各项时为正常脑电图：

（1）脑波分布有正常的部位差别，左右基本对称，双侧半球相应部位的波幅差不超过30%。

（2）清醒期全头部 α 波频率差不超过 2Hz；后头部 α 节律在 9～11Hz，主要分布在双侧枕区；双侧枕区 α 节律的波幅最高，调幅最好，生理反应最明显；同一时段内左右两侧 α 波频率差不超过 0.5Hz，有正常调幅；α 指数平均为 75%。

（3）β 活动在 20% 以下，波幅不超过 20μV，以额、颞区为主。

（4）θ 活动不超过 5%，波幅不超过 30μV。

（5）全部记录中偶见 δ 活动，波幅不超过 50μV。

（6）过度换气、闪光刺激等诱发试验无异常反应。

（7）生理性睡眠波顺序出现，睡眠周期正常。

（8）无异常阵发性电活动。

(二) 界线性脑电图

界线性脑电图又称边缘状态脑电图，指脑电图改变介于正常和轻度异常之间。界线性脑电图可以是正常脑电图的变异，和遗传因素有关；也可见于精神紧张、情绪不稳定、非神经系统疾病或中枢神经系统疾病恢复期。临床无明确的诊断意义。有下述一项表现即可称之为界线性脑电图：

（1）α 节律的频谱增宽，变化范围大于 2Hz；波幅超过 100μV，或轻度节律不规则。

（2）双侧半球相应部位波幅差超过 30%。

（3）中等波幅 β 活动分布广泛或数量超过 40%。

（4）额区低波幅 θ 活动轻度增多，数量超过 10%～15%。

（5）低波幅 δ 活动轻度增多。

（6）出现某种临床意义不确定的波形。

（7）睡眠周期紊乱，例如出现以 REM 开始的睡眠。

(三) 轻度异常脑电图

轻度异常脑电图的临床意义与边缘状态相似，可见于 5%～10% 的正常人，亦可见于轻微脑功能障碍、脑深部病变或中枢神经系统病变的早期或恢复期，或见于全身其他疾病如内分泌及代谢性疾病，一般不具有重要的临床诊断意义。有下述一项表现即为轻度异常脑电图：

（1）α 节律不规则，不稳定，调节、调幅不佳，频率减慢至 8Hz，波幅超过 100μV，生理反应不明显。

（2）两侧半球相应部位波幅差超过 50%。

（3）β 活动明显增多，波幅高于 50μV。

（4）θ 活动明显增多，主要出现在额区。

（5）δ 活动轻度增多。

（6）过度换气出现中等波幅 θ 频段慢波活动早期出现或延迟消失。

（四）中度异常脑电图

中度异常提示有明显的脑功能障碍，见于各种中枢神经系统的器质性或功能性病变。有下列异常之一者为中度异常：

（1）基本节律明显减慢，枕区为 7 ～ 8Hz 的慢 α 节律，或 α 节律完全消失，被 4 ～ 7Hz 的 θ 节律取代。

（2）左右明显不对称。

（3）出现较多散在 3Hz 左右中等波幅的 δ 波或 δ 活动。

（4）正常生理性睡眠波在一侧或双侧消失，或正常睡眠周期消失。

（5）较多广泛散在或少量节律性癫痫样放电。

（五）重度异常脑电图

重度异常时正常节律完全消失，表明有严重的脑功能障碍，临床常见于各种病因的严重脑损伤，可伴有不同程度的意识障碍。有下述一项异常表现即可为重度异常：

（1）背景以 δ 波为主，可有少量 θ 活动，或少量 α 或 β 频段的低波幅快波复合在慢波之上。

（2）背景以 θ 节律为主，有少量散在 δ、α、β 波。

（3）α 泛化。

（4）波幅和频率无规则，完全失去节律性。

（5）有阵发节律性的癫痫样发放。

（6）周期现象。

（7）持续低电压或电静息状态。

其中周期现象及电静息因预后不良，也可被称为极度异常。

二、小儿脑电图诊断的参考标准

小儿脑电图分为正常、正常范围、界线性和异常四个等级。正常范围和界线性脑电图均无明确的临床诊断意义。异常脑电图不再分级，但需指明主要异常表现。

（一）正常小儿脑电图

小儿（不包括新生儿）脑电图符合下列各项表现时为正常脑电图：

（1）背景活动的频率、波幅、节律性、调节性和分布符合相应的年龄范围。

（2）左右半球相应部位基本对称，波幅差不超过50%，婴幼儿期颞区可有轻度不对称。

（3）在其年龄段应该出现的生理性波形如期出现（如睡眠纺锤、顶尖波等），在其年龄段应该消失的不成熟波形如期消失（如δ刷、枕区插入性慢波等）。

（4）可存在与年龄相关的图形（如思睡期阵发性慢活动、颞区轻度不对称等）。

（5）过度换气没有明显的慢波提前出现和（或）延迟消失。

（6）生理性睡眠波顺序出现，睡眠周期正常。

（7）各种状态下没有异常阵发性放电。

（二）正常范围小儿脑电图

正常范围小儿脑电图多数为正常变异，和正常小儿脑电图的临床意义基本一致。在正常小儿脑电图的基础上，具有下列一项表现时为正常范围脑电图：

（1）脑波频繁范围轻度增宽，调节、调幅欠佳（仅指年长儿）。

（2）过度换气时有轻度的慢波提前出现和（或）延迟消失。

（3）出现少量临床意义不确定的波形。

（三）界线性小儿脑电图

界线性小儿脑电图可为正常变异，也可见于轻度脑功能障碍小儿，临床不具有重要的诊断意义。在正常范围小儿脑电图的基础上，具有下列一项表现时为界线性脑电图：

（1）脑波频率轻度落后于相应年龄的正常范围，慢波轻度增多，调节调幅不良（仅指年长儿）。

（2）出现少量不典型棘波、尖波；或出现较多临床意义不确定的波形。

（四）异常小儿脑电图

小儿脑电图出现以下情况属于明确的异常：

（1）背景脑波发育延迟，清醒时基本脑波频率明显落后于相应年龄的正常范围（基本节律慢化），该年龄段应出现的脑波未正常出现（如枕区α节律），或应消失的脑波未如期消失（如δ刷形放电、TA波形等）。

（2）脑波分布无正常部位差别（如无枕区优势频率）。

（3）两半球对应区域明显持续不对称。

（4）广泛或局限性的持续慢波活动。

（5）出现高度节律紊乱、暴发－抑制、低电压或电静息。

（6）睡眠周期或睡眠结构异常，或在长时间的睡眠记录中生理性睡眠波在一侧或两侧恒定消失。

（7）过度换气时诱发出棘（尖）慢复合波或出现两侧慢波明显不对称，或闪光刺激诱发出棘（尖）慢复合波或出现光搐搦反应。

（8）出现各种异常阵发性活动。

第三章 多发性硬化

第一节 多发性硬化的一般流行病学特征

一、多发性硬化的患病率和发病率

多发性硬化 (MS) 在人群中的频率分布可用发病率 (即某个特定人群在某个特定期间内新发病的 MS 病例数与平均人口数的比值，比如某年某地区人群中的 MS 发病率) 或患病率 (本章特指点患病率，即某个特定人群在某个特定时间点患有 MS 的病例数与平均人口数的比值，比如某年某月某日某地区人群中的 MS 患病率) 来表示。发病率是估计在某个期间 (一般指一个年度) 某一特定人群发生该病的可能性，而患病率是估计某个特定时间点某一特定人群患有该病的可能性。目前，该方面的信息资料大都来自有关 MS 患病率的研究报告，而有关 MS 发病率的报告则相对较少，究其原因主要是由于 MS 一般发病过程相对缓慢，往往需要经过一段时间才能最后获得一个明确的诊断，而病程则比较长，因此进行 MS 的发病率研究要比患病率研究困难得多。

要得到一个真实可靠的患病率数据，有数个重要的相关因素必须加以考虑。首先，对于研究人群须有一个非常明确的界定，例如，在一个确定的地理或行政区域 (如某区，或某市、某县等) 内某个时间点 (某年某月某日) 所有的当地居住人口数 (或常住人口、户籍人口等)，也就是确定计算患病率的分母部分。这个人口数可以通过参考当地人口普查资料或有关的人口统计数据来确定。其次，是关于这个研究人群中在确定的某个时间点患有 MS 的病例数，这是计算患病率的分子部分。由于 MS 这个疾病的特殊性质，即 MS 是一种慢性病且目前还是在一定程度上不可预测的疾病，包括数种不同的临床类型，患者的病程和严重程度存在着明显差异，即从有着轻微良性的病程伴有轻度功能障碍的患者到有着慢性进展病程同时功能障碍迅速发展的患者。鉴于差别很大，因此较为可靠的 MS 患病率估计一般仅通过专门的流行病学调查方能获得相对确切的数据。

在世界范围内，MS 患者据估计有 200 万～ 250 万，当然该数字是根据现有的资料估计得出的。事实上，仍有很多地区的 MS 患病情况至今未明，比如就中国而言，通过真正规范的流行病学调查，以较大人群为基础的 MS 患病率的报告十分有限。鉴于我国人口众多，地域宽广，而神经科医师的数量相对较少，故仅靠一些少量的研究结果来对全国的情况做出可靠的估计难度很大。若要真正明确中国 MS 患病的整体情况，尚须做大量的工作。只有在获得各个地区和不同人群的大量研究结果后，方能做出比较确切的全面估计。

文献上报告的 MS 最高患病率超过 200/10 万人，该数据来自苏格兰东南地区和爱尔兰北方地区的研究，而在一些亚洲国家的报道中 MS 的患病率低于 1/10 万人。有学者根据世界范围内 MS 的分布情况，将 MS 患病率划分成高中低三个类别：高患病率（＞30/10 万人），比如见于北欧和北美地区，亦包括新西兰和澳大利亚部分地区，特别是那些具有北欧血统的人群，患病率可高达 100/10 万～200/10 万人；中患病率(5/10 万～30/10 万人) 见于南欧和美国南部地区；低患病率（＜5/10 万人）见于亚洲和南美地区。近 30 年来，在欧洲估计 MS 的患病率约为 83/10 万人，其中位于偏北国家的患病率较高。

对于中国 MS 患病率的大规模研究较少，近年来，来自上海地区的研究得到了广泛关注。在 886 万上海市常住居民中，由上海市 11 个区中 55 个医院的医师（主要是神经科医师）共同组织，建立了 MS 的调查网络系统，并对所研究地区的全部住院登记者进行了仔细查询，注册登记了所有与 MS 可能有关的 CNS 免疫性疾病患者，并查阅了相应的病史资料以填写登记表。通过对所调查资料的仔细查验，由数位资深神经科医师进一步确认诊断，最后确认了 249 例 MS 患者。其中 123 例为上海市常住居民，并据此计算 MS 患病率为 1.39/10 万人 (95% CI：1.16/10 万～1.66/10 万人)，女性的患病率为 1.80/10 万人 (95% CI1.43/10 万～2.25/10 万人) 约两倍于男性患病率 (0.98/10 万人，95% CI：0.71/10 万～1.31/10 万人)。女性的 MS 患病率在各个年龄段均高于男性。该研究在调查和确认 MS 病例时严格按照当前新修订的 McDonald 诊断标准，绝大多数的确诊病例 (96%) 都曾经接受过 MRI 检查，因此诊断的可靠性和准确性程度较高。另外，由于在计算患病率时亦排除了疑似MS者，故对患病率的估计较为严格和谨慎。尽管与西方国家的高患病率相比，此研究得出的 MS 患病率数值相当低，但此数值与在亚洲有关人群中报道的数值具有可比性，即略高于以往一些来自香港和台湾地区并基于人群所做的研究中提及的 MS 患病率。

亚洲以往被认为是 MS 发病较少的地区，然而回顾日本有关 MS 的研究及其在一个较长时期的发展或可为我们带来一些启示。在 1975 年之前，日本报告的 MS 患病率为 0.8/10 万～4.0/10 万人，2003 年，在一个日本北方地区的研究报道为 8.57/10 万人，2008 年同样来自日本北方地区的研究报道则达到 13.1/10 万人。近来台湾学者报道了台湾地区的 MS 患病率为 1.9/10 万人，是 1976 年所报道 (0.8/10 万人) 的 2 倍以上。上述资料也许对今后中国大陆 MS 的流行病学研究具有重要的参考价值。

MS 患者数量的确定受下列因素的影响：①鉴于 MS 的诊断从本质上而言仍基本上属于一种临床诊断范畴。尽管神经影像学的不断发展对 MS 的诊断带来了很多帮助，但除经尸检确诊外并无特异性实验室指标使得患者在生前确诊，而必须由有经验的神经科医师根据病史、神经系统查体和实验室检查的结果，方能做出较为可靠的临床诊断。简而言之，如果把 MS 误诊为其他疾病，或把其他疾病误诊为 MS，均可能直接影响 MS 患病率估计的准确性，其他的影响因素亦涉及不同诊断标准 (MS 的诊断标准本身也在不断地被发展和修订) 的采用、MS 疑诊病例或一些所谓的 "MS 变异型" 病例的纳入等。②研究人群中所有的 MS 患者是否都能及时地被诊断、检出和登记，然后归入患病率的计算？研究区域所有相关的医疗机构和医师是否都参与或了解相关的调查？那些症状较轻的 MS 病例是否被包括在内？如果调查仅限于调查区域内的三级医院，则可能造成症状较轻病例的漏失。因此，若以一个三级医院为中心，把初级和次级医疗机构一并整合或建立一个病例登记系统，就可能会得到患病率的最准确估计。有些地区在较长的一段时间内进行了反复多次的调查，就有可能得出相对较高和准确的患病率。在这一点上，可能存在如下原因：首先，首次调查可能遗漏了一些"老病例"，即那些几年或几十年前诊断的病例。当新病例随着时间不断地积累增加，此"老病例"遗失的效应会渐被稀释而变得愈加不明显，根据新的资料就能计算出更为真实的患病率。其次，初期调查可能在研究区域加强相关人员对该病的关注，从而使得这类患者能得以及时地被检查和诊断。最后，患者存活时间的长短与患病率亦关系密切，对于同样数量的患者而言，其存活时间越长，则会使得计算出的患病率亦相应地越高。如在 1917 年，瑞士 MS 患者的预期存活期估计是 12 年，在 1957 年亦只有 12.6 年，但到了 20 世纪 80 年代则已增加为 30 年。由此可见，有些地区不同时期患病率的升高系患者存活时间的延长所致。因此，在评价或比较不同地区的患病率资料，或者评价和比较同一地区不同时期的患病率资料时，一方面要注意所比较资料的可比性，以发现和确定真实患病率的差异和变化；另一方面，应充分考虑到上述有关各项因素可能造成的直接或间接影响。

相比患病率来说，发病率是测量疾病风险的更好指标，因为发病率的计算与存活时间无关。而且，发病率比患病率能更快、更直接地反映疾病在人群中的风险。但是，对于 MS 这种病后存活期较长的疾病来说，发病率数值一般比患病率要小得多。这可能会引起统计学估计的不稳定性，原因在于一个很小的患者数字的变化即可导致发病率的较大波动，尤其是在较小样本量的研究人群中做调查且历时又较短时。据 S 前估计，欧洲 MS 平均年发病率约为 4.3/10 万人。一些研究人员对 2000 年之后的 10 年期间欧洲 MS 流行病学资料做了分析，结果显示：MS 年发病率在女性约为 3.6/10 万人，男性则约为 2.0/10 万人。来自日本北方地区的研究报道，MS 年发病率从 1975—1989 年期间的 0.15/10 万人增加至 1990—2004 年期间的 0.68/10 万人。人口移动亦可改变发病率的趋势，由于来到欧洲的大多数移民来自 MS 风险低的地区，因此移民可能会抵消一些发病率增加的总趋势。然而，这种效应也会随着时间而逐渐减小，因为移民（尤其是移民的后代）会逐渐适应当地的这个风险。

MS 的发病率确实在增加，还是由于更好的检出手段使得其诊断过程加快所致？在过去的几十年，可能有三个因素使得 MS 患者获得早期诊断。首先，只要是怀疑 MS 或临床孤立综合征，行 MRI 检查已成为目前的常规手段。其次，由于在疾病早期存在改善病情的治疗方法，所以使得尽早做出诊断很有必要，而在以往对于一些无症状或无运动障碍的年轻患者在做出诊断时往往会有所犹豫。最后，更敏感的 McDonald 诊断标准的出现，然而该标准的使用并未造成 MS 获诊者在数量上的明显增加。因此，新标准对 MS 发病率和患病率估计的影响可能并不太大。一个真正的患病率或发病率的增加，必须排除上述那些因素，才能被认可是真正意义上"率"的增加。通常认为，近几十年来 MS 患病率的增加主要是系 MS 患者预期寿命的延长所致。

因此，如果患病率是由于生存延长而增加的话，那么这种患病率的增加并非表示该病的风险增加。这也再一次表明发病率是一个确定人群中疾病风险增加的更好指标。上面所提及的来自日本北方地区的研究，研究者特别指出尽管在 2001—2006 年的 5 年期间当地 MS 的患病率有 1.5 倍的增长，但诊断标准和病例检出的方法并无变化，同时 MS 的发病率亦有所增长，进而证实了 MS 风险增加的真实性。

二、MS 患者的年铃、性别分布

在 20 世纪初，MS 曾被认为多见于男性，但以后的观察和大量资料证明了这种认识的错误性，原因在于更多基于人群的研究结果表明女性 MS 明显多于男性。以往的误识可能源于当时男性在家庭的角色最为重要，在患 MS 时相对而言更倾向于去寻医求诊，从而比女性患者更易得到关注而获诊。此外，以往的报告常根据较小范围的研究，而可能无较为全面和完整的人群基础，最终导致结果的偏倚。在这之后报道的女性 MS 病例逐渐稳步地增长，一项针对整个加拿大 MS 患者的注册研究发现，在 1936—1940 年出生的患者男女比率为 1.9，而出生于 1976—1980 年者则为 3.2，在加拿大萨斯卡通市，该性别比在年龄 35 岁以上者中尤为突出，而在同期当地 MS 的发病率始终处于一个较为稳定的状态。

一些研究人员分析了自 2000 年以后近 10 年间欧洲 MS 流行病学资料，结果显示：女性与男性发病率之比在 1955 年时为 1.4:1，而到了 2000 年时则增至 2.3:1。在患儿中，女性与男性之比可达 3:1，而在 50 岁以上的 MS 患者中男女差别不再显著。如调查在同一地区重复进行，性别比则似随着纬度而下降，但随着时间和发病率而升高，然而尚有一些与此不一致的报道。

通常而言，MS 发生于女性的频率约两倍于男性，且前者的发病年龄略早于后者。MS 患病率在最具经济生产能力的中年达高峰。尽管 MS 在生育期女性相对少见，但随着社会发展的趋势，许多妇女的生育推迟至 40 岁以后，罹患该病可能对于这些作为母亲的患者而言会造成很大的影响，而相应地对于配偶亦是一个难题。

丹麦全国共有人口 540 万，自 1950 年以来就建立了以人群为基础的全国性 MS 登记，对 MS 的发病情况进行了监测，迄今已报道了多项来自该登记资料的研究结果。在 1950—2000 年期间，除了一些随机的变动之外，根据发病时间计算（其他国家的有些研究可能是按诊断时间计算）的 MS 发病率在男性中基本稳定。与之相反，自 1970 年以来按发病时间计算的 MS 发病率在女性则近乎翻倍增长，该增长几乎见于所有年龄组（除了青少年之外），增幅最为显著的见于 40 岁以上的女性，因此导致女性与男性的性别比在 20 世纪后期大幅增加。目前，估计欧洲 MS 女性与男性患病率之比为 2:1。MS 患病率最高的年龄段是在 35 ～ 64 岁，男女两性均明显，患病率高峰是在 50 岁左右。

MS 发病率的增加主要发生于女性，对此的解释之一是女性在症状轻微时比男性更倾向于就医；另一个解释是假定良性的病例更常见于女性，而良性或潜在发病的病例可被更有效地新诊断方法所检出，与之相反，如果假定男性的临床表现从发病开始就较重的话，那么他们的早期诊断率应总是很高。然而，在前述显示性别比有所增加的加拿大研究中发现，性别比的增加从发病到确诊时经历的时间在两性之间并无不同，表明该效应对于上述地区（如加拿大、丹麦）所发现的女性发病率增加影响不大。此外，尚有一种较极端的观点认为性别比的增加是人为造成的，即将其完全归因于当前更好的检出手段可能使得诊断能较早地做出。亦有学者认为 1970 年以来，将近一半丹麦女性 MS 病例的症状非常轻微，使其在随后的 30 年中未获诊，但此可能性应当极小。

通常认为 18 岁之前发病的 MS 患者具有一些特点，在近 20 年针对此儿童期或青少年期发病的 MS 研究得到了越来越多的关注。正如 MS 整体患病率和发病率存在较大的差异，迄今报告的儿童期或青少年期发病的 MS 患病率值亦波动很大。来自一些较大规模的研究结果显示，儿童期或青少年期发病的 MS 患者占所有 MS 患者的 2%～4%，个别甚至达到 10%，亦有一些以人群为基础的研究报道低于 2%。有一项来自美国的 MS 研究报道儿童期或青少年期发病的年发病率为 2/10 万人，10 岁之前发病的 MS 患者一般较为罕见。相对于欧洲或北美而言，亚洲或中东地区所报道的儿童期或青少年期发病的 MS 患者比例略高。

根据大多数有代表性的研究报道，MS 的发病高峰在 30 岁左右，20 岁以前发病的约占 10%，20～40 岁约占 70%，40 岁之后则约占 20%，55 岁之后发病的 MS 罕见，在诊断 MS 时须慎重考虑。男女性别比一般是 1:2，其中女性比例范围为 51%～71%，且发病的平均年龄较男性略低，但男女性别比多随着发病年龄的增加而升高。

三、MS 的地区分布

研究人员很早就观察到 MS 在全世界分布的不均衡性，尤其在各大洲之间。尽管统计资料尚不一致，但 MS 的高患病率主要见于西欧和北美地区，其居民主要为白人。在中欧和东欧，巴尔干地区、澳大利亚以及新西兰，MS 的患病率则略低。最低则见于亚洲，中东地区和非洲，尽管来自这些地区的资料较为有限，且当地对此病的关注度也较低。来自中美洲和南美洲的资料很少，近期的一些研究报道其 MS 的患病率为 10～20/10 万人。

对于造成这种不规律的 MS 地理分布与种族差异的原因，尽管研究人员在不断地探索和研究，但目前仍不清楚。

20 世纪中期之前，几乎没有对 MS 的系统和全面的流行病学调查。1922 年，Davenport 等描述了从美国北方各州募集的男性军人中较多的 MS 病例，而且注意到祖籍系北欧的人患病风险较高，从而提出可能存在一个纬度效应和种族效应。所谓"纬度效应"，是指居住地的纬度越高，MS 的患病率和发病率也越高，两者之间呈正相关。所谓的"种族效应"，是指 MS 的患病率和发病率在某些种族或人群中明显高于其他一些种族或人群。

近来，针对一些来自欧洲、北美、澳大利亚和新西兰 MS 的荟萃研究发现，当把欧洲和北美的资料合并进行分析并做线性回归时，结果显示 MS 患病率和纬度之间存在弱相关 (r2=0.045，P=0.018)。但是有些数据结果不一致，如在高纬度地区 (超过北纬 55°)，有些报道的 MS 患病率超过 200/10 万人，但在更高纬度 (北纬 70°) 的一些地区，患病率却低于 100/10 万人，甚至低于 50/10 万人。然而，当把西欧地区的 MS 患病率资料换为发病率资料计算时，与纬度的相关性则完全消失 (r2=0.000，P=0.99)；在北美洲这种相关性和回归系数亦近乎为 0(P=0.31)。在南半球，除了南美国家的一些小样本报道外，多数研究来自新西兰和澳大利亚，结果亦呈现一个 MS 发病率随着纬度增长的趋势，该趋势在新西兰尤为突出。由于新西兰和澳大利亚白种人在种族上基本一致，多为英裔移民，故这些研究很有意义。与此相反，MS 发病率和患病率在毛利人与原住民中则较低。

经流行病学资料发现，在北半球无北 - 南梯度效应，而在新西兰和澳大利亚的梯度效应则较为明显，此不一致性引起了学者的研究兴趣。虽然来自新西兰和澳大利亚的病例数量较少，但其结果可靠性高，且为在种族上相当一致的人群资料。尽管仍保留纬度的梯度效应，但现今住在新西兰和澳大利亚的英裔居民 MS 的年发病率为 2/ 万～ 4/10 万人，略低于英国本 (年发病率为 5/ 万～ 7/10 万人)。因此，来自南半球的上述资料在一定程度上支持了环境因素强烈影响 MS 发病风险的观点。

纬度效应和种族效应之间亦可能有关。各大洲的大陆效应被认为是种族起源的一个标志，但种族起源对于北 - 南梯度效应可能也有关，因为非白种人倾向于住在低纬度地区，从而降低了人群基因相对于与纬度有关环境因素的重要性。不同种族起源但出生并居住在同一地理区域的各个亚人群可能具有不同的 MS 患病风险，如在美国加利福尼亚州出生的日裔美国人患 MS 的风险就显著低于同地居住的白人。在挪威北部的萨米人中仅有个别人被诊断为 MS，远少于按照当地白人 MS 患病率所预期的患者数量。与之类似，新西兰毛利人中的 MS 病例亦相当少见。

令人关注的问题首先是 MS 发病率的北 - 南梯度效应是否真正存在，尽管 MS 发病率和患病率在世界各大洲之间的差异似乎很显著，但在北半球其发病率与纬度之间的梯度效应可能并不存在。如果将资料限于 1980 年之前所进行的发病率 - 纬度的回归分析，就未能揭示出任何的纬度效应。因此，如果不存在发病率的北 - 南梯度效应，那么即便证实有患病率的北 - 南梯度效应亦意义不大。

不同纬度的物理效应之一是日光紫外线辐射程度的差异，而在加拿大纽芬兰地区和澳大利亚，紫外线辐射的程度已被认为与 MS 患病率呈负相关。此外，在澳大利亚的一个病例对照研究中发现，年龄在 6 ～ 15 岁时日光暴露的时间与 MS 患病率呈负相关。在一项针对法国农民中的有关 MS 地区差异的研究证实，随着纬度的变化而呈现 MS 的不同分布。进一步的分析发现，法国的 MS 患病率与已知的日光紫外线照射强弱的地理分布密切相关。在保加利亚亦发现 MS 的患病率与各地每年日照的时间 (而并非纬度) 相关。一项挪威的研究表明，在儿童和青少年时期夏天户外活动较多可降低患 MS 的风险，即使是在北极圈以北地区亦是如此。然而是否经常暴露于日光下也与所在地区的文化习惯有关，例如部分北欧人经常利用夏季，着衣很少以享受少见的日光，或去南部地区（如地中海）度假，而南欧人则倾向于避免过度的日光暴露，上述习惯可能会抵消一部分辐射效应。

上面所提出的涉及日光紫外线照射的联系及其明显效应亦可能由一些生物学机制来解释：维生素 D 是皮肤通过日光暴露而产生，现被认为在 MS 的免疫调节过程中发挥一定的作用。膳食中的维生素 D 亦被认为具有同样的效果。另一方面，日光照射也可能通过直接影响皮肤内的免疫细胞而起作用。

对于 MS 在地理方面的不同分布，亦有一些研究者认为系遗传因素所致，源于如下推测，该 MS 在地理方面的分布只不过是延续了斯堪的纳维亚人群在欧洲和美国的分布而已。支持 MS 遗传病因的观察则来自一些种族，如斯堪的纳维亚和苏格兰的白人 MS 的易感性很高。然而，另一方面 MS 在蒙古人、日本人、中国人、美洲印第安人和因纽特人中则相当罕见。在非洲黑人、土著居民、挪威拉普人、吉卜赛人中 MS 亦较少见。

但是，即便在最近的观察中，仍发现 MS 的患病率存在着纬度梯度的分布特点。在一些国家不同地区所观察到的现象，即较大范围的 MS 发病率和患病率并不遵循纬度或其他地理梯度，则可能提示系环境和遗传因素的共同作用所致。

MS 在萨米人、土库曼人、乌兹别克人、哈萨克人、西伯利亚土著、北美和南美印第安人、中国人、日本人、非洲黑人以及新西兰毛利人中较为少见，而在其他一些种族中的发病风险则很高，表明不同种族对 MS 具有不同的易感性，而这正是导致 MS 地理分布不一致的重要决定因素之一。从近来报道的欧洲 MS 资料中可发现，许多不同于以往描述的所谓"南北梯度"的情况，似不能仅用简单的患病率－纬度的关系予以解释。患病率资料表明在影响 MS 全球分布方面，种族差别的因素相当重要。因此，在涉及 MS 的地理分布时，须虑及可能存在的遗传易感基因不持续分布的因素，而其可能会受环境因素的影响而发生相应的改变。由于地理梯度是由环境和遗传因素决定，二者之间并非相互排斥，所以在种族和地区之间的异议在一定程度上无甚意义，甚至不会有任何结果。

总之，MS 的分布的确存在显著的地区和种族差异，此差异可能是遗传易感性、环境因素以及两者之间的相互作用所致。当然，确切的解释仍须进一步的研究方可获知。至于 MS 患病率和发病率的纬度效应，初期的观察似乎支持存在纬度越高，患病率和发病率亦越高的认识，不过随着近期越来越多的资料所显示出的不一致结果，目前正倾向于推翻该结论。

第二节　多发性硬化的自然史

自然史是关于一种疾病在自然状态下的总体发展过程，原指是在未得到治疗或人为干预的条件下，疾病所经历的从发病开始，经过病情的发展变化，直至最终结局的全过程。有关疾病自然史的知识对于我们理解疾病与健康，疾病对于患者、患者家庭以及整个社会的影响都很重要。我们之所以对疾病进行治疗或采取其他种种的干预手段，都是旨在于改变疾病的自然发展过程以获得更好的结局。而该结局，无论从临床角度还是经济效益出发，都需要以自然史（未经治疗）的资料作为基础方能进行正确的评价和测估。

疾病自然史的知识与临床试验（应用药物或其他治疗）的各个步骤，比如试验设计、临床观察以及如何解释试验结果都密切相关。由于 MS 是一个变化广泛的疾病，无论是在不同患者之间，还是在同一个患者的不同时间阶段，患者的状况都可以有很大的差异。因此，当开展临床试验及解释试验结果时，必须考虑到这个变化的特点，而且需要考虑到不同类型 MS 患者的不同特点。

一、MS 的自然进程

根据多项基于大规模人群的长期流行病学研究资料，研究者对于 MS 的总体病程，尤其是有关从发病后进展至不可逆性神经功能缺损的时间和最终的转归，都有了较为清晰的认识。与 MS 个体之间存在很大的临床差异，MS 的总体进展过程具有较为一致的趋势，即 MS 神经系统的功能异常是在不断和稳定地累积发展。下面的讨论将主要依据来自欧美国家 20 世纪 70 年代至 90 年代一些较大规模的 MS 资料。随着 90 年代之后，干扰素 (IFN) 等数种改变 MS 病程药物的出现，可能在不同程度上影响了对 MS 自然病程的监测。即便如此，大型的药物临床试验中安慰剂对照组的资料亦可作为自然史分析的依据。

MS 通常在青年期发病，但在各个年龄段均可发病，其发病高峰大约在 30 岁，18 岁以下发病的 MS 病例很少见，而 10 岁以下则罕见。MS 患者的病程较长，平均约 30 年。由于大多数 MS 患者通常在其出现早期的发病症状之后数月（甚至数年之后），才去神经科就诊，因此要准确地回忆和描述最初的发病症状经常会有一些困难或错误。根据有关的资料，在 MS 首发症状的频率中，长束功能障碍占 50%，视神经炎 15%，脑干功能障碍 10%，上述功能障碍的不同组合则占 25%。这些首发症状的发生频率在男性和女性患者之间几无差别，但在年龄方面则明显不同。发病年龄较小者中发生视神经炎和复视的比例较大，而发病年龄较大者中发生运动障碍的比例则较大。

可通过以下两种方式描述 MS 的自然进程：①定性方式，根据复发和进展之间的相互影响来显示疾病的过程；②定量方式，描述和分析神经功能缺损的逐渐累积和发展，据此判断预后。

MS 的病程在临床表现上可以复发和缓解代表，而临床上的表现必然与 CNS 内特定的病理生理过程密切相关。MS 临床上的复发亦可称为恶化或发作，是 CNS 急性炎症的表现，亦可指 CNS 内产生了一个新的局灶的急性炎性病变或是一个老病灶的再次激活。通常把复发定义为神经功能缺损症状的发生、再发或加重，多自一个持续数小时或数天的亚急性发病开始，达到一个顶峰后，以部分或完全的缓解而结束。一般情况下，复发持续时间多超过 24 小时 (亦有认为应至少 48 小时)。有一些学者认为发生在一个月内的症状通常应属于同一次复发的过程。而单纯的疲劳、在短暂发热或者运动后发生的症状加重则不应当定义为复发。与之相反，如果患者反复出现阵发性单一的神经系统症状并超过 24 小时则可视作为一次复发。

进展被定义为神经系统症状或体征持续加重至少 6 个月 (也有认为至少 12 个月)。一旦 MS 病情开始进入进展期，那么其过程一般会持续进行，尽管可能间或伴有一些轻微的症状改善或停顿。进展是 CNS 内发生了慢性进行性的弥漫变性病理过程中的临床表现，是除了急性局灶的炎性病变过程之外 MS 的另一特点。由于多数患者是在经过了 6 个月或 12 个月的病情持续加重后方去回忆进展起始的时间，因此进展开始的确切日期可能存在一定程度上的不确定性。

观察 MS 病程的另一角度是所谓的"定量"方法，即观察有关神经功能缺损的表现和发展。功能障碍既可能呈短暂和部分可逆性，亦可能为完全不可逆性，而确定不可逆功能缺损的发生及发生的时间点相当重要。描述 MS 自然史结果的方法之一就是判断功能缺损累积的时间过程，涉及何以判断和记录 MS 的功能状态，以用来比较不同时间点所测定的功能状态并评价功能状态的发展。有一个被广泛地应用于 MS 研究的扩展的残疾状况量表 (EDSS)，该量表最初由 Kurtzke 于 1950 年提出，其后历经数次修改，在临床上用于量化地测定不同程度的神经功能缺损 (详见后附量表内容)，其评分范围为 1 ～ 10 分 (即障碍轻微至死于 MS)，0 则为正常。然而，该评分表并非很理想，原因在于其偏注疾病对于运动 (尤其行走) 的影响，而并不注重对行为的影响。另外，尽管该量表采用分值来记录观察结果，但因为其分值并非连续定量，因而实际上只是一种等级性量表，故被认为仅具有中等程度的可靠性。

长期的自然史研究一般注重于不可逆性神经功能缺损的累积，系指不可逆性功能缺损须持续至少 6 个月，且不包括与复发有关的短暂性功能障碍进展。所以，一旦已经给患者确定了一个功能障碍的测定分值，那么在随访过程中，该同一患者以后的分值只能等于或高于最初确定的此分值。

通常，男性患者比女性患者表现为更多的残疾进展以及与长束功能有关的障碍。进展型 MS 患者视神经和脑干的症状少于复发 - 缓解型 MS(RRMS) 患者。在 MS 发病时，年龄与疾病初始病程和临床变量之间的相关性最强，进展型发病的 MS 患者比例随着年龄增加而逐渐升高。

首次神经功能缺损的恢复：缓解的最主要预测指标是入院前所经历的神经系统症状的持续时间，该时间越长，疾病改善的可能性则越小。MS 第一次急性发作之后恢复不完全的患者比例估计为 16% ～ 30%。

首次发作之后发展到再次发作的中位数时间为 1.9 ～ 2 年，而且距离首次发作的时间越近，复发的可能性就越大。无论是性别、发病年龄、首发症状的单一病灶或多病灶、首次发作的恢复程度，还是 RR 或进展型病程，都不影响再次发作的可能性。基线头颅 MRI 异常的影响最强，即 T2 病灶数量越多，再次发作的可能性越大。多次复查头颅 MRI，能更好地预测再次发作的可能性。

自急性脱髓鞘至随后的部分或完全恢复，整个复发过程往往持续数周至数月。随着病变的累积和损害程度的加重，症状持续时间延长或不再恢复，从而导致进行性的神经功能缺损。男女比例大约为 1:2，女性的发病年龄略早于男性。MS 的复发频率则变化很大，从 0.1 次 / 年到 1 次 / 年以上不等，究其差异可能系方法学方面的问题所致，如采用横断面回顾性调查方法所获得的 MS 年复发率多低于 0.5；与之相反，如采用前瞻性长期调查方法所获得的 MS 年复发率则多高于 0.5。目前，多认为 MS 年复发率可能为 0.5 或略高，多数研究者认为 MS 复发率随病程的延长而降低，然而对此亦有不同看法。

在 RRMS 患者中，除了不同个体之间的复发率有较大差异之外，同一个体在不同时间段的复发率亦波动很大。然而，就总体而言，均呈现出一个复发越频繁则恶化越严重的趋势，而随着病程的不断延长，复发率亦逐渐降低，该特点可能会使神经科医师在做出针对患者的治疗判断时感到困难，这是因为其需要区分该复发率的降低系疾病的自然病程还是治疗措施起作用所致。一般情况下，发病初期的高复发率对于长期预后的估计帮助不大。

从 MS 起病到发展至进展性病程的中位时间大约为 10 年，包括进展型 MS 患者在内的所有 MS 患者。如果仅就 RRMS 患者而言，发展至进展性病程的中位数时间则为 19 年左右，即每年 2%～3% 的 RR 型 MS 患者会转变成继发进展型 MS(SPMS)。目前认为 MS 的起病年龄是预测转变为 SPMS 的最佳指标，即发病年龄越大，则转变成进展型 MS 的时间越短。与之类似，男性、与脊髓损害有关的症状 (较视神经或感觉障碍症状)、与脑干受累有关的症状、首次发作之后的恢复不完全、首次发作到再次发作的间隔时间短以及在疾病的第 2～5 年期间复发频繁等均预示转变成进展型 MS 的可能性较大。

从 MS 起病发展至中度残疾经历的时间中位数为 7～11 年，发展到严重残疾 (行走须扶杖辅助) 时间则为 15～20 年 (或更长时间)。较为特别的是，就个体患者而言，其神经功能缺损的累积在整个 MS 疾病过程中多以一个较稳定且持续的形式发展，而个体患者间的不同之处在于其恶化过程中迥异的进展速度。

一项来自英国的研究报道，在 301 例询诊 MS 患者的病程中，超过 50% 的患者发病时诉有无力 (89%)、感觉障碍 (87%)、共济失调 (82%)、膀胱功能障碍 (71%)、疲劳 (57%)、痉挛 (52%) 和复视 (51%) 等症状，上述大部分症状会于多数患者中持续很长时间。在另一项来自美国的研究中发现，有近 50% 的 MS 患者诉有上楼或行走困难、二便困难或失禁。在这些经调查的 MS 患者中，15% 的患者处于失业、不能上学或做家务的状态，28% 的患者需要外部的经济援助，8% 的患者则须住于专业护理机构；18% 的患者每天至少 3 小时需要他人对其进行生活方面的帮助，62% 的患者丧失主动的社交活动或依赖于他人的建议。

目前，仅有一项来自挪威西部的研究报道了 MS 从发病到死亡过程的完整资料，女性或发病年龄较轻者从发病到死亡的平均时间长于其他患者，但与普通人群相比，其死亡风险则相对较高。原发进展型 MS(PPMS) 从发病到死亡的平均时间较短，且死亡风险相对较高。

作为一种高风险致残的疾病，MS 带来了很严重的社会影响和经济后果，是西方各国中导致青壮年非创伤性致残的主要原因之一。此外，由此所致的社会负担费用昂贵，为支持患者所花的费用与其残疾状况相关，即残疾状况越差，则所需费用越高。在一项来自英国的研究中显示，每个患者的 EDSS 评分为 1 ~ 3.5 分时每年须花费约 3350 英镑，当为 6.5 ~ 8 分时则高达 9560 英镑。

在进行干预性临床试验并解释结果时，自然史亦有其影响，原因在于该病的特点是患者之间或同一患者在不同的阶段均变化很大，尤其当该试验或治疗是在一些 MS 亚组中进行时，更须虑及这些亚组患者的自然史及其变化的特点。

在评价一种治疗措施的临床效益时，须考及在无此种治疗的情况下，患者可能发生的改变。目前使用的评价方法，通常是应用根据 MS 病程 (复发 - 缓解型或继发进展型等) 的分类、复发率和残疾状况作为治疗标准的主要组分，然而上述成分均可能存在较大的不确定性。

MS 是一种对人体功能具有长期广泛影响的慢性疾病，故短期的疗效研究并不能充分地评估长期的终期结果，亦不能提供用于进行卫生经济分析的信息。为了改善对 MS 患者的治疗和护理并更好地了解其自然史，须对所有患者进行全程监测。

确立一个 MS 进展模式须结合不同发病阶段的费用及其生活质量以评估进展过程中所发生变化的长期成本效益。

二、MS 的主要临床类型

根据 MS 的病程可进行一些临床类型，尽管这些临床类型之间可能相互重叠。早在 1872 年 Charcot 等描述了以下临床类型，并在 1955 年由 McAlpine 等确定了 RRMS、PPMS、SPMS 和良性 MS 四种类型，包括：① RRMS：急性发病后恢复或有后遗症，两次复发期间病情稳定；② SPMS：RRMS 症状进行性恶化，伴或不伴急性复发；③ PPMS 是指进行性发病且仅有短暂、不明显的症状改善；④良性 MS：在最初的 1 ~ 2 次发作后伴有完全缓解，并且无加重和持续的神经功能障碍，首次诊断 MS 后 10 ~ 15 年间，仅伴有很轻微的功能障碍。

在这些分类的基础上，之后研究者为了使分类更为完善细致，又提出了进一步的分类或其他分型标准，使得临床分类及其名称随时间或国家而各有不同，从而在比较或综合分析不同来源的数据时产生了困难，如复发 - 进展型 MS，是基于 PPMS 中部分患者伴有病情急性恶化而被细分出来的。与之类似，PPMS 中的一些患者伴有频繁的复发，而被提出应归为进展 - 复发型。更为复杂的是，RRMS 患者的缓解可以是完全恢复而不遗留症状，也可以是部分恢复但仍遗留有持续的神经系统症状。复发可以于 SPMS 甚至是 PPMS 发病之后即可发生，也可在发病 20 年后方才开始。对于是否有必要进行如此细分，迄今对此仍有不同看法。尽管可以预料的是，大多数 RRMS 患者最终会发展成 SPMS，但个体患者在不同的时间段确可被归为不同的临床类型。

　　RRMS 患者残疾的发展通常相对缓慢，但一旦转换至 SPMS，其残疾发展即显著加快。PPMS 患者的残疾从发病伊始就呈进展性，但从长期来看，PPMS 与 SPMS 的发展速度总体相似。相对而言，PPMS 多见于发病年龄较晚者或男性（男性发病一般较女性晚）。部分患者的临床病程变化波动很大，使其经常从一种类型转换到另一种类型，如进展性病程可能会趋于稳定，或本来较为稳定的病程可能呈现出进展性特点。

　　对于良性 MS 患者而言，总体不太清楚。由于良性 MS 仅系一种回顾性的归类，只有在经过较长时期的观察方能确定，因此基本上依靠回顾性分析。良性 MS 亦有一些其他称谓，如慢性进展型 MS。幸运的是，MS 患者未发生严重后果的比例似可高达 20%，但该数字中可能包括一些被疑诊为"可能 MS"者，而实际上并非真正的 MS。

　　MS 的临床过程变化很大，约 85% 患者早期呈现 RRMS 的特征，即急性发作性新发或复发性的神经系统症状和体征，随后发生完全或部分的恢复，通常持续数天至数个月，无临床疾病活动以及神经系统状况稳定的时期长短不一；10% ～ 15% 的患者呈 PPMS 病程，其特征是自发病始就表现为不断累积的神经功能缺损（主要为渐进性脊髓病变）。其中部分患者亦可叠加复发，被称为进展 - 复发型 MS。随着时间推移，更多的 RRMS 患者转变成 SPMS 病程，届时神经功能缺损呈进行性累积，无论有无复发。

　　目前的资料显示，RRMS 和 SPMS 类似之处较多，如发病症状、首次发作后的恢复程度、最初两次发作的间隔时间以及发病时间等。实际上，RRMS 患者每年有 2% ～ 3% 转变成 SPMS，因此两者之间的联系密切。

　　一些来自亚洲国家（特别是日本）的研究发现，亚洲国家的 MS 患者具有一些较为特殊的临床特点，如一些学者提出根据临床表现可将患者分成为传统型 MS(CMS) 和视神经脊髓型 MS(OSMS)。前者是指病灶见于 CNS 的多个部位，包括大脑、小脑或脑干，而后者则是指病灶主要限于视神经和脊髓而无大脑或小脑的受累。来自日本的长期研究显示出如下趋势，即近期 MS 的患病率在增加，而 OSMS 的患者比例却在减少。如 30 多年前日本开展第一次 MS 调查时，根据临床检查的判断，80% 的 MS 患者合并视神经和脊髓病灶，而仅 43% 的患者有脑部病灶。近期的一项研究则报道，OSMS 的患者比例减至 30%，而 CMS 增至 70%。全日本第四次 MS 调查的结果显示，OSMS 的患者比例仅为 20%。而 MS 的患病率却自 1975 年之前的 0.8/ 万～ 4/10 万人上升至近年的 8/10 万人以上。国内程琦等在一项上海地区的近期研究报道，在 249 例确诊为 MS 的患者中，OSMS 的患者比例约占 23%。

　　在儿童期或青少年期发病 MS 中，85% ～ 100% 的患者最初病程呈现为复发 - 缓解型，可能略高于成人。亦有报告报道 18 岁之前发病的 MS 患者在发病的最初数年内复发率超过成人。然而，儿童期或青少年期发病的 MS 患者发展至严重功能缺损 (如 EDSS4 分、6 分或 7 分) 的时间要长于成人 (至少 10 年)。

对于复发与不可逆性功能缺损累积的关系，普遍意义上而言，两者关系最为密切，所以一般临床治疗试验的主要终点就是复发次数的减少。事实上，发病最初数年内复发的次数较多、最初两次发作之间的时间间隔较短以及发作之后恢复不完全等均可能与不可逆性功能缺损的迅速累积相关。然而，进展性病程 (如 PPMS) 进展为不可逆性神经功能缺损的速度与 RRMS 基本相似。就个体患者而言，神经功能缺损的累积在整个 MS 疾病过程中以一个相当稳定且持续的形式发展，而患者之间的差异在于恶化过程的发展速度有所不同，即无论是何种类型的 MS，能够判断预后的重要指标是患者发病之后，发展到某种程度的不可逆神经功能缺损 (如 EDSS4 分、6 分和 8 分) 所经历的时间，通常时间越短则预后越差。

对于年龄对病程及预后的影响，发病年龄较晚的 MS 倾向于显示进展性病程，而发病年龄较早的患者则倾向于显示 RRMS 病程，且该特点似是一个独立的影响因素。

通过对 PPMS 和 SPMS 的比较，令人不解的是为何一些 MS 患者自发病开始就表现为 PPMS 病程，该现象甚至使得部分学者认为其可能是另一种完全不同的疾病单元。与 SPMS 比较，PPMS 的发病年龄较大、首发症状更多地显示为与长束有关的功能障碍、发病之后发展到不可逆性神经功能缺损的时间较短。事实上，上述差别有时并不清晰。有些研究者提出，如随访时间足够长，PPMS 和 SPMS 发展至不可逆性神经功能缺损的速度可能基本相同。因此，从现有的资料来看，PPMS 和 SPMS 之间的相似之处明显多于不同之处。

以往认为怀孕会促进 MS 的病情恶化，然而已有研究结果显示，MS 妇女怀孕期间与怀孕前一年相比，复发率下降 2/3，但分娩之后 3～6 个月期间的复发率则有所增加。目前，一般认为 MS 本身并不影响怀孕和分娩的过程，亦不有害于婴儿的健康。

以往普遍认为感染可促进 MS 的复发，对于疫苗接种 (如乙型肝炎疫苗) 可能导致 MS 或促进 MS 的病情恶化等说法曾一度引起争论，不过目前一般认为疫苗接种 (包括乙型肝炎疫苗、破伤风疫苗、脊髓灰质炎疫苗等) 均不会引起 MS 的发病，亦不会使病情恶化。因此，MS 患者 (包括患者家属) 并无必要禁忌疫苗接种。然而，对于 MS 患者而言，选择病情较为稳定时进行疫苗接种可能有益。

MS 是一种包含各种类型且表现为不同临床表现的疾病，而不是一种涵盖了各种具有不同病因和发病机制的疾病组合。因此，MS 所表现的是疾病本身的复杂性，而并非不同疾病混杂的不一致性。总之，MS 的症状取决于其类型以及病灶部位，并随病变的不断发展和积累而愈加持续，使得神经功能缺损变得愈发严重。

三、MS 的达期后果和预后指标

有关 MS 患者的远期后果主要来源于一些 MS 注册的长期研究。在加拿大、美国和欧洲一些国家建立的 MS 注册研究已进行了数十年（如丹麦的 MS 注册建立于 1956 年），收集了大量的患者资料，为了解和分析 MS 的动态变化，估计和预测患者的预后状况，并提出相应的应对措施提供了坚实的基础。

丹麦的 MS 注册不仅为最早建立，亦可能是唯一覆盖全部人口的研究，所有罹患 MS 的丹麦居民都被要求参与该研究。来自丹麦 MS 治疗注册的资料显示，1949—1996 年发病的 9881 例 MS 患者，在随访结束时共有 4254 例 (43%) 死亡。MS 自发病到死亡的时间中位数是 31 年，女性明显长于男性。MS 患者与年龄校正后的普通人群相比，寿命平均减少 10 ～ 12 年。MS 患者的存活状况伴随社会各方面的发展，从 20 世纪 50 年代起有了很大的改善。根据死亡诊断书的记录，死亡者中有半数以上 (56.4%) 的死因主要归于 MS；其他死因主要包括心血管疾病 (15%)、癌症 (10%)、感染和呼吸系统疾病 (5%)、意外和自杀 (5%)。与普通人群相比，MS 患者死于心血管病、感染、呼吸系统疾病以及意外和自杀的人数相对增加，而与癌症有关的死亡则相对较少。总体上，MS 是一种致残性的慢性疾病，而就其本身而言并非是致命的疾病。

一个来自加拿大的研究显示年龄为 20 ～ 60 岁的 MS 患者，他们的存活时间比正常人群要少 6 ～ 7 年。而到了 60 岁之后这个差别就比较小了，MS 患者与正常人群相比存活时间只少 4 年。有相当一部分 (有报告可达到近一半)MS 患者的死亡原因与 MS 的并发症有关。有几个报告证实了 MS 患者的自杀率高于一般人群。

有一项研究报道了 MS 患者从首发症状进展到 EDSS 评分为 6 分 (行走须扶杖) 的时间中位数为 27.9 年；到发病后的第 15 年时，有 21% 的患者须扶杖行走，而到了发病后第 40 年时则高达 69%。一些有统计学意义的指标包括男性、起病年龄小、临床类型为 PPMS 均预后不良。一项欧洲的研究结果显示，MS 最初表现为视神经炎者，发病第一年时发作的次数较少，首次与再次发作的间隔时间长等均表明预后良好。然而，一些研究在通过多因素统计分析后发现，当将其他相关因素做了校正后，性别对于长期预后的影响可能并非如此重要。对于起病年龄，一方面有些研究结果报道 MS 发病年龄越小者，进展到出现明显功能障碍的时间也越长；而另一方面，这些发病年龄较小者进展到该功能障碍的年龄仍可能小于那些发病年龄较大者，因此前者在达到一定程度功能障碍后的生存时间更长，故有学者认为发病年龄小并不是一项良好的预后指标。与视神经炎相比，最初表现为运动障碍、小脑或括约肌功能障碍者可能预后较差。然而，另有部分学者认为，受累 CNS 多个部位的首发症状相对于单一部位可能是更好的预后指标。

一项来自美国的研究发现，呈进展性病程的 MS 患者后期功能障碍程度较 RRMS 患者更为严重；此外，SPMS 患者的病程 (12.5 年) 明显长于进展 - 复发型 MS(9.2 年) 或 PPMS(8.8 年)，而病程较长则提示后期功能障碍的程度更加严重。

总之，以下的一些 MS 临床指标提示预后较差：男性 (目前认为影响较弱)、起病年龄较大 (影响较强)、首发症状与脊髓、锥体外系或长束病变有关 (影响为弱到中等)、最初病程为进展型 (影响最强)、发病过程中出现脑干相关的症状、首次发作后恢复不完全、首次发作到再次发作的间隔时间较短、在发病第 2～5 年期间的复发频繁、在发病后的第 2～5 年期间功能障碍程度严重、达到中度功能障碍的时间短以及进展至 SPMS 的时间短。上述后面几项内容其实已经反映了疾病发展过程较快较重的表现。

关于辅助检查的预后意义，目前仅有 MRI 扫描的结果与 MS 的进展呈强相关，其中基线脑 MRI 扫描结果的相关性最强，T2 病灶数量越多，再次发作的可能性就越大。多次进行脑 MRI 复查，有助于提高是否再次发作预测的准确性。

在一些长期随访的 MS 病例组中，良性 MS 的比例可以达到 25%～30%，甚至在随访 30～40 年后仍维持于 20% 以上。良性 MS 患者以青年女性和复发 - 缓解型形式居多。目前，美国 MS 协会对其的定义是：良性 MS 患者应在最初的 1～2 次发作后完全缓解，且无加重和持续的神经功能障碍，首次诊断 MS 后 10～15 年间，仅伴有很轻微的功能障碍。

近来，对于儿童期发病 MS 的关注日益增多，在一组最终确诊为 MS 患儿中，经分析发现约 20% 初次被误诊为急性弥散性脑炎。关于儿童期发病 MS 患者的首发症状，表现为单纯视神经炎占 20%～25%，单纯脑干功能障碍为 10%～25%，单纯长束功能障碍为 40%～50%。此外，多数患者以复发 - 缓解型形式起病为主 (85%～95%)。

MS 的长期后果在个体患者之间差别很大，如能在发病的最初几次即可把握哪些指标可用于预示后果，那么对于患者、医师在其人生规划或治疗方案方面，均有相当重要的意义。迄今为止，关于预后指标的认识均基于人群的观察，故无法更准确地应用于 MS 的个体。

第三节　多发性硬化发病的相关因素

尽管对 MS 的病因和发病机制仍不明确，但目前认为该病是一种由遗传因素与环境因素共同作用所引起的复杂性疾病。早在数十年前，人类白细胞抗原 (HLA) 等位基因被发现与 MS 关联，其他多个非 HLA 基因 [如白细胞介素 (ID-7R、IL-2R)] 亦被提示与 MS 的发病风险相关。另一方面，单合子双胞胎 (MZ) 研究中的不全外显率反映出环境因素对 MS 易感性的作用；移民研究亦发现，在具有共同祖先的移民中，移居至 MS 高发地区者与移居至 MS 低发地区者 MS 的发病危险明显不同，以上发现均提示环境因素的作用。因此，下面主要就环境因素 (病原体感染、营养和饮食因素、日光、维生素 D 和吸烟等) 做一介绍。

一、病原体感染

从发现 MS 之时，就有学者提出病原体感染是病因的观点，迄今已报道了可能与 MS

相关的多种病毒或细菌感染，但现今多数学者认为该病并非系单一环境因素所致。

目前在所提及的各种病原体中，EB 病毒最令人关注。在工业化国家，约 50% 的人在 1 ～ 5 岁时感染此病毒，而其他大部分人则在青少年时期被感染。随着发达国家内卫生条件的改善，更多的人是在较大年龄时才感染 EB 病毒。该病毒感染症状主要表现为传染性单核细胞增多症。新近的一项研究则显示罹患传染性单核细胞增多症后发生 MS 的相对风险可增加至 2 倍以上，而携带 HLA-DRB1*1501 等位基因者如果有传染性单核细胞增多症的病史，那么其发生 MS 的相对风险则增加至 7 倍。此外，还有各种疱疹病毒、水痘 - 带状疱疹病毒、人类内源性反转录病毒、衣原体及细菌等亦被报道与 MS 相关，对此尚需更多的研究证实。

由于病毒感染与其发病的间隔明显短于成人，对儿童期或青少年期罹患 MS 的分析更有利于研究感染因素与 MS 发病机制之间的关系。有数项研究报道，MS 患儿血清中 EB 病毒抗体的阳性率明显高于 (2 ～ 3 倍) 对照组。虽然这些结果提示 EB 病毒对 MS 易感性方面的作用，但 EB 病毒并非 MS 发病的必要条件，因为亦有一部分 MS 患儿的病毒抗体呈阴性。总之，尽管有强烈的流行病学证据提示 EB 病毒感染与 MS 发病机制相关，但尚需要进一步的研究以揭示确切的病理生理机制。

在新近报道的一项研究中，纳入了美国 18 岁之前发病的 MS 患者 (n=189) 和对照者 (n=66)，结果除了发现 MS 患者血清 EB 病毒核抗原 -1 抗体的阳性率显著高于 (3.78 倍) 对照组之外，亦提示多种不同病毒感染之间可能存在复杂的相互作用，从而对 MS 的发病风险发挥不同 (正性或负性) 的影响。

现已发现，儿童期的环境因素可能对 MS 的发病及其进展起着重要的作用，疫苗接种和感染 (尤其是乙型肝炎、麻疹、腮腺炎、风疹) 可能与 MS 的发病和进展相关。数项研究报道疫苗接种可能会促发一些脱髓鞘疾病，但迄今仍无充足证据表明疫苗可影响 MS 的发病率。然而，不明原因的 MS 发病率升高状况可能掩盖了与大规模疫苗接种相关 MS 风险的下降趋势。

二、其他因素

除了感染因素外，现已发现了一些非感染性环境因素与 MS 发病相关，包括营养和饮食因素、日光、维生素 D 和吸烟等。

作为一种强效的免疫调节因子，维生素 D 可影响炎性反应的相关通路以及 T 细胞的数量和活性。正如前文所提及的 MS 频率分布的纬度梯度效应，可能反映出 MS 的频率分布与日光照射时间及其强度之间呈负相关的关系。有趣的是，在一些虽住于高纬度地区而维生素 D 食物较丰富的人群中，MS 患病率却较低，该现象与 MS 发病率一般随着纬度由高向低而下降的纬度梯度效应不相一致。另有研究分析了 MS 患者的出生月份资料，结果发现出生于 11 月份的患者数量明显较少，而出生于 5 月份的患者数量则明显较多，将该现象归因于可能与母亲怀孕时体内叶酸和维生素 D 水平、出生时体重和感染、各种季节性变化以及上述因素与遗传易感性的相互作用有关。亦有研究通过比较 MS 儿童期日光照射的差异，证实了日光对 MS 的保护作用。此外，数项研究报道血浆维生素 D 水平的季节性变化与 MS 患者的 MRI 强化病灶数量及其临床复发率呈负相关，表明日光照射时间较长以及血浆维生素 D 水平较高可能与脱髓鞘疾病的减少有关，亦有学者提出维生素 D 缺乏可能为近数十年来女性 MS 增长快于男性的因素之一。

目前，普遍认为有吸烟史与 MS 易感性的增加有关，来自挪威的一项研究报道吸烟者患 MS 的发病风险是不曾吸烟者的 1.81 倍，但研究者亦认为仅有吸烟史本身并不可能解释 MS 患病率在世界各地的巨大差别。最近一项来自瑞典的研究报道吸烟与 MS 的两个 HLA 等位基因 (携带 HLA-DRB1*15 和不携带 HLA-A*02) 之间有明显的相互作用，与既不吸烟且无该两等位基因特征的人群相比，具有上述两等位基因特征的吸烟者的 MS 发病风险最高 (13.5 倍)，不具有两等位基因特征的吸烟者为 1.4 倍，具有两等位基因特征的不吸烟者则为 4.9 倍，作者据此提出如下假设：在具有基因易感性的个体中，起源于肺部的免疫应答可能引发 MS，对此尚需更多的研究方能确定。

MS 往往会影响女性的生育，已发现 MS 患者的单胎妊娠足月婴儿的身高和体重明显低于年龄匹配的健康对照组。MS 复发率可以在怀孕期间下降而在分娩后增加，亦是一个不争的事实。此外，一些其他因素如肥胖、激素的应用等，也可能与 MS 的发病有关。

第四节　多发性硬化临床病程的特点

根据病程特点，MS 可分为不同的临床亚型，主要包括复发 - 缓解型 MS(RRMS)、继发进展型 MS(SPMS)、原发进展型 MS(PPMS)。其中，RRMS 约占全部 MS 患者的 85%，表现为急性发作后完全恢复或有后遗症，两次复发期间病情稳定，多数 RRMS 在发病 10 年左右后转变为 SPMS，逐渐出现不可逆性神经功能缺损。PPMS 约占全部 MS 患者的 15%，表现为进行性的病程，仅有短暂、不明显的症状改善。

第五节　多发性硬化的首发症状和体征

国人 MS 多为急性或亚急性起病，而西方人则以慢性起病者居多。与对国人的研究结果基本一致，西方人 RRMS 常见于年轻成人，发病年龄在 15 ～ 50 岁之间，且女性多于男性 (男女比例为 1:2 ～ 1:3)；PPMS 则好发于中年人，30 ～ 60 岁之间，男女比例约为 1:1。

MS 的首发症状复杂多样，但均不具有 MS 特异性，主要包括：①视力障碍，主要表现为视物模糊或单眼视力减退甚至完全丧失，而部分患者在视力障碍出现之前会出现眼球表面和球后的锐痛或钝痛，在眼睛转动时症状明显加重；②感觉症状：多为痛觉消失；亦有感觉异常，复杂多变，有麻木、(腹部或胸部)束带感、麻刺感、不舒适感、烧灼痛等，症状呈偏侧或双侧分布，劳累或者体温升高时加重，如出现 Lhermitte 征，则强烈提示颈髓的功能异常；③无力：经常在过度用力后或体温升高时才被患者发现，可发生于身体的各个部位(尤以下肢为著)，时常伴有肌肉僵硬、痛性痉挛或阵挛发作；④疲劳：与体力活动不相称，通常在下午加重，休息后不能减轻；⑤复视：通常系第Ⅵ对脑神经麻痹或者核间性眼肌麻痹所致，多不伴有瞳孔或者眼睑的改变，常在向一侧水平或上下注视时出现；⑥眩晕：多为脑干受累所致的中枢性眩晕，常伴有其他症状，如复视、振动性幻视、构音障碍和(或)麻木，耳鸣和听力下降则少见；⑦直肠、膀胱和性功能异常：常表现为尿频、便秘或便秘与腹泻交替出现、性欲减退，多合并感觉或运动功能(尤其是下肢)异常，提示存在脊髓损害；⑧其他：少见头痛、延髓麻痹、癫痫、颈痛、精神异常、眼睑下垂、失语、面瘫、智能减退、三叉神经痛、瘙痒、关节痛、肥胖、多饮多食等改变。

通常 MS 患者的神经系统体征与其首发症状相应出现。由视神经炎引起的视力障碍者可见视力减退、视野缺损、相对性传入性瞳孔反应缺陷(RAPD)以及少见的视盘水肿或苍白。对于周围神经的异常，由横贯性脊髓损害所致的感觉障碍在腹部或胸部可查及明显的感觉障碍平面。复视患者可有核间性眼肌麻痹(INO)或外展不能。INO 通常为双侧性，而外展无力往往呈单侧，亦可观察到眼球追踪或扫视运动障碍。有无力症状者在正常检查中可发现伴或不伴肌张力改变的肌力减退，肌张力可正常或增高，腱反射亢进及病理反射阳性。平衡障碍少见，可能由多种病因造成，包括视力障碍、感觉缺失、小脑功能障碍或无力等。

第六节　相关的辅助检查

一、MRI

MS 的病理学特征是受累 CNS 的多发性脱髓鞘病灶，包括大脑、视神经及脊髓。作为最敏感的神经影像学方法，常规 MRI 扫描在病程早期，甚至在临床确诊之前，已被越来越广泛地应用，现已成为 MS 诊断和鉴别诊断的必要手段。目前发表了多个 MS 的 MRI 标准，且被应用于 McDonald 等提出的诊断标准中。常规 MRI 包括 T1, 加权像、双回波自旋回波成像(T2 加权像、质子加权成像)、液体衰减翻转恢复(FLAIR)和强化后 T1 加权像能客观地反映 MS 病变。另一方面，迄今为止尚无任何试验表明单用 MRI 就可诊断 MS，究其原因在于脑 MRI 病灶并无特异性。而其他疾病亦可有类似表现，因此 MS 的诊断亦须结合其相应的临床特征进行。近年来，磁共振新技术的出现，包括 MR 波谱分析、磁化转移成像 (MTI)、弥散加权 (DW) 像和功能 MRI 等，从不同角度为 MS 的诊断提供了更多信息，进而为更敏感和特异地反映 MS 的病理生理学改变提供了帮助。

二、诱发电位

对于部分 MS 患者而言，尽管其未出现明显的临床症状，但疾病活动会造成视觉、听觉和感觉通路上相应的生理改变。鉴于周围和中枢神经系统疾病可能会出现类似症状，因此将二者区分开来对于 MS 的诊断很重要。在这些情况下，应用诱发电位检查进行判断就显得非常必要。目前临床存在多种诱发电位，最常用的是视觉诱发电位 (VEP)、脑干听觉诱发电位 (BAEP)、体感诱发电位 (SSEP)。通常 VEP 测定视交叉前视觉传导通路的神经传导潜伏期，BAEP 测定脑干听觉通路神经传导的潜伏期，而 SSEP 则测定躯体感觉传导通路的潜伏期。迄今，多项研究评价了这些诱发电位的特异性和敏感性，发现其中 VEP 最为可靠。如果排除视网膜病变，P100 潜伏期延长或者两眼 P100 潜伏期明显不同，就会提示一侧或双侧视神经异常，波幅和波形可能也有变化，当然这些改变对于判断视神经有无髓鞘脱失并不具有特异性。BAEP 和 SSEP 技术上较难操作，由于人为因素的影响导致其对于脱髓鞘疾病的特异性也较低。如果患者仅有单一的神经功能缺损症状，且神经系统查体和 MRI 检查阳性结果亦很少，那么亚临床 CNS 病变证据的发现将无疑有助于 MS 的诊断。

三、CSF 分析

在影像学技术得以长足进展之前，CSF 分析一直被认为系支持 MS 诊断的亚临床依据之一。在制定 MRI 标准之前，CSF 结果在以往几十年中对于诊断的作用极大，甚至以往的诊断将鞘内免疫球蛋白 G(IgG) 合成的增高或 OCB 的出现用于替代病灶在时间上多发性的临床依据。自 20 世纪 80 年代起，CSF 分析结果与影像学相结合，被公认可增加 MS 确诊 (见于 Poser 诊断标准) 的特异性甚至敏感性；而 21 世纪初新提出的 McDonald 标准 (2001) 则仍纳入了 MRI 和 CSF 检查结果作为诊断依据，尽管 2010 版 McDonald 标准在确诊 RRMS 时仅强调 MRI 证据并淡化了 CSF 分析的价值。

对于 MS 患者的 CSF 细胞学研究发现，较之于 PPMS 或 SPMS 患者，单个核细胞的轻度升高更多见于 RRMS 患者，但其细胞数量一般少于 20cells/mm³，且多为淋巴细胞或单核细胞；如果数量多于 50cells/mm³，就需怀疑 MS 的诊断。MS 患者的 CSF 蛋白水平正常或轻度增高，通常利用 CSF 和血清 IgG 以及总蛋白水平计算 IgG 指数和 IgG24 小时鞘内合成率，如升高提示有 CNS 鞘内 IgG 的异常合成，系 CSF 中某些特殊的 IgG 组分增多所致 (而非全部抗体)。如果检测正确，这些增加的抗体组分表现为多个条带 (即

OCB)，仅出现于 CSF 而非对应的血清中。恰当的检测技术可以提高这些条带的检出率，目前标准的 OCB 检测方法是蛋白质的等电点聚焦及免疫固定技术。

第七节 多发性硬化的脑电图诊断

脑电图改变：其异常率各家统计不一，波动范围较大 (22%～ 88%)，可能与病期不同等有关。一般说来，多发性硬化脑电图并无特征性改变，在急性期脑电图异常的程度较重，阳性率较高 (据 Jasper 等观察阳性率可达 88%)；缓解期异常的程度较轻，阳性率较低 (为 36%)。脑电图异常的主要表现为背景脑波的规律性变坏，可伴有弥漫性慢波，后者以前头部占优势的 5c/s ～ 7c/sθ 节律为主。在急性期症状加重时，临床上有广泛的大脑机能障碍，脑电图可表现为弥漫性芍波，有时可见一过性的半球或病灶性的慢波。经治疗或自然缓解后，脑电图可随之改善。就临床类型来看，有人观察到脑干受累者的脑波异常阳性率高，但亦有报告并不存在此类差异。少数可见与癫痫患者相似的突发性异常，如有双侧或一侧局限性棘波，但不一定有临床发作。在临床上有多灶性反复发作的脑、脊髓、视神经的障碍，脑电图亦显示有非对称性和一过性的病灶性慢波时，则脑电图检查对多发性硬化的诊断将是有助益的。

第八节 多发性硬化的诊断标准

一、McDonald 诊断标准

新的诊断标准是指在 2001 年由国际 MS 小组提出的 McDonald 诊断标准，该标准在诊断 MS 时分为 MS(完全符合标准，其他疾病不能更好地解释临床表现)、可能 MS(不完全符合标准，临床表现怀疑 MS) 及非 MS(在随访和评估过程中发现其他能更好地解释临床表现的疾病)。该标准突出了 MRI 在 MS 诊断中的作用，尤其是 MRI 病灶在时间及空间上的多发性，对于 MS 早期诊断亦有价值 (特别是对于 CIS 的诊断)，为及早地应用疾病修正治疗 (DMT) 提供了充分证据，同时也提出了 PPMS 的诊断。然而，该标准强调的脑部病灶数量尚值得商榷，所规定的脊髓病灶长度不得超过 3 个椎体节段在亚洲应用时亦不完全适用。

与 Poser 标准相似，McDonald 标准将发作定义为具有 MS 所见的神经功能障碍，临床表现包括主观描述或客观体征，最少持续 24 小时，且应排除假性发作或单次发作性表现。两次发作间隔大于 30 天。对于 2 次以上发作且有 2 个以上临床病灶的患者，在诊断 MS 时应注意 MRI、CSF 和 VEP 中至少一项异常，如果上述检查均无异常，诊断应谨慎，须排除其他疾病。

2005 年，该小组对 2001 版 McDonald 标准又做了一些修订，主要包括：①在空间上呈多发性的 MRI 标准中，对脊髓病灶的规定更改为"1 个脊髓病灶可代替 1 个幕下病灶（但近皮质病灶或脑室旁病灶除外），单个脊髓病灶可被计入脑部病灶以达到需要的 9 个 T2 高信号病灶。同样，1 个强化脊髓病灶可被计作 2 次（如 1 个强化病灶和 1 个幕下病灶）；②在时间上呈多发性的 MRI 标准中，将 2001 版标准中"在临床发作后 3 个月内行 MRI 检查，在 3 个月或之后复查 MRI"，修改为"初次临床事件发作至少 30 天后，与参照扫描相比，任何时间检测到 1 个新的 T2 病灶"；③进一步添加了针对脊髓病灶"无或轻微的脊髓膨胀、T2 加权像呈高信号改变、病灶直径至少 3mm、长度小于 2 个脊椎节段且只占据脊髓横断面的一部分"的细节规定；④ CSF 阳性不再作为诊断 PPMS 的必要条件，修改为"病变进展达到 1 年以上（通过前瞻或回顾性研究发现）以及符合下列 3 项中的 2 项：a. 脑部 MRI 阳性 (9 个 T2 病变；或 4 个及 4 个以上 T2 病灶伴 VEP 异常)；b. 脊髓 MRI 阳性 (2 个局灶性 T2 病变)；c.CSF 阳性"。

2010 年修订的 McDonald 标准进一步对诊断过程进行了简化，主要减少了以往要求的 MRI 检查次数（即取消了 MRI 检查时间间隔的限制），对在时间和空间上呈多发性的 MRI 标准亦做了修改。

二、MS 诊断中应注意的问题及 McDonald 标准在国人中的应用状况

在 MS 诊断中应该强调如下几点：①脑部病灶数量是观察的一个方面，更重要的是观察病灶的分布、活动性及其特点，病灶有时间上或空间上的多发性，不能用其他病因来解释，尤其要着重观察近皮质病灶、脑室旁病灶、幕下病灶、胼胝体病灶；② CSFOCB 或 IgG24 小时鞘内合成率应采用统一的检测方法，实现检测的标准化，使各组间资料之间具有可比性；③为了排除其他疾病，应根据患者的发病特点拟定不同的辅助检查项目，包括自身抗体、抗中性粒细胞胞质抗体 (ANCA)、血管紧张素转换酶 (ACE)、类风湿因子、抗链球菌溶血素"O"、红细胞沉降率、特殊感染检查（艾滋病、梅毒、乙型肝炎、丙型肝炎）、脑血管病相关检查（经颅多普勒、血脂、血糖、血管 B 超、数字减影血管造影术 (DSA) 等；④为了及早给予疾病修正治疗 (DMT)，可以接纳国外的 CIS 诊断，但须对内涵进行一定的限定。

自 McDonald 新标准在欧美等国应用以来被报道较 Poser 标准有更好的敏感性、特异性和准确性，但迄今在我国的应用情况报道不多，笔者的研究发现 Poser 标准和 McDonald 标准在诊断 MS(尤其在确诊 MS) 时有明显的差异；简化后的 McDonald 标准的诊断敏感性略高于修订版标准，但两者之间差别不大，提示简化版 McDonald 标准具有良

好的实用性。

三、视神经脊髓型 MS 的提出及其诊断

由于遗传异质性、地域差异等可能影响因素的存在，中国和日本等亚洲国家的 MS 患者与欧美国家相比，多数以严重的视神经和脊髓病变为主。因此，日本学者 Kira 等在 1996 年提出了视神经脊髓型 MS(OSMS) 的临床亚型，其诊断标准为：①主要病灶局限于视神经和脊髓；②无大脑和小脑症状；③存在轻微的脑干体征 (如眼震、复视等)；④至少 1 次复发 (≥ 2 次发作)。目前对该临床亚型尚有争议，美国 Weinshenker 等认为该亚型系复发的视神经脊髓炎 (NMO)，并将其纳入了 NMC) 谱系疾病。尽管如此，亚太其他地区近年来陆续报道并证实了 OSMS 病例。在此基础上，部分亚洲学者提出了针对亚洲人 MS 的 McDonald 标准修订方案，对此需要今后更多的证据予以验证。

第九节　鉴别诊断

当患者的临床表现和实验室检查结果不典型时，应质疑 MS 的诊断并考虑替代诊断，下列不常见特征 (即"红旗") 者提醒临床医师须考虑其他疾病的可能。

应与 MS 相鉴别的疾病包括：①炎性疾病：系统性红斑狼疮、干燥综合征、白塞病、原发性中枢神经系统血管炎、副肿瘤性脑脊髓炎；②血管性疾病：Binswanger 病；青年人脑卒中；常染色体显性遗传病合并皮质下梗死和白质脑病 (CADASIL)；③肉芽肿性疾病：结节病、CNS 原发性血管炎、淋巴瘤样肉芽肿病；④感染性疾病：进行性多灶性白质脑病、莱姆病、艾滋病、人类嗜 T 淋巴细胞病毒Ⅰ型 (HTLV-1) 脊髓病、神经梅毒、Whipple 病、亚急性硬化性全脑炎；⑤遗传性疾病：肾上腺脑内质营养不良、异染性脑白质营养不良、线粒体脑病、脊髓小脑性共济失调、遗传性痉挛性截瘫；⑥营养缺乏和代谢性疾病：亚急性联合变性、叶酸缺乏；⑦非器质性疾病：躯体化障碍、抑郁；⑧其他：Arnold-Chiari 畸形、脊髓空洞症。

第十节　多发性硬化的治疗

一、急性期治疗

首选治疗方案为激素冲击治疗，对病情严重者或对激素治疗无效者也可试用血浆置换或静脉注射大剂量免疫球蛋白 (IVIg) 治疗，但循证医学证据并不充分。

(一) 激素

激素的治疗原则是大剂量和短程的使用，但不主张小剂量和长期的口服。

美国神经病学学会 (AAN) 颁布的 MS 治疗指南指出：①依据数项 I 期及 II 期研究的结果，激素治疗可促进急性发病 MS 患者的神经功能恢复，因此在急性发病时可考虑使用激素 (A 级推荐)；②短期使用激素后对神经功能无长期效果 (B 级推荐)；③目前尚无令人信服的证据表明，激素用药剂量或用药途径影响临床效果 (C 级推荐)；④依据一项 II 期研究结果，规律的激素冲击对 RRMS 患者的长期治疗有用 (C 级推荐)。此外，欧洲神经病学协会联盟 (EFNS) 关于 MS 复发治疗指南 (2005) 中则指出：①来自数项 I 期临床试验及荟萃分析的证据均表明激素对 MS 复发的治疗有效，因此在 MS 急性期每天应静脉滴注至少 500mg 的甲基泼尼松龙，连用 5 天 (八级推荐)；静脉滴注甲基泼尼松龙 1g/d，连用 3 天，之后口服减量用于治疗急性视神经炎 (B 级推荐)；②尚无证据表明，静脉滴注或口服甲基泼尼松龙在治疗效果及不良反应方面有显著差异，但若延长治疗时间，则口服治疗可能会引起不良反应的发生率增高。然而，针对特定的激素最佳剂量，激素冲击治疗后是否应缓慢减量尚未在随机对照试验 (RCT) 中被充分阐述。③尚无充分证据可以确定出对甲基泼尼松龙治疗反应较好的 MS 亚组，但在由临床、MRI 及脑脊液 (CSF) 结果提示疾病活动性高的患者中似更为有效 (C 级推荐)。④炎性脱髓鞘病 (包括 MS) 患者在甲基泼尼松龙治疗无效时，可能仅有部分病例 (约 1/3) 可自血浆交换中获益，但该方法仅限用于严重复发者 (B 级推荐)。⑤在经静脉滴注甲基泼尼松龙治疗后应考虑采用多学科的康复强化治疗方案，可更进一步能促进患者恢复 (B 级推荐)。⑥尚无充分的证据支持单用 IVIG 作为针对 MS 复发的治疗方法，而 IVIG 与甲基泼尼松龙合用或单用治疗急性视神经炎无效 (A 级推荐)。

临床上首选甲基泼尼松龙，对其应用的方案不一，通常采用下述两种方法：①静脉滴注甲基泼尼松龙 1000mg/d，3～5 天后即停用。②静脉滴注甲基泼尼松龙 1000mg/d，随后每 3 天剂量减半，直至停药，原则上总疗程不超过 4 周。激素治疗的不良反应包括感染、水电解质紊乱、血糖升高、血压升高、血脂异常、股骨头无菌性坏死、上消化道出血等。因此激素使用应慎重，判定是否为复发、是否处于急性期，并尽量缩短激素的疗程。为减轻激素常见的不良反应，同时给予钙剂、钾盐、抑酸剂等辅助治疗药物。

(二) 血浆置换

MS 是以细胞免疫为主的自身免疫病，对以去除血浆中抗体为主的血浆置换疗法在 MS 患者的疗效并不肯定，不推荐作为首选治疗，仅在急性重症患者或其他方法无效时作为一种选择方案。依据结果一致的 I、II、III 期研究结果，血浆置换对进展型 MS 患者轻度有疗效或无效 (A 级推荐)。依据一项小样本 I 期研究结果。血浆置换对以往无残疾的急性期严重脱髓鞘患者有效 (C 级推荐)。

每次血浆交换量为 2～4L，开始为隔日 1 次，以后可酌情 1～2 次/周，一般以交换 9～12L 为一疗程。血浆置换的不良反应主要包括静脉并发症、血栓、脑栓塞、低血压、胸痛、肺炎、荨麻疹、支气管痉挛、缺铁性贫血、低钙血症、氮质血症以及血中纤维蛋白原、免疫球蛋白及补体水平下降。

（三）IVIg

目前 IVIg 的临床证据不多，总体疗效仍不肯定，仅作为一种备选的治疗方案。

AAN 颁布的 MS 治疗指南中指出：①迄今对 IVIg 的大多数研究病例数较少，缺乏临床及 MRI 预后的完整资料，且有些还可能存在方法上的问题，因此仅表明 IVIg 可能降低 RRMS 的发作次数（C 级推荐）。②IVIg 对延缓疾病进展的效果甚微（C 级推荐）。

IVIg 常用剂量为 0.4g/(kg·d)，连续用 5 天作为一个疗程。天后，如无疗效，则不建议患者再用。如果有疗效但不特别满意，可继续每周用 1 天，连用 3～4 周。IVIg 的不良反应主要包括过敏反应及头痛、发热、寒战、皮疹、恶心、头痛、胸闷等全身反应，多发生于输注初期，与输注速度过快有关；少数可发生溶血、脱发和葡萄膜炎等。

二、缓解期治疗

迄今用于 RRMS 的 DMT 一线药物包括干扰素（IFN）β-la、IFNβ-lb 和醋酸格拉默（GA）、芬戈莫德（亦称 FTY720）。二线药物为那他珠单抗、米托蒽醌、芬戈莫德。上述药物能有效降低临床复发次数、MRI 病灶负荷等，从而提高 MS 患者的生存质量。DMT 治疗对降低有明显临床发作的 RRMS、SPMS 的疾病进展和复发有一定疗效。DMT 早期干预 CIS 可减轻疾病进展速度，即 CIS 发展至临床确诊的 MS(CDMS) 的时间及降低转变为 CDMS 的比率。对于 RRMS、高危 CIS 患者，如果 DMT 一线药物治疗失败或无法接受 DMT 治疗者，可考虑给予二线药物治疗或免疫抑制剂等。此外，对进展加重的 SPMS 及 PRMS 患者亦可采用米托蒽醌或免疫抑制剂等治疗。

（一）IFNβ

IFNβ 治疗 MS 的机制是通过多重机制实现其免疫调节作用，如下调共刺激分子和炎性细胞因子、通过作用于基质金属蛋白酶和黏附分子降低 BBB 通透性和限制 T 细胞向 CNS 内的移行等。IFNβ-la 是糖基化的重组哺乳动物细胞产物，与天然 IFN 的氨基酸序列完全相同。IFNβ-lb 是大肠杆菌产生的非糖基化细菌细胞产物，其 17 位丝氨酸被半胱氨酸所取代。迄今为止，中国食品药品监督管理局已先后批准 IFNβ-la 和 IFNβ-lb 用于治疗 MS。

AAN 颁布的 MS 治疗指南中提出：①依据数项 I 期研究结果，IFNβ 能降低 MS 患者的发作次数（A 级推荐）。IFNβ 治疗减轻 MRI 显示的疾病严重性（如 T2 信号显示的病灶体积减小），也可能延缓肢体残疾的进展（B 级推荐）。②对于极有可能发展为 CDMS 或已确诊的 RRMS 或有复发的 SPMS 患者，若有条件给予 IFNβ 治疗（A 级推荐）。IFNβ 对不伴复发 SPMS 患者的疗效不肯定（U 级推荐）。③尽管目前尚无充分证据证实，但 IFNβ 较其他疗法更适合于治疗一些 MS 患者，如发作次数多或在疾病早期（U 级推荐）。④依据 I 期、II 期研究及数项一致的III期研究结果，IFNβ 治疗 MS 可能存在剂量反应曲线 (B 级推荐)，然而此明显的剂量效应关系部分程度上系各研究间应用 IFNβ 的次数 (而非剂量) 不同所致。⑤根据数项 II 期研究结果，尽管不良反应因给药途径不同而迥异，但从治疗效果来看 IFNβ 给药途径可能对临床疗效的影响不大 (B 级推荐)。虽然尚无详细的研究，但不同类型 IFNβ 间的临床效果并无明显差别 (U 级推荐)。⑥依据数项 I 期研究结果，MS 患者的 IFNβ 治疗受中和抗体 (NAb) 产生的影响 (A 级推荐)。IFN-βla 产生 NAb 的发生率较 IFN-β1b 低 (B 级推荐)。尽管 NAb 的生物学效应不明，但可能会降低 IFNp 的临床疗效 (C 级推荐)。尚不确定皮下注射或肌内注射 IFNβ 在免疫原性方面有无差别 (U 级推荐)。在使用 IFNβ 治疗的个体中 NAb 检测的临床用途亦不明确 (U 级推荐)。

对于 NAb 对治疗的影响，AAN 指南提供了如下证据：① IFNβ 治疗 MS 后均产生 NAb(A 级推荐)；② NAb 的存在 (特别是高滴度时) 伴有 IFNβ 疗效的降低 (B 级推荐)；③ IFNβ-la 治疗产生 NAb 的概率低于 IFNβ-lb(B 级推荐)；④不同类型 IFNβ 产生的血清 NAb 滴度及持续时间的差异很难确定，其 NAb 血清阳性率可能受下述多重因素的影响包括类型、剂量、给药途径或使用频率 (B 级推荐)；⑤每周 1 次肌内注射 IFNβ-la 的免疫原性较每周多次皮下注射的 IFNβ 制剂 (包括 IFNβ-la 或 -lb) 为低 (A 级推荐)；⑥由于 NAbs 在很多持续治疗的患者中可自行消失，因此这些差异的持续时间亦难确定 (B 级推荐)；⑦虽然持续高滴度 NAbs(> 100 ~ 200NU/mL) 伴有 IFNβ 疗效的降低，但没有足够的资料能提示 NAbs 测定就检测时间、检测方法、检测次数以及阳性界值等问题提供特定的推荐 (U 级推荐)。依据以上证据，因此 AAN 指南建议：鉴于现有证据的缺乏，尚不能就该问题提供任何推荐。

在三种 IFNβ 中，国内应用利比的经验较多，推荐剂量为皮下注射 44μg，每周 3 次，如不能耐受高剂量，则可给予起始剂量22 吨，每周 3 次。倍泰龙皮下注射 250μg，隔日 1 次。Avonex 肌内注射 30 吨，每周 1 次。不良反应主要为流感样症状、注射部位反应和实验室异常。流感样症状在初始治疗的前数周内尤其严重，通常可应用非甾体抗炎药控制，一般开始治疗 2 ~ 3 个月后减轻。可出现注射部位反应 (如局部红肿)，经皮下注射所致的皮肤坏死罕见。治疗期任何时间均可能出现血小板减少、贫血、白细胞减少症或肝酶升高，亚临床的甲状腺功能减退亦可能发生。因此在治疗前应测定全血细胞计数、肝功和甲状腺功能，并在治疗过程中进行监测。IFNβ 有时可导致或加重抑郁，因而尽可能避免应用于有严重抑郁病史的患者。

（二）GA

GA 是一种由 L- 丙氨酸、L- 谷氨酸、L- 赖氨酸和 L- 酪氨酸组成的多肽混合物，结构和免疫学特性类似于髓鞘碱性蛋白 (MBP)，其作用机制可能与免疫调节和神经保护作用有关，是治疗 RRMS 的一线药物。依据 I 期研究结果，GA 能减少 RRMS 患者的临床发作次数 (A 型推荐)，且减轻 MRI 显示的疾病严重性 (如 T2 病灶体积缩小)，亦可延缓 RRMS 患者的残疾进展 (C 级推荐)。故适用于 RRMS 患者的治疗 (A 级推荐)。尽管认为

GA 对进展型 MS 患者亦有效，但目前证据尚不充分 (U 级推荐)。

GA 的推荐剂量为皮下注射 20mg，每日 1 次。其不良反应主要为注射部位的反应，包括瘙痒、发红和硬结，脂肪萎缩较为少见。少数患者注射后数秒至数分钟内发生全身反应，以胸部发紧、面红、气短、心悸及焦虑等表现为特征，但多具有自限性，持续数分钟自行消退，极少复发。GA 治疗期间不必要行常规实验室检查。

（三）米托蒽醌

米托蒽醌是一种抗肿瘤药物，通过插入作用引起 DNA 单链和双链结构的断裂，可通过阻止 T 细胞激活及巨噬细胞介导的脱髓鞘，抑制 T 细胞、B 细胞和巨噬细胞的增殖、降低炎性细胞因子等机制发挥作用。美国食品药品管理局 (FDA) 在 2000 年批准其用于治疗重症 RRMS 或 SPMS 患者，是治疗 MS 的二线药物。根据一项 I 期及数项 II 期、III 期研究证据，米托蒽醌对临床恶化 MS 患者的疾病进展有一定疗效 (B 级推荐)，然而该药由于毒性较大，仅可在疾病迅速进展且经其他治疗无效的患者中使用。基于数项结果一致的 II 期及 III 期研究证据，米托蒽醌可降低复发 MS 患者的临床发作次数 (B 级推荐)。接受米托蒽醌治疗的患者应常规监测心脏、肝和肾功能 (A 级推荐)。由于米托蒽醌的潜在毒性，应在有使用细胞毒性化疗药物经验的医师严格指导下使用 (A 级推荐)。

根据临床试验结果，目前多数推荐米托蒽醌的剂量是 $12mg/m^2$ 体表面积，每 3 个月静脉注射 1 次。对迅速进展的 MS 患者可先行诱导治疗，即前 3 个月每月注射 1 次 $10 \sim 12mg/m^2$ 体表面积的米托蒽醌，然后再进行标准的每 3 个月 1 次的治疗。不良反应主要为不可逆的心脏毒性，故其治疗的终生积累总量不能超过 $140mg/m^2$ 体表面积，推荐每次给药前评估左心室射血分数，然后每年 1 次，终生评估以警惕迟发性心脏毒性的可能。其他不良反应包括骨髓抑制、白血病、脱发和恶心，对于女性 (尤其是 35 岁以上者)，应考虑导致不孕的可能。

（四）那他珠单抗

那他珠单抗是一种重组的抗 α4 整合素单克隆抗体，能阻止激活的 T 细胞通过 BBB 进至 CNS 内而引起的免疫应答，为治疗 RRMS 的二线药物。那他珠单抗治疗 RRMS 患者能使其复发率降低 67%，亦可使 MRI 新病灶数量减少 83%，是目前治疗 RRMS 的有效药物 (A 级推荐)。

那他珠单抗的推荐剂量为静脉注射 300mg，每 4 周 1 次。通常对治疗的耐受性很好。少数患者发生头痛 (5%)，过敏反应 (≤ 1%)。长期应用该药时应注意可能出现的不良反应，迄今已报道 50 多例患者在那他珠单抗治疗后发生进行性多灶性白质脑病。此外，6% 的患者产生永久的抗那他珠单抗抗体，可能导致疗效的明显减退和输液相关性过敏反应的风险增高。

（五）FTY720

FTY720 是一种神经鞘氨醇 -1- 磷酸盐受体调节剂，可阻止中心记忆性 T 细胞亚群自淋巴结中移出，向 CNS 内迁移并造成组织损害。此外，该药容易通过 BBB，发挥神经保护和修复作用。作为美国 FDA 批准的一线治疗 RRMS 药物，FTY720 的推荐剂量是每天口服 0.5mg。其主要不良反应为短暂性无症状性心率减慢（与剂量相关）、血压升高和黄斑水肿，亦可出现感染，如疱疹病毒感染、肺部感染（主要为支气管炎）等。

（六）其他免疫抑制剂

不具备应用 DMT 的条件或对 DMT 治疗无效的 MS 患者，在充分估价其疗效 / 风险比的前提下，可慎重考虑应用其他免疫抑制剂治疗，临床上常用的免疫抑制剂包括硫唑嘌呤、环磷酰胺、氨甲蝶呤、环孢素 A 等。尽管 AAN 颁布的 MS 治疗指南对于上述免疫抑制剂在不同程度上予以了肯定，但仍认为对于预防 MS 复发的证据目前均不够充分，且长期应用会出现各种毒不良反应。因此一般用渐增量法治疗，由其日剂量的 1/4 开始使用 3 天，此后每 3 天增 1/4 量，直至全量。一般用药 3 ～ 12 个月在医生指导下逐渐减量，直至停药。在用药期间应严密监测血常规及肝、肾功能，若血白细胞减少或肝、肾功能出现异常时应立即减停药。

1. 环磷酰胺

环磷酰胺属于氮芥衍化物，通过烷化作用攻击核酸，和核酸形成交叉联结使得脱氧核糖核酸 (DNA) 生物活性减弱或丧失，致细胞分裂时不能被正确复制。对被抗原致敏后行有丝分裂、增殖的免疫活性细胞有直接杀伤作用，但不能杀伤记忆细胞，亦不能去除记忆性免疫应答。依据 I 期研究结果，环磷酰胺冲击治疗似不能改变进展型 MS 的病程 (B 级推荐)。依据一项 II 期研究结果，较年轻的进展型 MS 患者采用环磷酰胺冲击并追加治疗有一定的效果 (U 级推荐)。

国内有学者对环磷酰胺的推荐用量为 200mg 静脉点滴 1 周（共 2 次），继以 400mg 静脉滴注 1 周（共 2 次），800mg 静脉滴注每周 1 次，直至总量 10g 为一疗程。以后用维持剂量 800mg 静脉滴注每个月 1 次。不良反应包括外周血白细胞和血小板减少、脱发、胃肠道反应、出血性膀胱炎等。

2. 氨甲蝶呤

氨甲蝶呤作为叶酸代谢的拮抗剂，通过抑制二氢叶酸还原酶而阻止脱氧核糖核酸的合成和细胞分裂而起效，有抑制细胞和体液免疫以及抗炎症作用。依据一项 I 期研究证据，氨甲蝶呤可能有助于改善进展型 MS 患者的病程 (C 级推荐)。

氨甲蝶呤的推荐剂量为 7.5mg，每周 1 次。不良反应包括严重的骨髓抑制、口腔炎、口腔溃疡、腹泻和脱发等。

3. 硫唑嘌呤

硫唑嘌呤系巯嘌呤的衍生物，在体内分解为巯嘌呤起作用，即通过嘌呤拮抗作用抑制 DNA 的合成，从而阻止淋巴细胞的增殖而产生免疫抑制作用，对 T 细胞的抑制作用较强，较小剂量即可抑制细胞免疫，大剂量则对体液免疫有一定作用。依据数项结果不一的 I 期、II 期研究结果，硫唑嘌呤可能降低 MS 患者的复发率 (C 级推荐)。对残疾的进展无效 (U

级推荐)。

硫唑嘌呤的常用剂量为 2mg/(kg·d)，由 0.5mg/(kg·d) 开始用药，每 3 天增量 0.5mg/(kg·d) 至全量。不良反应包括骨髓抑制、肝功能损害、胃肠道不适等，长期应用可能会有导致非霍奇金淋巴瘤和皮肤癌的危险。

4. 环孢素 A

环孢素 A 为 11 个氨基酸组成的环状多肽，主要是抑制 T 细胞活化过程中白细胞介素 (interleukin，ID-2 的分泌，从而抑制特异性免疫应答。依据 I 期研究结果，环孢素 A 对进展型 MS 具有一定的疗效 (C 级推荐)。该治疗常出现的不良反应 (尤其是肾脏毒性和疗效不明显) 使其难以被接受 (B 级推荐)。

环孢素 A 的常用剂量 3 ～ 4mg/(kg·d)，由 1mg/(kg·d) 开始，每 3 天增量 1mg/(kg·d)，一般 7 天后达稳态血浓度，故当用 4mg/(kg·d) 第 8 天时应空腹查血药浓度，使其治疗血谷浓度为 100 ～ 150μg/L，作用包括肝和肾功能损害、口周麻木、高血压、感觉异常、多毛、震颤、齿龈增生和淋巴瘤。

(七) 联合治疗

对于单独应用免疫调节剂效果不佳的患者，可尝试予以联合治疗，理想的药物配伍方案应具有以下特征：作用模式不同且互补；具有协同而非拮抗的作用；通过减量使药物的毒不良反应下降；给药方便、安全且耐受良好。然而，迄今尚无获批的联合治疗方案或已有充分证据的临床研究。早期的研究多为小样本研究，结果提示下述方案的可行性：① IFNβ 和米托蒽醌；② IFNβ 和硫唑嘌呤；③ IFNβ 和氨甲蝶呤；④ IFNβ 和甲基泼尼松龙 [和 (或) 环磷酰胺]；⑤ IFNβ 和吗替麦考酚酯 (MMF)；⑥ IFNβ 和阿托伐他汀；⑦ IFNβ 和多西环素；⑧ GA 和米托蒽醌；⑨ GA 和甲基泼尼松龙；⑩ GA 和米诺环素。

近来完成的大样本 RRMS 临床试验显示了以下方案的疗效 / 安全性：① IFNβ-la 和阿托伐他汀 (结果阴性 / 安全)；② IFNβ-la 和那他珠单抗 (结果阳性 / 不安全)；③ GA 和那他珠单抗 (结果阳性 / 安全)；④ IFNβ-la(利比) 和经静脉滴注甲基泼尼松龙 (结果阳性 / 不良反应多)；⑤ IFNβ 和特立氟胺 (结果阳性 / 安全)；⑥ GA 和特立氟胺 (结果阳性 / 安全)；⑦ IFNβ-la 和 Daclizumzb(结果阳性 / 安全)。尽管如此，今后尚需更多的证据对上述方案进行验证。

鉴于激素大剂量短期应用的不良反应较小剂量长期应用者为少，故通常多用大剂量短期冲击疗法，但其疗效维持时期较短。另一方面，其他免疫抑制剂因有骨髓抑制等不良反应，故需逐渐增量，但起效较慢且疗效维持时期较长。对此，国内有学者提出，同时开始用甲基泼尼松龙冲击后递减剂量和其他免疫抑制剂递增剂量后维持治疗，能取得起效较快和疗效较持久的效果。

三、对症治疗

MS 临床症状的治疗亦非常重要，症状减轻是患者自身评价疗效的指标，也是能增加患者依从性的重要环节。随着 MS 病程延长以及疾病进展，神经功能缺损的相关症状逐渐增多以及程度的加重，将严重影响患者的生存质量，并可能导致患者抑郁的发生。一般而言，MS 相关症状经过激素等治疗后运动障碍改善较为显著，其次是二便功能，感觉障碍恢复最差。目前针对临床症状的治疗主要包括药物治疗、康复锻炼及心理辅导治疗。

（一）痉挛

痉挛的治疗应当包括理疗和伸展训练。通常需要药物治疗，以达到对痉挛的理想处置。最常应用的药物是巴氯芬，巴氯芬初始剂量为 5mg，每日 2～3 次。可每隔 4 天或 5 天以 5～10mg 的速度递增剂量，直至达到理想的效果或出现难以接受的不良反应。通常最大剂量为 40～120mg/d，分 3～4 次给药。加巴喷丁、乙哌立松亦可能有效。A 型肉毒素可能对局部痉挛有效。对不能活动并伴严重下肢痉挛的患者，当口服最大耐受剂量的药物仍无效时，可尝试鞘内给予巴氯芬。

（二）发作性症状

对于发作性症状，小剂量卡马西平、苯妥英钠、加巴喷丁、拉莫三嗪或托吡酯通常有效。一旦症状得到控制，可逐渐停药。一些发作性症状可能非常严重，如果认为系急性加重的表现，则可给予静脉滴注大剂量激素治疗。

（三）感觉异常和疼痛

多采用抗惊厥药和抗抑郁药治疗，无论单用或联合应用均可能有效。加巴喷丁、普瑞巴林或阿米替林通常能缓解症状。阿片制剂治疗脊髓病性疼痛可能有效，必要时亦可考虑使用。

（四）疲劳

在 MS 患者中较多见，治疗通常需要结合非药物性和药物干预。部分患者须限制活动，尤其在下午，此时疲劳最有可能发生。多数患者发现小睡很有帮助。训练计划对部分人有效。除这些方法外，通常有必要给予药物治疗，常用药物包括口服金刚烷胺 (100mg，每日 2 次) 和莫达芬尼 (200mg，每日 1 次)。安非他酮和选择性 5- 羟色胺再摄取抑制剂 (SSRI) 对有些患者有益，包括无抑郁者。哌甲酯也可能有效。

（五）精神异常

抑郁可应用 SSRI 类药物 (如氟西汀、舍曲林等)、5- 羟色胺和去甲肾上腺素再摄取抑制剂 (SNRI) 以及心理治疗。欣快尚无明确有效地治疗方法，且其多发生在疾病晚期。锂剂或者丙戊酸可被用于治疗双相障碍，而阿米替林对强哭、强笑有效。

（六）震颤

可能为 MS 最难治疗的症状之一，可应用苯海索、阿罗洛尔等药物。经药物治疗仍有致残性震颤至少 1 年的稳定性 MS 患者，且无明显的认知功能障碍、言语吞咽问题或其他受累肢体功能缺损，可考虑试用深部脑刺激 (DBS)。

(七)膀胱直肠功能障碍

抗胆碱能药物(如奥昔布宁、托特罗定和达非那新)是膀胱过度活动症治疗中最关键的药物。当抗胆碱能药治疗无效或者患者不能耐受时,予以去氨加压素可有效减少排尿和夜尿。对于患逼尿括约肌协同失调的患者,联合应用抗胆碱能药物和肾上腺素能拮抗剂(坦洛新和特拉唑嗪)可能会促进排空。当不能耐受药物或执行自我导尿时,须留置导尿管,但要密切观察以防止泌尿道和外生殖器并发症的发生。对有轻度便秘的患者应鼓励其食用富含纤维的食物或食用纤维添加剂以增加粪便体积,当粪便太硬时应可试用多库酯钠(每日 100 ～ 300mg)。添加轻泻药(如番泻叶)对便秘更严重的患者会有所帮助,而应用渗透性轻泻药(如乳果糖)可能会引起稀水样大便。控制大便失禁最好是练习有规律的排便,同时联合药物和行为治疗。

(八)性功能障碍

可应用改善性功能药物,选择性磷酸二酯酶抑制剂(如西地那非、伐地那非或他达拉非)可提高勃起功能。安非他酮可提高部分健康无抑郁的男性及女性患者的性欲,亦可能对 MS 可能有益。女性可局部应用雌激素药膏或一些润滑油以改善阴道干燥和阴蒂敏感性,非机械性振动按摩器和真空装置可能增加阴道润滑度、性高潮和满足感。

(九)肢体运动功能障碍

治疗方法以职业疗法和理疗为主。钾通道阻滞剂氨吡啶作为 4- 氨基吡啶的缓释剂,经数项临床试验证明能提高部分 MS 患者的下肢力量。大剂量应用 4- 氨基吡啶会增加痫性发作的风险,而当给予适宜剂量的氨力农 (10mg,每日 2 次)时则发病风险较低。

(十)认知障碍

MS 相关的认知功能障碍尚无明确的有效措施,胆碱酯酶抑制剂多奈哌齐、卡巴拉汀能改善伴轻度～中度认知障碍 MS 患者的记忆力。小剂量纳洛酮(每日 4.5mg)亦可能会提高 MS 患者的自报认知功能。

四、恢复治疗

根据病情对有肢体、语言或吞咽功能障碍的患者,早期进行功能康复治疗,如适当的体育疗法和水疗 (27 ～ 29℃)、中医治疗等可促进 MS 神经、肌肉功能的恢复。

五、CIS 的治疗

急性期大剂量的激素冲击治疗能促进 CIS 患者临床功能的恢复,亦能加快单发视神经炎患者功能恢复的速度和程度。然而,是否应用 IFNβ 治疗应视病情是否容易复发而定。对于临床发作轻微、可逆性 CIS,最佳的治疗办法是进行随访再决定是否用 IFN(3 治疗。首次病灶多发的 CIS 患者、有较严重功能障碍的患者以及临床表现与 MRI 均提示很可能发展为 MS 者,早期使用 IFNβ 可减少 CIS 发展为 CDMS 的概率 (A 级推荐)。对发展为

MS 的 CIS 进行早期 IFNβ 干预治疗可减缓脑萎缩的进程，减少功能障碍。

第十一节　新用或具有应用前景的免疫治疗策略

对于 MS 发病机制，目前普遍认为主要系由 T 细胞介导的针对 CNS 髓鞘的免疫应答所致，故成为当今实施治疗策略的基础。实验性自身免疫性脑脊髓炎 (EAE) 作为 MS 的经典动物模型，已被广泛应用于 MS 免疫治疗的实验室研究，许多治疗手段如用于肿瘤、移植和其他器官特异性炎性疾病的免疫抑制剂和 (或) 免疫调节药物在 EAE 模型上已取得了成功并部分获准临床使用。

一、口服耐受

如果 MS 由激活的 T 细胞引起，那么用诱导 T 细胞无应答性的方法可以阻断 T 细胞的激活。通过抗原诱导使髓鞘反应性 T 细胞的功能丧失，使其不能在 CNS 中被激活，从而引起组织损伤。以往，一些研究人员围绕口服免疫耐受进行了研究，观察经胃肠道给予蛋白抗原所致对免疫应答的低反应性，且允许黏膜免疫系统 (肠相关淋巴样组织) 吸收蛋白质而不被致敏。近来，对于口服耐受的机制了解愈加深入，该方法已被成功应用于数种自身免疫病 (如 MS、重症肌无力等) 的动物模型，并被证实有效。口服抗原导致免疫活性抑制或无应答取决于给予的剂量，低剂量引起抑制效应而高剂量产生免疫失能或克隆清除。对于 MS，口服耐受是在 IE 器官产生抑制炎症的调节性 T 细胞 (Treg)，这些 Treg 离开肠道迁移至含有给予抗原的器官，然后刺激 II 型辅助性 T(Th2）细胞释放抗炎性细胞因子如 IL-4、IL-10，转化生长因子 (TGF-β)。数项研究发现 MBP 或蛋白脂蛋白 (PLP) 诱导的大鼠 EAE 模型能被口服给予 MBP 或髓鞘少突胶质细胞糖化蛋白 (MOG) 的干预措施所抑制。

二、Treg

尽管 Treg 生物学特性尚未完全明确，但已发现给予 Treg 对 EAE 模型有效，尤其是 $CD_4^+CD_{25}^+$Treg。目前研究表明 MS 存在着该 Treg 的免疫功能缺陷，因此获取功能改善的 Treg 并自体回输可能会为 MS 治疗提供一个长期免疫调节和诱导免疫耐受的途径。获得足量 $CD_4^+CD_{25}^+$Treg 的方法主要包括多克隆和抗原特异性 Treg 的体外扩增法，前者通过 CD_3、CD_{28} 单克隆抗体 (McAb) 或人工抗原提呈细胞 (APC) 以及 IL-2 等体外刺激获取，但由于特异性 Treg 含量较少需要大量应用，而会引起系统性的免疫抑制；后者以往多采用经抗原刺激的自体树突状细胞、IL-2 或自体树突状细胞等与 $CD_4^+CD_{25}^-$ 或 $CD_4^+CD_{25}^+$T 细胞共同培养法而获得，但存在培养时间长、成本昂贵和树突状细胞的异质性等问题。故此，研究人员正在寻找一种行之有效地 Treg 体外培养方法用于 MS 的治疗。

三、抗原特异性免疫治疗

抗原特异性免疫应答的调控是用于治疗自身免疫病最具吸引力的策略之一，如 T 细胞疫苗、抗原特异性 Treg 等。尽管在 EAE 模型中通过使用免疫调控的办法能阻止有害的免疫应答，但并不能同样地用于人体，例如一些干预药剂不能穿过 BBB，并且要长时间地通过静脉或皮下注射给药。在动物模型中给予免疫接种和诱导疾病的时间很明确，故可以在特定的时间点内给予治疗干预，而在 MS 患者中则由于存在免疫系统激活过程的复杂性而使得决定何时进行靶向治疗变得异常困难，此外亦有人类遗传背景的异质性等问题。总之，上述难点都是今后研究要解决的关键点。

四、非抗原特异性免疫治疗

迄今为止，多种非抗原特异性免疫治疗的效果已在动物模型中得以证实，包括 IFNβ、影响淋巴细胞迁移的药物 [抗迟现抗原 -4(VLA-4）McAb、那他珠单抗]、抗淋巴细胞 (抗 $CD_{52}McAb$、抗 $CD_{25}McAb$，抗 CD_4McAb、抗 $CD_{20}McAb$) 等。尽管部分药物现已用于临床 (如 IFNβ)，但多数药物尚处在不同阶段的临床试验中，其疗效和安全性有待于更多的证据明确。

五、干细胞移植

(一) 造血干细胞移植

造血干细胞移植 (HSCT) 治疗 MS 的早期证据来自病例报道，在将其应用于合并多种自身免疫病 (包括 MS) 的恶性肿瘤患者时，自身免疫疾病的症状往往亦得以缓解。此外，EAE 的试验结果也提示在临床发作前予以 HSCT 能预防疾病，而发作以后做 HSCT 则可阻止疾病进展。据此，在 1995 年，各国开始将自体造血干细胞移植 (AHSCT) 用于 MS 的治疗，多选择 SPMS 和 PPMS 患者。迄今，欧洲血液与骨髓移植协作组已纳入了 400 余例进行了 I 期和 II 期研究，结果显示总复发次数、年均复发次数及 EDSS 评分均有一定程度的下降，且病情亦不同程度地好转；MRI 上新发病灶和 T2 病灶的数量减少以及病灶体积减小。目前国内亦做了一些小样本的研究，其中董慧卿等对不同亚型的 MS 患者 n=36）施行 AHSCT 治疗，并做了短期随访，发现与治疗前比较，多数患者 EDSS 评分、发作次数明显下降且 MRI 强化病灶数量显著减少。

目前对适于接受 AHSCT 治疗的 MS 共识如下：患者相对年轻 (≤ 45 岁)、MRI 发现有增强病灶且非卧床的 RRMS 或复发 - 进展型 MS(RPMS) 疗效最好 D 对于短期内病情进展迅速、残疾程度高以及对激素、硫唑嘌呤、环磷酰胺等药物耐受的 SPMS 患者来说，接受 AHSCT 治疗可能为最佳选择。另一方面，对卧床、EDSS 评分大于 6.5 分、MRI 上无活动性病灶、病情持续进展而无复发的患者，则不宜行 AHSCT。同时，亦应密切观察 AHSCT 治疗的不良反应、毒性作用及移植相关的病死率 (TRM) 等。

（二）其他

包括间充质干细胞 (MSC)、胚胎干细胞 (ESC) 和神经干细胞等。近年来做了数项针对 MS 患者的 MSC 移植研究，尽管均为小样本，但结果亦显示其导致了临床病情和 MRI 病灶的改善。国内顾菲等近来报道用 MSC 移植治疗 1 例 MS 患者，较治疗前其 EDSS 评分明显降低且 MRI 病灶显著变小。晚近国际专家小组提出了如下共识：在 II 期临床试验阶段，目前证据支持静脉注射自体 MSC 用以抑制持续显示炎症活性患者的自身免疫应答，在其已曾尝试性地接受了免疫调节剂的治疗时。对于 ESC 和神经干细胞移植对 MS 的效果，目前尚处在实验室阶段，故需要今后更多的证据明确。

总之，目前干细胞移植治疗 MS 仍处于临床试验或实验室阶段，入组患者的标准及治疗方案的选择等仍须进一步完善，远期效果亦有待于更精确的评价。

六、其他

（一）雌激素

大量临床研究和动物实验表明，MS 女性患者和 EAE 小鼠体内雌激素水平增高时病情均显著好转，而在其水平下降后则病情加重，表明雌激素与 MS 的发病机制显著相关。对此，研究人员正试图以此为突破口寻找一种有效地 MS 治疗方法，但是鉴于雌激素长期应用导致的致病风险（如血栓形成、乳腺癌等）而使其临床应用受到限制。

（二）他汀类

多项动物实验研究发现，给予他汀类药物（洛伐他汀、阿托伐他汀）可显著降低 EAE 发病率并减轻其临床症状，并抑制多种炎性因子的产生以及免疫细胞通过 BBB 向 CNS 的浸润。少数临床试验报道洛伐他汀降低 RRMS 患者的年复发率，减轻疾病的炎症反应，且 MRI 增强病灶总数和容积平均值均较治疗前显著减少，表明了他汀类对于 MS 的治疗作用。然而，目前临床应用他汀类药物治疗 MS 仍需要更多的证据以证实其作用机制，并确定最佳剂量、治疗时间窗以及与其他药物的联合应用等，同时亦应关注大剂量应用该药时出现的不良反应，特别是其由于抑制胆固醇的合成而导致对 MS 病灶髓鞘再生和神经修复的影响。

七、新型的口服免疫调节剂

虽然目前应用的 DMT 治疗能有效降低 MS 患者的复发和延缓疾病进展，但因其多数须经注射给药，故注射部位反应相当常见，以至于许多患者不能耐受治疗。因此，口服型免疫调节药物是今后的治疗发展趋势，一些药物目前已在部分国家获准使用，而多数尚处于临床试验阶段。

（一）克拉屈滨

克拉屈滨是一种合成的嘌呤核苷类似物，通过抑制细胞内 DNA 的合成和修复选择性地去除 T 细胞和 B 细胞，亦可降低上述细胞向 BBB 迁移的活性以及减少 IL-2、趋化性细胞因子的产生。一项Ⅲ期临床试验证实该药较安慰剂组可明显减少 RRMS 的复发率和 MRI 病灶活动性，目前已被俄罗斯和澳大利亚批准用于 RRMS 的治疗。

（二）Laquinimod

Laquinimod 是一种作为罗喹美克衍生物的免疫调节剂，被发现可阻止炎性细胞向 CNS 内浸润，且使 T 细胞向 Th2/Th3 表型转化。Ⅱ期临床试验 (0.3mg，每日 1 次) 报道该药可显著降低 MRI 病灶活动性，Ⅲ期临床试验 (0.6mg，每日 1 次) 初步证实该药可明显减少年复发率和残疾进展，且具有良好的耐受性。

1. 特立氟胺

特立氟胺是一种双氢乳清酸醋脱氢酶 (DHODH) 的可逆性非竞争性抑制剂，可阻止 B 细胞和 T 细胞的克隆扩增以及抗体的产生。早期的研究发现特立氟胺可有效地治疗 EAE。在临床Ⅱ期试验的基础上，Ⅲ期临床试验进一步证实该药较安慰剂组可显著减少 RRMS 患者的年复发率、延缓疾病进展并降低 MRI 病灶活动性，且耐受性良好。

2. BG12

BG12 是一种二甲基富马酸的配方制剂，目前其确切的作用机制不明。Ⅱ期临床试验报道该药在高剂量 (240mg，每日 3 次) 时较安慰剂组显著减少 RRMS 患者 MRI 增强病灶总数、新发或增大的 T2 病灶，但不良反应的发生频率亦相应增加。在此基础上，目前进行的两项Ⅲ期临床试验采用了剂量递增法以减少不良反应，晚近初步报道较安慰剂组显著减少了 RRMS 患者的复发率。

八、疗效的评价及病情监测手段

MS 目前尚缺乏对复发及病情进展的预测手段，而防止复发及延缓疾病进展是判定 MS 治疗能否有效地关键指标。由于 MS 患者之间存在个体差异，即使已被证实有效地治疗在针对不同的个体患者能否有效亦很难预测。在某些情况下，患者可能对此治疗有反应而对彼治疗则无反应，如临床上常见到快速进展的、对激素无反应的年轻患者在用环磷酰胺冲击治疗时有效。总之，MS 的治疗既要遵循指南提供的推荐，又要结合患者的个体情况实施个体化治疗方案。评价治疗是否有效应结合复发能否减少、残疾进展能否延缓 (EDSS 评分)、疾病活动性能否被控制 (MRI 病灶) 等手段进行综合、全面的评价。令人费解的是，尽管目前有大量证据表明 MS 患者有免疫功能异常，但迄今尚无特异性免疫学指标用于判定其治疗效果。

第四章　重症肌无力

第一节　重症肌无力免疫发病机制

在 MG 中由于针对突触后膜的自身免疫反应，导致 NMJ 结构与功能异常，主要包括：① AChRs 数目减少所致的突触后膜长度变短；②由于终端扩张所致的突触褶皱深度减少；③由于突触褶皱缩短所致的突触间隙增宽；④阻碍 ACh 与突触后膜受体结合的功能封闭作用。这些异常均导致动作电位安全系数降低，终板电位幅度进行性下降，最终导致 MG 患者肌无力症状。

一、MG 中抗体和补体的作用机制

（一）抗体在 MG 中的作用

1. 抗 AChR 自身抗体在 MG 中的作用

目前研究认为，重症肌无力是由一种自身抗体介导的、细胞免疫依赖、补体参与的、受累神经肌肉接头的自身免疫性疾病。研究表明，自身抗体在重症肌无力发病机制中发挥重要作用：①约 80%～90% 的全身型重症肌无力 (gMG) 患者体内有 AChR 自身抗体；②在母亲患 MG 的新生儿 MG 患者中检测到抗 AChR 自身抗体，并且该抗体滴度随患者症状恢复而降低；③血浆置换能降低 AChR 抗体水平，改善肌无力症状；④研究发现，将 MG 患者体内 AChR 抗体或 EAMG 动物的 AChR 抗体被动转移至小鼠体内，可以诱发肌无力症状；⑤向不同的动物接种纯化的 AChR 同样能够复制出 MG 动物模型；⑥有学者发现，MG 时 NMJ 突触后膜上 AChR 显著缺乏，通过免疫荧光法发现，在突触后膜有 AChR 与 AChR 抗体及补体的免疫复合物沉积。

AChR 抗体是一种多克隆抗体，主要成分为 IgG，10% 为 IgM。骨骼肌烟碱型 AChR 是重症肌无力的主要免疫抗原，是由 5 个亚基围绕一个中心通道排列组成的跨膜糖蛋白：2α 亚基和 β、γ(或 ε) 和 δ，其中 α 亚基是 ACh 结合位点的重要结构分子，而抗 AChR 抗体的主要靶点，即主要免疫原区 (MIR) 位于 α 亚基上，是不同于 ACh 结合位点的胞外区域。

应用加利福尼亚电鳗提取 AChR(tAChR) 和完全福氏佐剂 (CFA) 免疫 C57BL/6(B6）小鼠，能够制备出实验性自身免疫性重症肌无力 (EAMG) 小鼠，该模型已被应用于 MG 的实验研究。

研究发现，抗 AChR 抗体至少通过以下 3 种机制影响神经肌肉传递：①与 NMJ 的补体结合并使之活化；②通过抗体交联 (称为抗原调节) 加速 AChR 分子降解；③功能性

AChR 阻滞。

抗原的调节作用是指一个抗体交联两个抗原分子，并触发细胞信号，加速细胞内吞作用，进而促进交联分子的降解。在体内和体外的研究发现，MG 患者的 IgG 均能引起肌肉 AChR 抗原调节作用。如果 AChR 的合成不能有效代偿受体的降解，那么 NMJ 中可用的 AChR 分子将明显减少，从而出现肌无力症状，此为 MG 胆碱酯酶抑制剂诊断性试验的理论基础。当然，也不是所有抗 AChR 抗体都具有抗原调节作用，其原因为 IgG 抗体有两个抗原结合部位，而 AChR 表面表位的空间构象可能限制抗体与第二个 AChR 分子的交联。

虽然自身抗体与 ACh 结合位点结合所引起的功能性 AChR 阻断不是 MG 的常见发病机制，但其在临床上可能很重要。研究发现，自身抗体与 ACh 结合，虽然不引起 NMJ 炎症或坏死，但仍可使啮齿类动物出现严重的重症肌无力症状。大多数 MG 患者体内都存在少量能识别 ACh 结合位点的封闭抗体，尽管这些抗体滴度非常低，但其仍可能阻断 ACh 受体，促发急性肌无力危象。

此外有研究发现，不同 MG 患者的血清 AChR 抗体滴度与其临床症状并不相关，这提示抗体所致重症肌无力的能力并不相同。肌无力程度可能与抗体功能活性（如加速 AChR 降解或阻断 ACh 与其受体结合，以及其与补体结合的能力等）以及不同患者间（或同一患者不同肌肉）NMJ 存在变异有关。

2. 其他肌肉抗原抗体在 MG 中的作用

研究发现，约 20% 的 MG 患者血清中检测不到 AChR 抗体，称之为血清阴性 MG(SNMG)。一些血清阴性 MG 患者可能合成少量高致病性抗体，在血清中快速消失，并与 NMJ 快速结合。另外，一些血清阴性 MG 患者可能产生针对其他肌肉抗原的抗体，干扰神经肌肉传递。研究发现，肌肉特异性酪氨酸激酶 (MuSK) 是血清阴性 MG 患者的主要自身抗原。MuSK 是一种跨膜糖蛋白，在发育中和成熟肌肉中均有表达，但在成熟的肌细胞中，MuSK 只表达在 NMJ 突触后膜。MuSK 是人集聚蛋白的部分受体。MuSK 对于 AChR 的聚集很重要。Agrin 是运动神经元释放的集聚蛋白。Agrin 与低密度脂蛋白受体相关蛋白 4(Lrp4) 结合，激活 MuSK，触发胞内信号途径，从而引起 Dok-7 募集及非受体酪氨酸激酶和 GTP 酶活化，导致 AChR 聚集到突触后膜。此外，MuSK 与乙酰胆碱酯酶 (AChE) 的胶原蛋白（胶原 Q）结合，锚定 AChE，并引起其在突触间隙积累。

研究发现，30% ～ 40% 的血清阴性 MG 患者体内有抗 MuSK 抗体。抗 MuSK 抗体阳性 MG 患者体内不会产生抗 AChR 抗体，但只有一组日本患者的调查研究例外。一些抗 MuSK 抗体阳性的 MG 患者 NMJ 中并无 AChR 丢失，可能原因为该抗 MuSK 抗体主要为 IgG4，不能与补体结合。此外，抗 MuSK 抗体不引起 AChR 大量丢失、补体沉积或者 NMJ 形态破坏；相反，在 MuSK-MG 动物模型中，AChR 和 MuSK 的数目及突触面积均减少，AChERNA 表达下调，且纵隔、胸锁乳突肌、咬肌的这种改变要比肋间肌和胫骨前肌明显。

近来发现，AChE 在 NMJ 处多以非对称形式存在，其由胶原蛋白 Q 亚基将 AChE4 个亚基连接起来，并与肌细胞膜 MuSK 结合，引起 AChE 聚集。另外，有研究发现，将 MuSK-IgG 被动转移至小鼠，小鼠 NMJ 处 Col-Q 和 AChE 含量显著减少，而 MuSK 和 AChR 则轻度下降，提示 MuSK 抗体的作用靶点为阻断 MuSK-ColQ 相互作用，而不是 grin-Lrp4-MuSK 复合物，这也就解释了为什么大多数 MuSK-MG 患者用 AChE 抑制剂无效，并且易于出现胆碱能不良反应的原因。此外，一些研究发现，含有抗 MuSK 抗体的 MG 患者血清能够抑制细胞增殖，抑制 AChR 亚单位、缔合蛋白以及其他一些肌蛋白合成。目前，虽然学者们已证实了抗 MuSK 抗体在动物模型中的致病作用，但其在人类中的致病机制尚不明确。

此外，某些血清阴性 MG 患者体内既不含有抗 AChR 抗体，也不含有抗 MuSK 抗体，其发病机制可能通过一种血浆因子激活肌肉中的第二信使，进而导致 AChR 磷酸化并失活。MG 患者也可能合成抗非肌肉特异性蛋白抗体，如抗肌球蛋白抗体和抗快速肌钙蛋白抗体，这些抗体可能与 AChR 发生交叉反应，合并胸腺瘤的 MG 患者体内多含有抗 titin 和抗 ryanodine 受体抗体。

ACh 受体缔合蛋白 (Rapsyn) 位于突触后膜胞质表面，它在体内以等摩尔数与神经肌肉接头 nAChR 存在，参与共同定位。Rapsyn 能引起 AChR 及 MuSK 聚集。在 Agrin 或 MuSK 缺乏的小鼠中，虽然 AChR 和其他突触蛋白能够沿肌纤维均匀表达，但它们不能形成 NMJ，这些小鼠常在出生时死于严重的肌无力。另外，JoAChimPiguet 等用单分子示踪的方法发现在缺乏 Rapsyn 的肌原细胞中，可移动的 nAChR 比例显著增加，在表达 Rapsyn 的肌原细胞中，不移动的 nAChR 的数目明显减少。由此可见，Rapsyn 在诱导 AChR 在终板膜聚集的过程中发挥重要作用。

（二）补体在 MG 和 EAMG 中的作用

MG 患者和 EAMG 动物模型的 NMJ 含有补体 C3 活化片段、可溶性补体 C9 和膜攻击复合物 (MAC)。许多证据都提示 NMJ 补体活化可能是引起 AChR 丢失的首要原因，从而引起神经肌肉传递失败：①动物清除补体后不发生 EAMG 症状；②小鼠注射阻断补体 C6 的抗体（抗 C6 抗体）或补体 C6 抑制剂（可溶性 CR1）不发生 EAMG 症状；③与野生型小鼠（补体功能正常）相比，补体基因缺陷小鼠不能诱导 EAMG 症状或易感性降低；④ IL-12 小鼠合成 Th1 细胞及补体结合抗体很弱，在 AChR 免疫后小鼠很少出现 EAMG 症状，但抗 AChR 抗体合成很多，该抗体与 NMJ 突触结合，但是无补体，提示不能结合补体的抗 AChR 抗体不能诱导 EAMG 症状。

体内存在许多内在补体调节因子，如衰变加速因子 (DAF 或 CD55)、膜辅酶蛋白 (MCP 或 CD46)、膜反应性溶解抑制物 (MIRL 或 CD59)，这些内在补体调节因子能保护细胞表面而不被自身补体激活，从而抑制自身免疫反应。研究发现，把 EAMG 中抗 AChR 抗体被动转运至 Daf 小鼠，其 NMJ 处突触后膜 C3b 沉积增加，AChR 水平显著减少，NMJ 破坏显著，肌无力症状也比野生型小鼠严重，提示补体在 EAMG 发病机制中发挥重要作用，而补体抑制剂可能有治疗作用。

二、MG 中免疫细胞及细胞因子的作用

（一）CD4$^+$T 细胞在 MG 中的作用

MG 是抗体介导的自身免疫性疾病，自身抗体攻击 NMJ 的烟碱型乙酰胆碱受体 (AChR)，从而引起肌无力症状。研究发现，MG 患者的血液和胸腺内存在 AChR 特异性 CD4$^+$T 细胞，在胸腺切除或用抗 CD4 抗体治疗后其症状会有所改善，而体外 AChR 诱导的 T 细胞应答减少。动物实验表明，把 MG 患者胸腺组织或血单核细胞 (BMCs) 移植到重症联合免疫缺陷 (SCID) 小鼠后 (该小鼠无功能性 B 细胞和 T 细胞，能耐受异种移植)，SCID 小鼠能产生抗人 AChR 抗体，但其只有在 AChR 特异性 CD4$^+$T 细胞存在时才会产生 MG 症状；此外，有研究发现，CD4$^+$T 细胞基因缺陷小鼠不能被诱导出。这些研究都提示 AChR 特异性 CD4$^+$T 细胞在 MG 发病机制中发挥着重要作用。

MG 患者血清中的抗 AChR 抗体大多数是高亲和力 IgGs，其能结合补体，但是其只有当 AChR 特异性 CD4$^+$ 辅助性 T 细胞分泌细胞因子激活 B 细胞后，体内才能合成致病性抗 AChR 抗体。AChR 经抗原呈递细胞 (ABC) 处理后，通过 MHC Ⅱ 与 CD4$^+$Th 细胞结合，CD4$^+$Th 细胞活化，分泌细胞因子促进 B 细胞增殖，促发 Ig 基因体细胞突变及 IgG 类型

转换，并分泌致病性抗 AChR 抗体。通常 B 细胞可分泌低亲和力的抗 AChR 抗体，如多发性骨髓瘤患者中有大约 10% 的可与 AChR 结合的单克隆 IgG。但多发性骨髓瘤患者却极少合并 MG，这可能与其分泌的抗 AChR 抗体为低亲和力抗体有关。

体外研究发现，全身型 MG(gMG) 患者的 CD4$^+$T 细胞对所有 AChR 亚基都有应答，并且其抗原决定簇会随病情的进展而扩展。一些 ACKR 序列能被大多数 gMG 患者的 CD4$^+$T 细胞所识别。当把能特异性识别这些 "共同" AChR 表位的 CD4$^+$T 细胞移植到 SCID 小鼠后，B 细胞能够产生抗 AChR 抗体，使小鼠出现 MG 症状。但是，眼肌型 MG(oMG) 患者的 CD4$^+$T 细胞对 AChR 及其抗原表位的应答反应比较弱，并且随时间推移而不稳定。即便病程已经持续数年，oMG 患者的 CD4$^+$T 细胞很少能识别所有 AChR 亚基。目前仍不清楚 oMG 患者的 CD4$^+$T 细胞是只识别胚胎期 γ 亚基还是成人亚基，或两者都有。

另外有研究发现，健康人外周血中也含有肌肉 AChR 特异性 CD4$^+$T 细胞，但却并不引起肌无力，这可能与免疫耐受机制有关；而在自身免疫性疾病中，机体免疫耐受机制常被破坏。

AChR 反应性 CD4$^+$T 细胞在 MG 和 EAMG 发病中的致病作用间接地证明了 MHC Ⅱ 分子在 MG 中的重要作用。抗原呈递细胞 (ABC) 识别并结合 AChR 抗原，加工处理后与 MHC Ⅱ 分子结合并表达于细胞表面，呈递给 T 细胞，此为激活 T 细胞的第一信号。ABC 与 T 细胞表面协同刺激分子相互作用，提供第二信号，即协同刺激信号，使 T 细胞活化成 AChR 特异性 CD4$^+$T 细胞。研究表明，小鼠 EAMG 易感性与 MHC Ⅱ 分子表达的等位基因相关；一些学者发现，编码 I-Ab 分子 β 亚基的基因突变会使易感性高的 C57BL/6 小

鼠转变为耐 EAMG 的 BM12 小鼠。MG 与其他自身免疫性疾病一样，某些 MHC(HLA) 等位基因的表达频率比普通人群高。MG 患者体内常发现的 HLA 基因表达产物，包括：B8 和 A1 Ⅰ类分子、DR3/DW3 Ⅱ类分子和某些 DQ 等位基因的表达产物。有学者应用表达 DR 或 DQ 等位基因的转基因小鼠进行研究发现，DQ8 和 DR3 分子的表达与 EAMG 易感性相关，DQ6 分子则与耐受性相关。

（一）CD4⁺T 细胞亚型及其细胞因子在 MG 和 EAMG 中的作用

根据分泌细胞因子不同，CD4⁺T 细胞可以分为不同亚型，Th1 细胞主要分泌 IL-12、IL-2、IFNγ、TNF-α 等；Th2 细胞主要分泌 IL-4、IL-10 和 IL-13；Th17 细胞主要分泌 IL-17 等。不同亚型的 Th 细胞具有不同甚至相反的作用。Th2 细胞分泌的细胞因子 IL-4 可以刺激 Th3 细胞分化并分泌 TGF-β，抑制免疫应答。在小鼠中 Th1 和 Th2 细胞因子都可能诱导抗体合成，但这些免疫球蛋白的类型却大不相同。比如，Th1 细胞诱导合成的 IgG 亚型能结合并激活补体，而 Th2 细胞诱导合成的 IgG 亚型结合补体的能力却很弱甚至完全不与补体结合。Th17 细胞在促进免疫应答中发挥重要作用，研究发现，EAMG 后期 CD4⁺Th 细胞亚群的平衡改变，Th1 和 Th17 细胞增多，而 Th2 和 Treg 细胞减少。ABC 分泌的 IL-18 通过直接或间接作用于 NK 细胞促进 Th1 细胞分化。CD1d 限制性 NKT 细胞能激活调节性 T 细胞，抑制自身免疫反应。

1. Th1 细胞及其细胞因子

MG 患者外周血中存在大量识别 AChR 不同表位的 Th1 细胞，其能够刺激 AChR 抗体的产生。将同一位 MG 患者的 Th1 细胞、B 细胞和巨噬细胞共同移植到 SCID 鼠体内能够诱导产生致病性 AChR 抗体。此外研究表明，Th1 细胞能诱导与补体结合的致病性抗 AChR 抗体表达，这在 EAMG 诱导中发挥着重要作用。

Th1 细胞分泌的促炎症因子，如 IL-12、IL-2 和 IFN-γ 等，同样在细胞介导的免疫反应中发挥重要作用。研究发现，AChR 免疫的 B6 小鼠，注射 IL-12 能加重 EAMG 症状，可能与 IL-12 能够促进 AChR 抗体产生有关。另外，雌激素能刺激 AChR 特异性 Th1 细胞合成 IL-12，加重 EAMG，这提示雌激素通过 Th1 介导参与了 MG 的致病机制，这也可能解释了自身免疫性疾病的性别差异现象。此外，研究表明，Th1 促炎性细胞因子能诱导肌肉中 MHC Ⅱ分子表达，易化肌肉 AChR 呈递，促进活化的 AChR 特异性 CD4⁺T 细胞进一步扩增。

另外，有研究发现，抗 TNF-α 抗体可抑制 EAMG 进展，可溶性重组人 TNF 受体可以竞争抑制小鼠 TNF-α 与体内受体结合，明显改善 EAMG 症状。TNF-α 或 TNF 受体基因缺陷小鼠存在 EAMG 抵抗，而 IL-12 可诱导这些小鼠出现 EAMG 症状，这提示 Th1 细胞的分化在 EAMG 中发挥重要作用。

另一主要的 Th1 细胞因子 IFN-γ 在 EAMG 发病机制中的作用尚有争议。在 MG 患者和 EAMG 小鼠的肌肉、胸腺和淋巴结内，IFN-γ 诱导的趋化因子及其受体均增多，并且此趋化因子含量的降低与肌无力症状减轻程度密切相关。此外，有些研究发现，IFN-γ 基因敲除小鼠和野生型小鼠同样易感 EAMG，但有学者却发现，IFN-γ 和 IFN-γ 受体基因敲除小鼠表现为 EAMG 抵抗。

2. Th2 细胞及其细胞因子

Th2 细胞在 EAMG 发病机制中的作用复杂。Th2 细胞主要分泌 IL-4、IL-5、IL-6、IL-10 和 IL-13 等抑炎因子，是体液免疫应答的重要诱导因子。其中部分细胞因子 (IL-4) 具有保护作用，而一些细胞因子 (IL-5、IL-6、IL-10) 却能加重 MG 的症状。

研究表明，IL-4 能抑制抗体介导的 AChR 自身免疫反应。用 AChR 免疫后，IL-4 基因敲除 (KO) 小鼠发生 EAMG 比 WT 小鼠早且病程更长 (IL-4KO 小鼠 6 个月以上，WT 小鼠病程 2 ~ 3 个月)，IL-4KO 小鼠体内比 WT 小鼠更容易产生抗 AChR 抗体且抗体存在时间长，IL-4KO 小鼠 EAMG 症状比 WT 小鼠更严重。进一步研究发现，信号转导与转录活化因子 6(STAT6) 是 IL-4 介导的 Th2 细胞分化的重要细胞内因子，STAT6 缺陷小鼠的 EAMG 易感性增加，且血清中抗 AChR 抗体水平显著增高。这都表明 IL-4 能抑制 AChR 免疫应答，从而抑制 EAMG 进展。

研究显示，IL-5KO 小鼠和 IL-10KO 小鼠 EAMG 发病率较低，且 EAMG，症状轻，肌肉 AChR 丢失较少。用 AChR 免疫 IL-10KO 小鼠，AChR 特异性增殖反应明显增加，MHC II 分子表达减少，产生抗体的 B 细胞减少，而 $CD_5^+CD_{19}^+$B 细胞增加。尽管 EAMG 抵抗增加，在 AChR 免疫后 IL-5KO 小鼠表现为完整的二次抗体和淋巴细胞增殖应答，而其 EAMG 抵抗可能与 AChR 的淋巴细胞应答减少、肌肉中 C3 水平降低有关。此外研究发现，IL-6 缺陷小鼠对 EAMG 抵抗。上述均表明 IL-5、IL-6、IL-10 等细胞因子能加重 MG 的症状。

3. Th17 细胞

目前有学者发现，$CD4^+$Th 细胞亚型 --Th17 细胞及其细胞因子 IL-17 在 MG 自身免疫和促进炎症反应中起重要作用。研究发现，用 tAChR 免疫 IL-12/IL-23P40 亚基和 IFN-γ 双基因敲除 B_6 小鼠，能诱导 EAMG 症状，其 AChR 抗体、$CD4^+$T 细胞免疫应答与野生型 (WT) 小鼠相似，从这两种小鼠分离的 TAChR 特异性 $CD4^+$T 细胞在体外用 TAChR 刺激后分泌相似水平的 IL-17 提示，除 Th1 细胞外，Th17 细胞在 MG1 免疫应答中有重要作用。还有研究发现，EAMG 次级淋巴器官中的自身反应性 Th17 细胞受 CD11b(+) 细胞 (分泌 IL-6) 调节，其通过 CC 族趋化因子发挥作用。IL-17 缺陷小鼠不能诱导 EAMG 症状，提示 AChR 反应性 Th17 细胞辅助 B 细胞产生抗 AChR 抗体，产生神经肌肉接头传递障碍，从而产生肌无力症状。

4. 调节性 T 细胞

调节性 T 细胞 (Tregs) 为表达 CD25 和转录因子 Foxp3 的 $CD4^+$T 细胞，称为 $CD4^+CD25^+Foxp3^+$Tregs，其在维持外周耐受机制中发挥重要作用。$CD4^+CD25^+$Treg 细胞能够下调 Th1 细胞因子，上调免疫抑制性细胞因子 IL-10 和 TGF-β。

研究表明，MG 患者 CD4$^+$CD25$^+$Treg 细胞水平较健康对照组明显降低，且在 MG 患者接受免疫抑制剂或胸腺手术治疗后，其数量增多，另有学者把 IL-2/ 抗 IL-2 单克隆抗体 (mAb) 复合物注入 EAMG 小鼠扩增 CD4$^+$CD25$^+$Treg 细胞，结果发现其能明显抑制自身反应性 AChR 特异性 T 细胞和 B 细胞应答，改善肌无力症状。

另外，EAMG 小鼠中 CD4$^+$CD25$^+$T 细胞的功能发生了改变。研究发现，尽管在 EAMG 鼠和健康鼠的脾和淋巴结中 CD4$^+$CD25$^+$ 和 CD4$^+$CD25high 细胞出现频率相似，但是体外实验已证实从正常小鼠脾中分离的 CD4$^+$CD25$^+$T 细胞能抑制抗原诱导的 AChR 特异性 T 细胞增殖，而从 EAMG 鼠脾中分离的 CD4$^+$CD25$^+$T 细胞却不能抑制 AChR 特异性 T 细胞增殖。此外，有学者发现，从 EAMG 鼠中分离的 CD4$^+$CD25$^+$T 细胞表面 Foxp3$^+$ 表达减少，而 CTLA-4 表达增多，其提示 EAMG 小鼠免疫耐受被破坏。

已有研究发现，从 naive 小鼠分离的 CD4$^+$CD25$^+$Treg 细胞能保护小鼠不产生 EAMG 症状，并抑制疾病进展，当 AChR 免疫动物预防性注射从正常小鼠体内分离出的 CD4$^+$CD25$^+$T 细胞时，其能减轻 EAMG 症状，但如果在发病 4 周后注射 CD4$^+$CD25$^+$T 细胞，却不能改善肌无力症状，这表明 CD4$^+$CD25$^+$T 细胞能抑制 EAMG 早期发病，其可能与 T 细胞系 (抗原识别、表位扩散和 T 细胞增殖) 有关，但如果抗体介导的补体已攻击 NMJAChR 时，注射 CD4$^+$CD25$^+$T 细胞则不能改善 EAMG 症状。

（三）NK 和 NKT 细胞在 MG 和 EAMG 中的作用

CD1-d 限制性 NKT 细胞可能参与自身免疫耐受的维持过程。在 EAMG 和 MG 中，NKT 细胞和 Tregs 可能协同调节对 AChR 的免疫应答。通过人工合成的糖脂协同剂来激活 AChR 免疫接种的小鼠的 NKT 细胞，可以阻止 EAMG 病情的进展；这些治疗效果很可能也与糖脂分子能够刺激诱导 Tregs 数目增多及其调节功能增强有关。

NK 细胞也会影响 EAMG 和 MG 病情的进展。在小鼠中，NK 细胞是 EAMG 发生发展所必要的。NK 细胞分泌的 IFN-7 能够增强 Th1 细胞的敏感性，并在 EAMG 中发挥"允许"作用。对 NK 细胞和 Th1 细胞，IL-18 是一种重要的生长和分化因子，而当其与 IL-12 协同作用时，这种效应尤甚。有学者发现，IL-I8 缺陷小鼠不能诱导出 EAMG，用药物阻断 IL-18 能够缓解 EAMG 的症状。研究发现，MG 患者血清 IL-18 水平升高，而且 gMG 患者高于 oMG 患者，随着临床症状改善，IL-18 水平降低。这些均提示 IL-18 在 MG 和 EAMG 发病机制中有重要作用。

（四）树突状细胞在 MG 和 EAMG 中的作用

树突状细胞 (DC) 是机体功能最强的专职抗原呈递细胞 (ABC)，它能高效摄取、加工处理和呈递抗原。未成熟 DC 具有较强的迁移能力，成熟 DC 能有效激活初始 T 细胞。树突状细胞处于启动、调控并维持免疫应答的中心环节。

研究发现，从健康大鼠中提取 DC，在体外应用 IFN-γ 和 TGF-β 处理后，皮下注入 EAMG 鼠中，能有效抑制 EAMG 病情进展，而从 EAMG 鼠提取的 DC 应用 IL-10 处理后，腹腔注入 EAMG 鼠体内同样能改善 EAMG 症状。

核转录因子 κB 是 DC 分化过程中重要的转录因子。EAMGB6 小鼠静脉注射 κB 基因沉默 DC，肌无力症状减轻，这可能与体内 T 细胞由 Th1/Th17 为主向 Th2 和调节性 T 细胞转变有关。

另外，有学者发现在 EAMG 诱导前注射粒细胞集落刺激因子 (GM-CSF)，EAMG 发病率降低；而在 EAMG 诱导后注射，其能够缓解 EAMG 症状，这主要与抗 AChRIgG 减少及淋巴细胞对 AChR 应答被抑制有关。这提示通过细胞因子调节 DC，并将该 DC 注入小鼠体内，机体能对 AChR 产生免疫耐受，这可能是治疗 MG 的有效方法。但是最近研究发现，小鼠皮下注射经 IL-10 调节的 DC，EAMG 症状却没有改善，如何给予处理过的 DC 及其具体剂量仍需进一步研究。

三、胸腺在 MG 中的作用

调查显示，约 70% 的 MG 患者有胸腺异常，其中 50%～60% 的 MG 患者胸腺肥大，胸腺滤泡增生，10%～15% 合并胸腺瘤。胸腺切除后 70% 的患者临床症状改善。MG 患者胸腺中含有针对 AChR 自身免疫所需的所有条件，AChR 特异性抗体的来源。研究发现，用 MG 患者胸腺组织移植到免疫缺陷小鼠肾被膜下 1～2 周后，在小鼠血清中可检测到抗人 AChR 抗体，提示 MG 患者胸腺组织能诱导和维持自身抗体产生。由此，有学者推测诱发免疫反应的起始部位在胸腺。

胸腺是诱导 T 细胞分化和成熟的场所，T 细胞在胸腺发育过程中形成对自身抗原的耐受性以免机体发生自身免疫反应。若胸腺结构和功能异常，T 细胞受体 (TCR) 基因重排不能消除或抑制对自身抗原的 T 细胞克隆，对自身抗原的免疫耐受出现障碍，则出现自身免疫反应。

胸腺对 AChR 免疫耐受的破坏是激活和维持 MG 自身免疫反应的重要因素。胸腺中 AChR 结构的变异可能会导致 AChR 自身耐受和免疫调节的破坏，从而启动 MG 的异常免疫应答，最终导致 NMJ 免疫病理变化。MG 患者胸腺富含 AChR 特异性 CD_4+Th 细胞，其激活周围淋巴器官、骨髓及胸腺中的浆细胞，使其产生 AChRIgG 抗体。但胸腺不是 AChR 抗体的唯一来源，胸腺全部切除后 MG 患者仍长期存在 AChR 抗体，其可能通过 AChR 特异性 Th 细胞刺激外周淋巴细胞产生 AChR 抗体。

正常及增生的胸腺中均含有肌样细胞，该细胞类似横纹肌并载有 AChR。近来有研究表明，胸腺上皮细胞、胸腺细胞、肌样细胞及胸腺基质细胞均存在 AChRmRNA 表达，胸腺组织中可见骨骼肌 AChR 或 α 亚单位 mRNA 表达，推测在特定遗传素质个体中，由于某种病毒感染后，肌样细胞 AChR 构型改变，其分子结构与 NMJ 突触后膜上 AChR 结构相似，刺激产生 AChR 抗体。胸腺淋巴增生 B 细胞产生的 AChR 抗体进入体循环，到达 NMJ 突触后膜与 AChR 产生抗原抗体反应。

综上所述，抗体、抗原特异性 T 细胞、免疫细胞及细胞因子、胸腺等在重症肌无力发病机制中有重要作用，但研究数据多在特定的 EAMG 模型中所得，其各因素间相互作用尚不十分明确，而且其在人体内的具体作用机制亦不明确，需要进一步研究。

第二节　重症肌无力的病理生理

一、重症肌无力的病理生理

重症肌无力 (MG) 病变的部位，一度认为在 NMJ 突触前膜，不少的学者在 NMJ 突触前膜进行了仔细的研究，究竟病变在前膜还是后膜一直争论不休，直到 20 世纪 90 年代，通过动物实验和电镜等技术的验证，证据越来越多地支持病变主要受累 NMJ 突触后膜上乙酰胆碱受体 (AChR) 的学说。因此，前膜病变导致的神经肌肉接头疾病不属于重症肌无力的范畴。凡是各种原因使 NMJ 突触后膜上乙酰胆碱受体 (AChR) 功能发生障碍，均可能出现类似 MG 的表现，统称为重症肌无力样综合征，包括新生儿重症肌无力、先天性肌无力综合征、先天性终板乙酰胆碱酯酶缺乏、慢通道先天性肌无力综合征、先天性乙酰胆碱酯酶受体缺乏，以及药物引起的重症无力等，均不在本章讨论。

(一) 神经肌肉接头及运动神经

1. 神经肌肉接头

运动神经元及其支配的肌纤维构成运动单位，一个运动神经元轴突分出数十至数百个分支与支配的肌纤维形成突触，突触由突触前膜 (神经末梢)、突触间隙和突触后膜 (肌膜) 组成。当动作电位沿神经纤维传至轴突末梢时，引起突触前膜钙通道开放，Ca^{2+} 从细胞外液进入轴突末梢，促使轴浆中含有乙酰胆碱 (ACh) 的突触小泡向前膜移动。当突触小泡到达前膜后，突触小泡膜与前膜融合，进而破裂，将 ACh 释放到突触间隙并扩散到后膜，与后膜上的 AChR 结合，引起后膜上的钠、钾通道开放，使 Na^+ 内流 (主要)、K^+ 外流，结果使后膜处的膜电位幅度减小，即产生去极化，这一电位变化称为终板电位。当终板电位达到一定幅度 (肌细胞的阈电位) 时，就引发肌细胞膜产生动作电位，从而使骨骼肌产生一系列兴奋收缩过程。

神经肌肉接头处兴奋传递的基本模式是电 - 化学 - 电传递，其特点包括：①单向传递：即兴奋只能由前膜传向后膜而不能反向传导，是因 ACh 只存在于前膜内的囊泡中；②时间延迟：由于这一过程中有化学传递环节，因此与兴奋在神经纤维上传导相比，耗时较长；③易受环境变化影响：NMJ 处对化学物质、温度等环境因素敏感性较高，易于疲劳；④一对一传递：即正常状态下神经每兴奋一次，均可引起一次肌细胞兴奋。

2. 运动神经

骨骼肌纤维受脊髓前角大运动神经元支配，每个前角细胞发出独立的有髓运动神经纤维或者轴索。由于郎飞结的存在，动作电位沿着轴索从一个郎飞结跳跃式传导至下一个郎飞结，轴索的这一结构使跳跃式传导更有效，表现在两方面：①轴索的节间区被施万细胞产生的磷脂绝缘层覆盖，磷脂可通过增加有效地跨膜电位和减少轴突及胞外电容减少节间区的传导损失；②郎飞结含有很多钠通道，这些钠通道可去极化而产生动作电位。脊椎动物的郎飞结约有 2000 个钠通道 /μm^2，这些高密度的钠通道有助于产生动作电位。此外，郎飞结还有少许钾通道，向外的 K^+ 电流与去极化的 Na^+ 电流方向是相反的，参与动作电位的产生及传导。

（1）运动神经末梢：每个运动神经末梢都分成 20 ～ 100 个更小的纤维。成熟的哺乳动物的肌肉中每个运动神经末梢通过运动终板支配一个小的肌纤维。单个运动神经轴突支配的肌纤维称为运动单位运动神经末梢是长达 100μm 的无髓鞘结构，无髓鞘的运动神经末梢存在钾通道、钠通道。因此，终端神经末梢的动作电位的波幅及潜伏期被钾、钠通道所决定。乙酰胆碱 (ACh) 储存在神经末梢的囊泡内，这些储存 ACh 的囊泡均衡分布在突触褶皱顶部的间隙里，此为释放点，也称激活区。在此 ACh 通过囊泡与突触前膜融合完成释放，此过程需要 Ca^{2+} 流的参与。钙通道主要是 P/Q 型，但有文献报道 N 型钙通道也很可能存在于哺乳动物运动神经末梢。钙通道组成两条平行线，每条线里有近似 5 个通道，线间距离约 20nm，每个钙通道之间相距 60nm。

钙通道在信号传输中的作用是激活区高浓度钙通道，使神经末梢区 Ca^{2+} 浓度很快达到 100 ～ 1000μm，从而导致囊泡与突触前膜开始融合。正常的神经末梢动作电位并未激活所有的钙通道，因为动作电位的持续时间＜ 1 毫秒，而钙通道激活的时间需要 1.3 毫秒以上。用四乙胺 (TEA) 或 3，4- 二氨基吡啶 (3，4-DAB) 阻滞钾通道来增加动作电位的持续时间，将增加 Ca^{2+} 内流，从而增加 ACh 的释放。在 Lambert-Eaton 综合征，P/Q 型钙通道结合抗体的产生阻止了 Ca^{2+} 内流，神经肌肉信号传导会因为神经末梢释放的囊泡减少而出现传导阻滞。用 3，4-DAB 治疗 Lambert-Eaton 综合征可以调节神经肌肉传导功能，因其能延长钙通道激活时间，增加 Ca^{2+} 内流，弥补钙通道的缺失。因神经末梢与囊泡膜表面有电荷相似的极性，突触囊泡与突触前膜的静电可能是相互排斥的。Ca^{2+} 因与膜表面结合，中和了负性的表面电荷，从而解除对膜融合的抑制，同时也可以打开 Ca^{2+} 激活的阳离子通道，使阳离子大量内流，减少突触囊泡和神经末梢膜上负性的表面电荷。除此之外，Ca^{2+} 内流可引起蛋白磷酸化，导致大分子的构象改变，从而导致囊泡从细胞骨架分离，有效地完成膜的融合。

（2）突触前膜：突触囊泡与突触前膜的融合是一个复杂的过程，包括囊泡和神经末梢突触前膜上多种蛋白的构象变化。突触囊泡内容物释放等一系列精确过程至今尚不清楚。然而，近 10 年随着一些分子机制的阐明，突触囊泡释放机制也逐渐明朗。囊泡在融合前须首先定位，是囊泡靠近神经末梢质膜的过程。在定位发生前，突触融合蛋白 -1 与 munc18-1 结合，突触泡蛋白与突触小泡蛋白、突触囊泡蛋白结合，这些蛋白的相互作用抑制定位复合体的形成。在定位开始发生时，munc18-1 从突触融合蛋白 -1 中分离，突触囊泡蛋白从突触小泡蛋白中分离，促使突触核心复合体形成。在这 3 个蛋白中，其中 2

个来自胞质膜 (突触融合蛋白 -1 和突触囊泡相关蛋白 25 或 SNAP25)，1 个来自突触囊泡膜 (突触小泡蛋白)，它们组成了定位复合体。这 3 个蛋白是 SNARE 蛋白，以 70- 残基 SNARE 为特征。N- 乙基马来酰亚胺敏感因子和 α- 可溶性 -NSF 连接蛋白与定位复合体结合成融合复合体。NSF 是一个三磷酸腺苷，交联多个核心复合体形成一个网络，三磷酸腺苷的水解作用在 Ca^{2+} 内流前发生，导致囊泡和突触前膜的融合失效。突触囊泡膜上的突触结合蛋白很可能是 Ca^{2+} 的传感器。

突触结合蛋白如何触发快速的囊泡释放机制仍不清楚。突触结合蛋白的胞质中存在与 Ca^{2+} 及蛋白激酶的磷脂结合区有高度同源性区域。突触结合蛋白很可能通过与磷脂结合区的结合而与细胞膜和突触融合蛋白连接。Ca^{2+} 与突触结合蛋白结合后，突触结合蛋白与细胞膜上的脂质相互作用发生改变，从而导致突触融合蛋白构象改变，使膜完全融合。Ca^{2+} 也可结合至膜表面，负性表面电荷集中，从而促进膜的融合。

囊泡的内容物分泌到突触间隙后，囊泡膜的再利用有 3 个途径：①经由网格蛋白依赖机制把膜成分完全融合于质膜；②囊泡再摄取后，网格蛋白包被的囊泡去包被并移行到神经末梢内部；③突触囊泡膜与胞内体融合，产生新的囊泡。新囊泡通过主动转运积聚 ACh 及其他物质，经由扩散或细胞骨架的迁移移行到激活区。一些突触囊泡相关蛋白是肉毒杆菌水解作用的作用靶点。神经末梢丰富的线粒体作用也十分显著，其缓冲胞内的 Ca^{2+}，为突触释放、神经递质合成、离子和 ACh 的传输提供能量。在动作电位重复产生的过程中，胞内的 Ca^{2+} 先是快速增加，然后是缓慢增加；在刺激持续过程中，阻碍线粒体的 Ca^{2+} 摄取，导致胞内 Ca^{2+} 迅速增加。

（3）突触间隙：神经末梢至突触后膜的空间约有 $50nm^3$，此空间即为突触间隙。ACh 通过突触间隙激活 AChR。每个突触囊泡融合释放约 1 万个 ACh 分子到突触间隙中，同时 ATP 也被释放并调节突触后递质释放的敏感度。一个动作电位传输至神经末梢刺激 50 ～ 300 个囊泡的融合，因突触间隙距离短，ACh 扩散常数相对高，使之扩散十分迅速。

突触间隙的乙酰胆碱酯酶 (AChE) 作用是，突触后膜基膜上的 AChE 加快突触间隙 ACh 降解。AChE 的失活可延长 ACh 在突触后膜的作用时间，并减少 ACh 所致终板电流的衰减。AChE 浓度在突触后膜中几乎达到 3000 个分子 /μm^2，要比乙酰胆碱受体 (AChR) 浓度低 5 ～ 8 倍。在次级突触褶皱中，由于 AChE 浓度足够高，以致进入突触间隙的 ACh 大多被水解。因此，次级突触褶皱扮演洗涤槽的角色，终止 ACh 的作用并阻止 AChR 多次被激活。在 MG 患者及实验性自身免疫性重症肌无力 (EAMG) 大鼠的神经肌肉接头中存在异常的胆碱能递质，已证明此递质能诱导增强转录和转换选择性剪切 AChE 相关的前 mRNA，结果产生了极稀少的 AChE 突变体 (AChE-R)。以前认为 AChE 是一个多聚体，通过富含脯氨酸的 PRiMA 结合于突触后膜，而 AChE-R 是个缺少羟基的半胱氨酸的可溶性单体，这一结构是必不可少的，AChE-R 与 ACh 的水解及突触的形态生成相关。在急性应激或 AChE 暴露的情况下，显露出来的 AChE-R 会减弱最初的超强兴奋。然而，AChE 持续累积也是不利的，因其会延长胆碱能损害，增加黏附和 AChE 的活力，且与肌肉病变有关。在 EAMG 大鼠中，持续 4 周每天口服特定的反义核苷酸序列，这些核苷酸序列可选择性降低血液和肌肉中 AChE-R，并不影响 AChE，可延长生存期、改善肌力和临床症状，进一步证明了 AChE-R 与病理学的关联性，提出了信使 RNA 靶点治疗长期胆碱能功能紊乱的可行性。

在神经肌肉接头的突触间隙的胞外基质中，集中了庞大的蛋白系统，调节突触后蛋白的合成和 ACh 浓度。终板基膜富含胶原蛋白 IV (α2-，α4- 和 α5 链)，也有一些层粘连蛋白 (层粘连蛋白 4、9 和 11)，它们都连接在终板膜的 or 肌营养不良蛋白聚糖上。层粘连蛋白 4 也与整合素连接。层粘连蛋白家族在突触间隙形成一个网络，并聚集其他胞外基质蛋白，诸如积聚蛋白、基底膜聚糖和巢蛋白。含有胶原蛋白的胆碱酯酶与基底膜聚糖结合，而后者再与 α- 肌营养不良蛋白聚糖结合。除了结合层粘连蛋白和基底膜聚糖，α- 肌营养不良蛋白聚糖也结合积聚蛋白、整合素、肌管相关特异性成分 (MASC)/MUSK 复合物。积聚蛋白、MASC/MUSK 与 ACh 的形成及维持有关。缔合蛋白是一个特异性与 AChR 结合的分子。神经肌肉接头处 ACh 亚基可以高效率的合成部分归功于 AChR 产生诱导作用的活动 (ARIA)，它是一个由神经末梢释放的分子。ARIA 激活突触后膜的受体蛋白酪氨酸激酶。受体通过亚突触调节 ACh 亚基的表达。

乙酰胆碱结合蛋白的作用表现在，3 ~ 5 个施万细胞形成一个与神经末梢并列的帽子结构，并且延伸到突触间隙；施万细胞在 NMJ 形成及功能上发挥重要作用，包括突触递质的调节、神经末梢生长及延续，轴突萌芽及神经再生。最近研究把无脊椎动物的胆碱能神经元、树突的特异性亚基和施万细胞共培养，证明神经胶质细胞改变胆碱能神经元的作用，激活兴奋突触后电位。至此，一个有与半胱氨酸家族相似序列的配体门控通道的 210 亚基的蛋白，即乙酰胆碱结合蛋白得到定义。在适当的条件下，乙酰胆碱结合蛋白能抑制胆碱能突触的传递。在突触前递质释放的条件下，乙酰胆碱结合蛋白可削弱或终止持续的乙酰胆碱反应或提高基质的乙酰胆碱结合蛋白浓度，ACh 反应也可减少。这一过程可能发生于 ACh 活化突触后 AChE-R 和 AChE-R 定位的突触胶质细胞，增加乙酰胆碱结合蛋白释放和增加突触间隙浓度并减弱 ACh 与突触后受体结合的能力。

（4）突触后膜：突触后膜区因膜折叠成次级突触间隙或者形成大量的褶皱而大大增加了接触面积。AChR 积聚于次级突触间隙的表面，并通过缔合蛋白牢牢地结合于肌营养不良蛋白相关蛋白复合体。RAPsyn 具有把 AChR 聚集于终板表面的作用。敲除了 rapsyn 的转基因大鼠不能积聚 AChR、调理素及抗肌营养不良蛋白相关蛋白复合体。乙酰胆碱受体复合体与细胞骨架关系十分密切，因其与肌营养不良蛋白聚糖及肌蛋白质复合体交联。两者又通过 utrophin 结合至肌动蛋白而与细胞骨架连接。

utrophin 和肌营养不良蛋白均与 $β_1$- 互养蛋白和 $β_2$- 互养蛋白相连，后者又与一氧化氮合酶 (nitricoxidesyn-thase) 连接。NO 合酶产生 NO 自由基而参与很多细胞活动的信号传导。神经肌肉接头存在 NO 合酶表明，NO 可以扩散并影响神经和肌肉靶蛋白。钠通道集中于次级突触间隙，与 AChR 均牢牢地结合于终板膜；钠通道的定位依赖于与锚蛋白，诸如肌蛋白质复合体、抗肌营养不良相关蛋白复合体和 utrophin 蛋白等结合。

（二）突触后膜的钠通道及乙酰胆碱通道

在运动终板上 AChR 的密度约为 15000～20000/μm²；而在远离终板区 AChR 浓度约减少了 1000 倍，至肌纤维末端附近 AChR 密度又轻度增加。陈旧的 AChR 会内化并降解而使受体不断更新，受体不会被重复利用，新的受体不断代替旧的受体。在骨骼肌发育的早期阶段，AChR 的半衰期是很短的，只有 13～24 个小时；在成熟的终板，就变成 8～11 天口与 AChR-Ab 结合后，因加快受体的内化，导致其半衰期显著缩短。

AChR 牢固结合于细胞骨架。钠通道也在终板区集中，高浓度的钠通道保证了神经肌肉传导的安全性。钠通道的密度因纤维类型不同而各异，在终板膜快纤维有通道 500～550 个/μm²，而慢纤维有 100～150 个/μm²。在 MG 患者中，AChR-Ab 攻击基底膜，导致患者终板上的钠通道和 AChR 通道均减少，不利于神经肌肉传导。单个的运动神经动作电位导致的终板膜去极化程度取决于释放乙酰胆碱（量子释放）的囊泡数量和对 AChR 反向电位的调节。干扰 ACh 释放的疾病，如 Lambert-Eaton 综合征可减少量子释放，减少突触后膜对 ACh 的灵敏度（如 MG)，也可减少量子释放的程度，从而影响动作电位的产生而引起肌无力的临床症状。

第三节　重症肌无力的自然病程

一、重症肌无力的自然病程

由于免疫发病机制的研究进步和免疫学治疗的引入，重症肌无力的自然病程已很难追踪和描述，其中部分资料来自仅使用胆碱酯酶抑制剂而未进行免疫干预的重症肌无力患者。因起病年龄、受累肌肉分布和胸腺改变不同，重症肌无力临床表现具有异质性，病情反复波动，缓解与复发交替为其特征。日本最新全国范围内研究发现 MGFA 各型所占比例分别为，MGFAI 型（眼肌型)35.7%；MGFA Ⅱ 型（轻度全身型)44.3%(Ⅱ a 型 27.8%，Ⅱ b 型 16.5%)；MG～FA Ⅲ 型（中度全身型)15.6%(Ⅲ a 型 9.0%，Ⅲ b 型 6.6%)；MGFA Ⅳ 型（重度全身型)2.5%(Ⅳ a 型 1.1%，Ⅳ b 型 1.4%)；MGFA Ⅴ 型（危象型)2.0%。MGFA Ⅰ 型和 Ⅱ 型患者占患者总数的 80%。39%～53% 的患者以眼外肌受累为首发表现，包括上睑下垂和复视，约 10% 的患者以此为唯一的临床表现。50%～80% 的患者通常在 2～3 年内进展为全身型重症肌无力，影响肢带肌，尤其是肢体近端及中轴肌，包括颈肌、面肌和延髓肌群，引起面部表情缺乏、讲话困难、咀嚼和吞咽障碍。当呼吸肌受累时，患者可能出现肌无力危象，表现为咳嗽无力及呼吸困难而危及生命，需要包括机械通气在内的重症监护，危象可造成呼吸衰竭或心肺并发症而导致死亡，由于治疗的进步目前因危象死亡已不常见。

重症肌无力的自然史是多变的，而且不同亚型间患者的自然史也多有不同。但遗憾的是早期的文献少而且不全面，过去 50 多年发病的患者大多经过了不同程度的治疗，很难观察到完整的自然病程。疾病初发的第 1 年内，多数患者会经历因感染、精神创伤、过度疲劳、妊娠、手术或药物调整等所诱发的病情突然加重，在发病后 2 年内进展至最严重程度。自发的长期缓解少见，有报道称见于 10% ～ 20% 的眼肌型 MG 患者。

大量研究证实重症肌无力患者不同亚型间遗传性背景、免疫学基础、流行病学、疾病严重程度、自身抗体类型及预后等均有差异。目前尚不清楚年龄因素如何影响重症肌无力患者的首发临床表现，各亚型在患者一生的不同阶段表现也不相同。目前流行病学研究热点集中于儿童型及老年型患者，下面重点介绍这两个亚型的流行病学和自然史特点。

（一）青少年的重症肌无力

尽管与成年型重症肌无力患者在病理生理及临床表现方面有诸多相似之处，但儿童型患者的临床表现和自然史受种族差异和青春期生长发育的影响较明显，而且在病因学、性别比例、疾病的严重程度及选择正确的治疗方案方面与成年型明显不同，因此有必要区别儿童型患者的流行病学和预后。青少年的重症肌无力可分为 3 个亚型：①新生儿型：一过性病程，由妊娠阶段女性患者的 AChR 抗体 IgG 经胎盘传给胎儿引起，经治疗后多在 1 周至 3 个月内痊愈；②先天性肌无力综合征：有独特发病机制的遗传性神经肌肉接头传递障碍，有家族史；③青少年型：病理生理学和症状上与成年型相似。青少年的重症肌无力患者占全部患者的 11% ～ 29%，年发病率为 1.1/100 万，在欧洲和北美并不常见，约占 10% ～ 15%。但该型在亚洲国家较为常见，我国众多的连续病例报道认为 39% ～ 50% 的 MG 患者为儿童（＜ 15 岁），日本与我国相似。与白种人发病率相比，非洲裔的美国儿童有更高的发病率。这些现象提示 MG 可能存在潜在基因易感性和环境差异。

青少年的重症肌无力可在出生后一两年内发病，但各个年龄阶段均可发病，无明显年龄聚集倾向。一项研究显示 10 岁前发病的患儿男女发病比例大致相等，但 10 岁后女性与男性发病比例是 5:1。青春期可以影响疾病的临床表现，Batocchi 和 EvoliA 的研究分别报道青春期前单纯眼肌型患者的发病率为 26% 和 31%，而青春期和青春期后的发病率为 9% ～ 16%。儿童型患者最常受累眼外肌，引起上睑下垂、复视和眼球固定，高达 90% 的儿童型患者有此表现，其中以上睑下垂最常见，且最易被觉察。复视起初可能并非显性，但可在持续垂直凝视时诱发。回顾性研究发现非亚洲人群单纯眼肌型重症肌无力在儿童型患者中发病率波动在 27% ～ 93%，而亚洲国家有更高的儿童眼外肌型发病率，发病率为 47% ～ 73%。儿童型患者中全身型 MG 发生率波动在 29% ～ 75%，欧美国家儿童型患者进展为全身型较多，多于 2 年内进展为全身型 MG，而亚洲国家儿童较少进展为全身型。有报道称经胸腺切除术治疗的儿童型患者，胸腺异常的发生率波动在 33% ～ 81%，绝大多数是胸腺增生。

与成年型 MG 相比，儿童型患者多为良性病程，预后较好。Lanska 报道儿童型患者自发缓解率波动在 20%～29%，而另外一些不同种族的流行病学研究发现经非手术治疗的儿童型患者自发缓解率波动在 15%～34.7%，这包括未经治疗的自发缓解和经过正规药物治疗后缓解。75% 的儿童型患者在使用激素 (58.1%) 或者胆碱酯酶药物治疗 (16.2%) 后可缓解，泼尼松维持治疗的时间和剂量与临床表现和预后呈线性关系，全身型患者行胸腺切除治疗后自发缓解率可达 29%～68%。

青少年重症肌无力患者青春前期、青春期及青春后期对比见表 4-1。

表 4-1 青少年重症肌无力患者青春前期、青春期及青春后期对比

	青春期	青春后期	青春前期
男：女	男性＝女性	男性＜女性	45:1
全身性 MG 患者抗 50%～AChR-Ab 阳性者	50%～71%	68%～92%	80%～90%
眼部症状			
白种人	40%	9%～16%	28%
中国人	7%		
眼肌型 MG 患者进展至全身型	8%～15%	23%	79%
缓解（自发性或经治疗后）	42%～60%	26%	38%

（二）迟发型或老年型重症肌无力

自 20 世纪 80 年代中期开始，西方国家报道晚发型或老年型患者发病率增长明显，这是世界范围内的普遍现象，这种趋势非常重要，因为老年患者易合并多种并发症，如高血压、糖尿病、高脂血症、脑卒中、慢性支气管炎、冠心病、癌症和骨质疏松等，给选择合适的治疗方案增加了难度。Somnier 等研究报道 20 世纪末丹麦迟发型重症肌无力患者的发病率增长显著，而同期早发型患者的发病率并无明显变化。Aragones 等在西班牙的研究也得到相似结果。最近有研究证实重症肌无力发病率增高可能归因于晚发型重症肌无力确切的增长趋势，Kaji 自 1986—2006 年的单中心研究发现老年型迟发型重症肌无力患者（＞60 岁）的年发病率自 1981—1990 年的 0.06/10 万增长至 2001—2006 年的 1.30/10 万，增长近 20 倍。日本全国范围内最新研究显示在过去的 19 年间重症肌无力患者（＞50 岁）发病率增长 1.5 倍，尤其是老年型患者（＞65 岁）增长 2.3 倍。对意大利城市 Ferrara23 年间重症肌无力流行病学回顾性研究发现，非胸腺相关的老年型患者发病率呈上升趋势，男女发病率均明显升高，而同期胸腺相关的患者发病率在各个年龄段无明显变化，提示重症肌无力的流行病学模式已发生改变。同样比较意大利城市 Trento20 年间重症肌无力流行病学变化，证实老年型患者发病率及流行率确有增高，主要归因于晚发型男性患者。增长的确切原因目前尚不清楚，可能与人口老龄化、诊断准确性进步和临床医师对疾病诊断意识的提高有关。老年患者免疫学背景也明显不同于年轻患者，包

括主要组织相容性抗原 (HLA)、免疫老龄化和胸腺组织学改变 (胸腺瘤、胸腺增生、胸腺萎缩及脂肪化)，同时环境改变可能参与其中。在老年 – 迟发型重症肌无力亚型中，男女发病比例接近 1∶1，男性略多于女性，均在 70 ～ 80 岁间。Evoli 等报道 60 岁以上晚发型患者女性与男性发病比例为 1∶1.9。

老年型患者的临床表现可以从轻微的眼肌症状波动至严重的全身症状，包括上睑下垂、复视、面部肌肉无力和构音障碍等，是患者重要的临床表现，但在老年型患者诊断较为困难。年龄老化导致下眼睑下垂、水平眼裂变小、眼部肌肉及皮肤老化松弛，尤其见于男性患者，使得上睑下垂在老年患者不易诊断。而且黄斑变性和白内障形成使得视野变小，复视也不易察觉，因此单纯眼肌型患者容易漏诊。构音障碍和吞咽困难的老年患者可能因脑血管疾病收住院而未考虑到神经肌肉性疾病，同时合并的心脑血管并发症也增加了疾病的严重性。与早发型患者相比，老年型患者疾病严重程度明显增加，同时并发症和药物不良反应发生率也更为常见。Matsui 的研究同时显示，与其他年龄阶段相比，老年型患者抗 AChR-Ab 滴度 (平均值为 24.6nmol/L) 较低，合并其他自身免疫性疾病 (8.0%) 较少，胸腺切除术后肌无力危象及长期稳定缓解率较差。抗兰尼碱受体 (Ryr) 抗体阳性的患者以颈肌无力和非肢带肌受累为特征性首发症状，在抗 Ryr 抗体阳性的 MG 患者中胸腺瘤多发。同时抗 titin 抗体是老年型患者的另一特点，约 50% 的非胸腺相关的老年型患者抗 titin 抗体阳性，而在早发型患者中少见，且抗 titin 抗体不出现在血清阴性的重症肌无力患者。由于老年型患者对长期使用激素治疗的副反应相当敏感，因此免疫抑制剂治疗需长远考虑药物的安全性和并发症的可能。尽管老年型患者疾病活动性较低，预后较好，但死亡率高于早发型患者，而且完全缓解较为罕见，这可能与患者其他并发症对重症肌无力的总体影响有关。

在历史上重症肌无力曾是致命性疾病，未经治疗的患者 10 年死亡率可达 20% ～ 30%。但随着现代药物治疗的进步，血浆交换、胸腺切除术以及危象处理技术的巨大进步，重症肌无力患者的预后明显改善，绝大多数患者可通过合理口服激素和 (或) 免疫抑制剂达到正常或基本正常的生活水平。重症肌无力相关的危象年发生率为 2.5%，总体死亡率现降至约 5%。丹麦一项以全体居民为基础的重症肌无力生存研究中，患者的预后通常较好，3 年、5 年、10 年及 20 年总体生存率分别为 85%、81%、69% 及 63%。

第四节　重症肌无力临床分型及危象

一、重症肌无力临床分型及危象

重症肌无力 (MG) 的分类在临床上多采用 Osserman 分型法，经典的 Osserman 分型由 Osserman 在 1958 年提出，后在 1971 年经 Osserman 和 Genkins 修订，是目前临床上广泛使用的改良的 Osserman 分型法。然而，改良的 Osserman 分类在患者随访、联合受累、疾病进展及病情严重程度定量判断等方面使用时尚存在不足。因此，近年来在美国趋向用美国重症肌无力学会分型取代改良的 Osserman 分型。

（一）改良的 Osserman 分型

1. 改良的 Osserman 分型法

目前改良的 Osserman 分型法在国内外仍被广泛应用，该分型法主要包括受累肌群、疾病病程、治疗分期及预后判定等，共分为 5 型：

Ⅰ型或眼肌型重症肌无力：单纯眼外肌受累，但无其他肌群受累的临床及电生理所见，也没有向其他肌群发展的证据；对糖皮质激素治疗反应佳，预后良好。

Ⅱ型（全身型）：有一组以上的肌群受累，主要受累四肢肌，药物治疗反应较好，预后较好。

ⅡA型或轻度全身型重症肌无力：四肢肌群轻度受累，常伴眼外肌受累，一般无咀嚼、吞咽、构音困难，生活自理无困难；对药物治疗反应较好，预后一般。

ⅡB型或中度全身型重症肌无力：四肢肌群中度受累，常伴眼外肌受累，一般有咀嚼、吞咽、构音困难。生活自理有困难；对药物治疗反应欠佳，预后一般。

Ⅲ型或急性暴发型重症肌无力：急性起病、进展较快，多于起病数周或数月内出现延髓麻痹，常伴眼肌受累，生活不能自理，于半年内出现呼吸肌麻痹；对药物治疗反应差，预后差。

Ⅳ型或迟发重症型重症肌无力：潜隐性起病，进展较慢，多于 2 年内逐渐由Ⅰ、Ⅱa、Ⅱb型进展到延髓麻痹和呼吸肌麻痹，临床起病半年以后出现呼吸肌麻痹；对药物治疗反应差，预后差。

Ⅴ型或伴肌萎缩型：重症肌无力患者于起病后半年内即出现肌萎缩，因长期肌无力而出现失用性或继发性肌肉萎缩者不属此型。但此类型在最新的美国分类中被删除。

由于在应用糖皮质激素治疗的早期，有 5%～10% 的患者可有不同程度的肌无力加重。从临床治疗的观点，若为Ⅰ型重症肌无力患者，可在门诊应用糖皮质激素治疗，即使稍有加重也无生命危险；若为全身型早期眼症状表现，应收住院应用糖皮质激素，并要密切观察，因其加重可能出现呼吸肌受累而危及生命。因此，对临床上仅表现为眼外肌受累的重症肌无力患者，鉴别其是单纯眼肌型抑或全身型早期眼部表现就显得非常重要。真正的Ⅰ型是指仅有眼外肌受累而不向其他肌群发展。眼肌型第一次起病者，特别是儿童在 2 年内约 1/4 可望自发缓解。若起病 2 年后仍无其他肌群受累，则一般认为是单纯眼肌型，而非全身型早期表现。对仅有眼外肌受累临床表现的患者应行面神经和（或）腋神经、尺神经及正中神经低频重复电刺激，若结果阳性则按ⅡA型处理，若为阴性则暂按Ⅰ型处理。

2. 改良的 Osserman 分型的实用价值及不足

（1）该分型反映受累肌群和临床严重程度：无论经典的或改良的 Osserman 分型法均

是基于受累的肌群。单纯眼肌受累为 I 型，四肢和 (或) 球部肌群受累为 II 型，四肢受累轻、无球部肌表现者为 II A 型；四肢受累重、有球部肌表现者为 II B 型。有呼吸肌受累者为 III 型或 IV 型，病程半年以内受累呼吸肌者为 III 型；病程半年以后才受累呼吸肌者为 IV 型。对影响劳动能力或威胁生命，即按临床严重程度来说，此种分型方法有一定临床意义。医师应特别注意 III 型、IV 型重症肌无力患者，因为疾病除给患者的生活带来不便外，还可能随时威胁患者的生命。

（2）受累肌群的选择性：由于患者多先有眼外肌受累，以后可受累其他肌肉，而 Osserman 分型法是由轻至重的分型，表现为眼肌、四肢肌、球部肌和呼吸肌群相继受累，如临床上仅单纯囿于受累肌群则易产生误导。患者不同的免疫学特性决定其受累肌群的选择性，人类各组肌群的乙酰胆碱受体 (AChR) 抗原性各不相同，某些重症肌无力患者若其 AChR-Ab 针对球部肌的 AChR，则临床上表现为球部肌群麻痹；若针对呼吸肌，则出现呼吸肌麻痹。

（3）改良的 Osserman 分型与 AChR-Ab 滴度无密切相关。研究发现，IV 型患重症肌无力者的 AChR-Ab 滴度反低于 II B 型患者，有学者据此推理为 AChR-Ab 在重症肌无力发病机制中不起主要作用；但在动物的免疫学发病机制中，AChR-Ab 通过不同的机制最终使有功能的 AChR 数减少，导致神经肌肉接头处传递障碍，出现相应肌群肌肉易疲劳性和临床上肌无力表现。大量临床研究发现在人类 MG 患者中，疾病的严重程度与 AChR-Ab 滴度无密切相关。

重症肌无力患者 AChR-Ab 滴度与电生理上低频重复电刺激波幅递减程度密切相关，低频重复电刺激波幅递减是受累肌群易疲劳的一种客观反映，可反映重症肌无力患者临床上肌无力的严重程度。所以，从理论上推理重症肌无力患者 AChR-Ab 滴度应与其受累肌群的肌无力严重程度相关密切，而不应期望 AChR-Ab 滴度与其受累肌群选择性相关；而经典的或改良的 Osserman 分型法均只能反映 MG 患者的受累肌群，而并不能反映受累肌群肌无力的严重程度。

(二) 美国重症肌无力学会分型

2000 年美国重症肌无力学会 (MGFA) 推出了基于定量测试的临床分型与定量重症肌无力评分。MGFA 分型首先是由 Jartezki 等提出，目前似乎有取代改良的 Osserman 分型的趋势，在《亚当斯 - 维克多神经病学》的重症肌无力章中，采用改良的 Osserman 分型，但在第 9 版中则采用美国重症肌无力学会分型，取代了改良的 Osserman 分型。该分型主要依据受累肌肉部位和严重程度分类，分为 5 种类型，取消了病程和肌萎缩参与分型，临床上易于操作和判定。

以下为美国重症肌无力学会 (MGFA) 的临床分型及表现：

I 型　　　　任何眼外肌无力，可有闭眼无力，所有其他的肌力均正常。

II 型　　　　除眼外肌外其他肌肉可轻度无力，也可有眼外肌无力。

II a　　　　主要影响肢体和 (或) 中轴肌，咽部肌也可轻度受累。

Ⅱb　　　主要影响咽部肌和（或）呼吸肌，肢体和（或）中轴肌也可受累。

Ⅲ型　　　除眼肌外其他肌肉中度无力，也可有眼外肌无力。

Ⅲa　　　主要影响肢体和（或）中轴肌，咽部肌也可轻度受累。

Ⅲb　　　主要影响咽部肌和（或）呼吸肌，肢体和（或）中轴肌也可受累。

Ⅳ型　　　除眼肌外其他肌肉重度无力，也可有眼外肌无力。

Ⅳa　　　主要影响肢体和（或）中轴肌，咽部肌也可轻度受累。

Ⅳb　　　主要影响咽部肌和（或）呼吸肌，肢体和（或）中轴肌也可受累。

Ⅴ型　　　气管插管用或不用机械通气者，需除外常规的术后处理。

此外，Compston 等曾建议依据患者的发病年龄、是否伴发胸腺瘤、乙酰胆碱受体抗体滴度及 HLA 表型等进行分型：①伴胸腺瘤的 MG，无性别和 HLA 的相关性，高 AChR-Ab 滴度；②在 40 岁前发病，无胸腺瘤，女性多见，与 HLA-AKHLA-B8 和 HLA-Brw3 抗原有一定的相关性；③在 40 岁后发病，无胸腺瘤，男性多见，与 HLA-A3、HLA-B7 和 HLA-Brw2 抗原有一定的相关性，低 AChR-Ab 滴度；④多见于老年男性患者，表现为单纯眼外肌无力。

（三）特殊分型

重症肌无力的特殊分型包括：

1.新生儿重症肌无力

如果母亲为重症肌无力患者，其新生儿 10%～15% 可出现重症肌无力的体征，平均约持续 18 天，一般均可完全恢复，不出现复发。新生儿重症肌无力是由来自母体的抗 AChR-Ab 穿过胎盘影响新生儿而引起的重症肌无力的表现，抗体消失后则症状改善，最终消失。

2.儿童型重症肌无力

儿童型重症肌无力是指 14 岁之前发病的儿童重症肌无力，约为眼肌型，其中约 30% 可能自行缓解，多数预后较好，少数可转为全身型。

3.先天性重症肌无力

临床较少见，在新生儿期通常无症状，婴儿期出现眼肌麻痹和肢体无力，症状较严重，有家族史。此型为 AChR 基因突变导致的离子通道病，已知 AChR 亚单位的 24 种突变都是常染色体隐性遗传，引起终板 AChR 严重缺失，胆碱酯酶抑制剂可能有效。

4.药源性重症肌无力

多发生在青霉胺治疗肝豆状核变性、类风湿关节炎及硬皮病的患者中，临床症状及 AChR-Ab 滴度与成人型重症肌无力相似，停药后症状消失。

（四）重症肌无力危象

重症肌无力患者在病情迅速恶化时，因呼吸肌无力导致严重的呼吸困难状态称为重症肌无力危象。患者可发生呼吸衰竭和四肢瘫。重症肌无力危象的发生率约占重症肌无力患者总数的 9.8% ～ 26.7%，常由呼吸道感染、分娩、药物使用不当等因素诱发。重症肌无力危象分为以下 3 种 (表 4-2)。

1. 肌无力危象

约占重症肌无力危象的 95%，是由疾病本身的发展和胆碱酯酶抑制剂不足所引起。患者因呼吸肌无力而导致呼吸困难甚至不能呼吸，吞咽及咳嗽不能，以及瞳孔扩大、出汗少，无腹胀，肠鸣音正常，注射新斯的明后可见症状好转。

2. 胆碱能危象

约占重症肌无力危象的 1%，是由于应用胆碱酯酶抑制剂过量所致，临床除了表现为肌无力危象外，可见瞳孔缩小、全身出汗、肌肉跳动、腹胀、肠鸣音亢进，注射新斯的明后症状反而加重。

3. 反拗危象

反拗危象是重症肌无力患者因感染、中毒及电解质紊乱所引起，应用胆碱酯酶抑制剂后可暂时减轻，继之又加重的临界状态。近年来，反拗危象趋于淘汰。

表 4-2　三种重症肌无力危象的鉴别

临床表现	肌无力危象	胆碱能危象	反拗危象
瞳孔大小	大	小	正常或偏大
出汗	少	多	多少不定
流涎	无	多	无
腹痛、肠鸣音亢进	无	明显	无
肉跳或肌肉抽动	无	常见	无
胆碱酯酶抑制剂反应	良好	加重	不定

第五节　全身型重症肌无力的临床表现

一、全身型重症肌无力的临床表现

重症肌无力的年发病率约为 30/10 万，年龄 0 ～ 19 岁的儿童及青少年的年发病率为 1.0/10 ～ 5.0/10 万。重症肌无力可见于任何年龄，女性略多于男性，男女之比约为 1:1.5。重症肌无力总体上有两个发病高峰年龄，第一个高峰为 20 ～ 30 岁，以女性为多；第二个高峰为 50 ～ 60 岁，以男性伴发胸腺瘤居多；10 岁以下儿童发病约占本病的 10%，但在亚洲儿童中重症肌无力的患者较多，中国 15 岁以下儿童重症肌无力约占 50%，以眼肌型重症肌无力为主。

（一）重症肌无力的临床表现

（1）重症肌无力通常呈慢性或亚急性起病，主要特征为受累骨骼肌易疲劳性和肌无力，肌无力常表现为晨轻暮重的特点，活动后症状加重，休息后减轻，或在服用胆碱酯酶抑制剂后肌无力暂时缓解；感冒、过劳、月经、妊娠、疫苗接种、手术、高热及精神刺激等也常可使病情加重。全身型重症肌无力常是由眼肌型患者的面肌、咀嚼肌、咽喉肌、颈肌等相继受累进展而来。

（2）眼外肌无力为本病最常见的首发症状，约占 70% ～ 80%；表现为眼睑下垂、睁眼无力、斜视及复视等，重则眼球固定不动，可伴闭眼无力；眼内肌一般不受影响，瞳孔光反射多为正常。一侧眼睑下垂而无其他眼外肌麻痹通常是重症肌无力的表现，儿童患者的眼睑下垂可以左右交替或自行缓解，多数儿童可仅有眼睑下垂或眼球运动障碍，持续数年或数十年而出现眼球固定，可不受累其他肌群。成年患者自眼外肌受累后约 40% 的病例在数月至数年内逐步受累延髓支配肌或躯干肌，并可转化为全身型肌无力。眼肌型重症肌无力患者在白种人的重症肌无力中约占 17%，在亚洲重症肌无力患者多见，可高达 58%，眼肌型在儿童重症肌无力中较常见。如果发病 2 年后仍仅为眼肌受累，90% 的可能为眼肌型。约 50% 的眼肌型重症肌无力患者抗 AChR-Ab 阳性，而抗 MuSK 抗体阳性罕见。

（3）面肌、咀嚼肌、咽喉肌、颈肌亦易受累，作为首发症状者约占 5% ～ 15%，表现为闭眼不全、表情淡漠、苦笑面容、鼓腮或吹气不能、咀嚼无力、吞咽困难、饮水呛咳等，严重时可见下颌下垂，常以手托腮部，伸舌困难，发音不清，重者不能伸舌、软腭不能上提、咽反射消失、头前倾。在进展性病例中，全身均可出现无力，包括膈肌、腹壁肌、肋间肌，甚至膀胱和直肠外括约肌等。影响躯干及四肢肌的重症肌无力患者也以近端肌受累较重，上肢梳头困难，不能举手过头，可有行走困难，骑自行车刚开始时能上车，但骑片刻后下车困难而跌倒于地，或走一段路后上台阶或上公共汽车困难。

（4）重症肌无力的病程变化较大，有些患者从某个肌群无力很快进展至其他肌群，而另一些患者肌无力可固定在某一肌群。少数患者在某一时期无明显原因可自行缓解，但缓解期多不超过 2 个月，缓解期多发生在疾病早期如果患者缓解 1 年以上，其再发后通常表现为进展性，重症肌无力多因肌无力危象死亡，多发生在患病后 1 年内，而进展性患者多发生在发病后 4 ～ 7 年。此后患者的病情趋于稳定，严重复发的概率降低。晚期患者主要因呼吸道感染而导致死亡。由于胸腺切除及呼吸机的广泛应用，患病 1 年的重症肌无力患者的死亡率从先前的 30% 降至 5% 以下经治疗大多数患者可以生活自理。胸腺切除可能显著改善患者的病程。

（5）据报道抗 AChR-Ab 阳性的重症肌无力患者临床病情较重，以全身性肌无力较多见，发生肌无力危象者也较多，但对溴吡斯的明治疗反应较好。另有报道 AChR 细胞外末端 α 亚单位的主要免疫原区 (MIR) 抗体与重症肌无力患者的临床类型和疾病严重程度有关。采用改良的竞争免疫沉淀法测定 MIR 抗体，发现 47.8% 的眼肌型和 91.7% 的全身型重症肌无力患者 MIR 抗体阳性，全身型重症肌无力患者 MIR 抗体滴度 (47.9%±19.2%) 显著高于眼肌型 (16.4%±18.4%)。以 MIR 抗体和常规 AChR-Ab 进行回归分析，显示 MIR 抗体滴度与：全身型重症肌无力严重性、球部症候和伴发胸腺瘤呈正相关，而与眼肌型无相关性。

兰尼碱受体 (Ryr) 抗体在合并胸腺瘤的重症肌无力患者中阳性率约为 50%，Ryr 为钙释放通道，参与骨骼肌兴奋－收缩耦联。有报道 Ryr 抗体阳性的重症肌无力患者症状显著重于 Ryr 抗体阴性者，随访 5 年有 5 例 Ryr 抗体阳性重症肌无力患者死亡，而 Ryr 抗体阴性重症肌无力患者无一例死亡。

有学者曾研究重症肌无力患者的味觉障碍，发现 371 例 MG 患者中有 16 例 (4.3%) 存在味觉障碍，大部分味觉障碍者排除了其他病因，考虑为重症肌无力所致，并均有胸腺瘤和抗 AChR-Ab 阳性。胸腺瘤多趋向于进展病程，4 例味觉障碍的重症肌无力患者 Osserman 分型为Ⅳa 型，5 例患者在重症肌无力发病数月前出现味觉障碍，甜味缺失较咸、酸和苦味缺失常见。

（6）重症肌无力患者的临床特征见表 4-3。

表 4-3 重症肌无力患者的临床特征

	症状和体征
眼外肌	眼睑下垂，通常不对称，持续上视易疲劳
	复视，以内直肌麻痹最常见
球部肌	构音障碍，可见舌肌、颊肌和腭肌无力，出现鼻音
	吞咽困难，患者常过度清喉，反复发生肺炎
	构音不清，声音嘶哑
	咀嚼无力，咀嚼肌易疲劳，闭颌张颌时明显
面肌	眼睑闭合无力，用力闭眼仍可见眼裂
	下面部肌无力，可见鼓腮不能、流涎肢体肌
	通常为近端肌，对称性
	上肢肌受累较下肢肌常见
	仅局部肌受累罕见
中轴肌	屈颈无力
	伸颈无力，表现头下垂呼吸肌
	劳力性呼吸困难
	端坐呼吸、呼吸急促
	呼吸衰竭肌无力分布
	眼肌麻痹

(二) 全身型重症肌无力的临床表现

1. 全身型 MG

可分为早发型和晚发型。早发型为 40 岁以前发病者，以女性较常见，通常抗 AChR-Ab 阳性，伴胸腺增生。此外，其他自身免疫性抗体可为阳性，可合并其他自身免疫性疾病，以自身免疫性甲状腺疾病最常见。早发型重症肌无力抗非 AChR 肌肉组分的抗体不常见。晚发型为 40 岁以后发病，以男性多见，通常胸腺正常或胸腺萎缩，但病理检查较少，因晚发型进行胸腺切除者较少，除非伴发胸腺瘤。晚发型重症肌无力患者可为眼肌型或全身型，通常比早发型患者病情重且很少自然缓解。除了抗 AChR-Ab，其他抗骨骼肌蛋白抗体，如抗肌联蛋白 titin 抗体和抗 Ryr 受体抗体，特别是抗 Ryr 受体抗体常与较严重的全身型、口咽肌无力型及易发生肌无力危象的重症肌无力有关。

2. 合并胸腺瘤

见于 10% ~ 15% 的重症肌无力患者，多发生在成人，50 岁为发病高峰，临床表现一般较无胸腺瘤的早发型重症肌无力患者重，常表现为进展性全身型或口咽肌无力型，但肌无力长期预后与晚发型无胸腺瘤的重症肌无力相似。伴发胸腺瘤的重症肌无力患者抗 AChR-Ab 和抗 titin 抗体多为阳性，某些副肿瘤抗体也可为阳性。

欧洲约 15% 的全身型重症肌无力患者抗 AChR-Ab 阴性，其中 40% 显示抗 MuSK 抗体阳性，有不典型重症肌无力表现的肌无力发生较多，如选择性面部、球部、颈部和呼吸肌无力，以及明显肌萎缩等，眼肌受累相对较少，肌无力危象通常较抗 AChR-Ab 阳性者常见；肌无力可发生在重症肌无力罕见的部位，如椎旁肌和食管肌。抗 MuSK 阳性的重症肌无力患者发病多较早，女性多见，胸腺组织学多为正常；缺乏 AChR-Ab 和 MuSK 抗体的重症肌无力患者 (抗体阴性的 MG) 的临床表现多样，可表现为纯眼肌型、轻度全身型及重度全身型等；血清阴性的 MG 发生率可能相当低，因受到目前检测方法的限制，相当部分微量的抗 AChR-Ab 难以检出。这些患者与抗 AChR-Ab 阳性患者在临床表现、药物治疗反应等方面难以鉴别。

3. 全身型重症肌无力患者常表现不同部位肌无力

（1）球部肌无力：是指源于脑桥和延髓的运动神经元，如第 V、Ⅶ、Ⅸ、Ⅹ、Ⅺ、Ⅻ对脑神经支配肌的肌无力。重症肌无力患者的球部症状以鼻音、发音困难及发音不清晰最常见。情感因素也可诱发呐吃；最初为孤立和波动性症状，可在安静后消失，可伴吞咽和咀嚼困难。如果构音障碍是由软腭功能不全引起，可引起饮水呛咳，液体可经鼻反流，可由钡餐试验证实。吞咽困难的患者常喜冷食，因吞咽肌在冷刺激下能相对改善神经肌肉的传递。咀嚼困难可在餐末发生，也可在嚼口香糖或花生时首先感到咀嚼无力；肌无力严重者可能引 R 起下颌下垂和张口，患者不得不用手托住下颌才能闭嘴；咀嚼无力的患者常可见颈肌无力，长期吞咽困难可引起体重减轻，有球部症状者就诊时以近几个月体重显著减轻为主诉。

1）颈肌力弱常引起头部平衡困难，特别是在患者屈颈工作时易于诱发，患者常感觉颈后部、枕部僵硬和疼痛，偶有麻木感，常易与颈椎病混淆，应进行伸颈试验以鉴别；胸锁乳突肌无力和颈肌无力可由常规试验检出，如患者仰卧位抬头看自己脚趾 60 秒。球肌麻痹定量评价较困难，可用 B 超评价吞咽肌功能；钡餐评价吞咽功能是金标准，但有误吸的风险。

2）面肌无力可突然发生，若以面肌无力为首发症状，易与 Bell 麻痹混淆，但通常隐袭起病，面部发僵、麻木，甚至感觉异常，但不会出现实质性感觉丧失。面部表情类似苦笑面容，常使患者回避社会交往。面肌无力是 MG 患者最常见的球部体征，易被发现，但轻重不一，静息时面部可无明显变化，查体时易被忽视，但笑时可显示正常功能丧失。经典特征是重症肌无力面容，患者因眼轮匝肌无力而闭目不全，可见眼裂露出白色的巩膜或者睫毛征阳性；同时口轮匝肌无力表现为直线微笑样。由于面上半部无力，笑时可出现眼睑下垂，但静止时可无眼睑下垂。

①口轮匝肌力弱可导致不能吹口哨或接吻，不能打喷嚏，用汤勺喝汤或读某些音素困难，如英文字母 p、f、s 等，在神经系统查体时易被忽视；有的患者感觉舌发厚、不灵活，不能在口腔里搅拌食物，吃肉时耗时较长，进食时说话困难；面肌无力患者鼓腮困难，用手指压腮漏气。闭目可用一手指轻易将眼睑张开，或眼睑不能完全闭合。面肌无力可不对称，但不如眼肌症候明显。

②眼轮匝肌无力可见闭眼困难，如洗头时不能闭眼导致水流入眼中，睡眠时不能完全闭眼，俗称"看家眼"，导致眼干，醒后易发脾气。由于这些症状不严重，常呈波动性，不是患者就诊的常见原因。

3）最敏感的发音肌肉试验：为大声连续讲话，简易试验可让患者数数或大声朗读，患者可有构音不清或鼻音，轻症者仅声音不响亮，无构音不清，部分患者可表现为声音嘶哑，但气流量正常；轻度软腭无力可由捏鼻后气流峰值改善证实。偶有表现双侧声带麻痹的重症肌无力患者，后来出现复视。对怀疑重症肌无力的患者应进行疲劳试验，但疲劳试验需患者很好地配合，以鉴别是真正的肌无力还是非器质性疲劳。

4）吞咽困难：可由唇、舌和咽部肌无力引起，患者进食时有时用手托下颌对抗重力，转头可使部分吞咽困难有所改善，因可使增宽的咽喉部变窄。进食液体从鼻腔反流是腭肌无力的表现，吞咽后呛咳也是吞咽功能障碍的症状，研究显示早期球肌无力患者不能快速吞咽 20mL 水。严重吞咽障碍的患者可出现流涎、气哽和通气不足等。舌肌无力患者不能伸出舌和伸舌至上唇系带，可检查患者能否将舌顶住一侧颊肌并抵抗阻力。咀嚼肌无力可检查患者咬肌，常规检查可让患者咬压舌板或嘱患者反复有力张闭口直到听到咂嘴音（咀嚼肌无力征），张闭口试验通常是 30 秒内做 100 次。

5）发音困难：由声带肌无力引起，可以伴发吞咽和构音困难或眼睑下垂，也可以是首发或主要症状。患者表现为第一句话或者第一个单词可以发声，声音逐渐减弱直至消失，通过纤维喉镜直视下新斯的明试验和嗓音学分析可以确诊。

6）耳鸣和听力障碍：较少单独发生，多与眼睑下垂、吞咽困难伴发，眼睑下垂等症状加重时，耳鸣与听力障碍同时加重，反之亦然，推测与镫骨肌受累无力有关。新斯的明注射后听力增加，耳鸣消失，近年来类似症状的临床报道增多。

（2）肢体肌、躯干肌和呼吸肌

1）重症肌无力患者肢体肌无力较常见，15% ～ 20% 的重症肌无力患者的首发症状是上肢、手或下肢无力，约 1/3 的 30 岁以下患者首发症状为肢体无力，特别是下肢无力；可能因年轻患者这些肌群负荷较多，如运动锻炼；患者不能维持上肢位置或不能反复抬举上肢，如洗晾衣服、钉钉子或洗头等动作；偶有患者 1 个或数个手指伸指无力，以 4、5 指多见，常常引起诊断困难，甚至误诊为周围神经嵌压综合征。有以呼吸困难为首发和主要症状，眼睑下垂较轻而下肢无力常引起猝倒，有的患者从楼梯摔下后就诊而被诊断为重症肌无力。如果患者首发表现为肢体或躯干无力，大多有易疲劳感和肢体沉重感，患者觉得这种疲劳感和沉重感与劳累后的正常疲劳感不同，但休息后可好转。临床可由疲劳试验证实。

2）一些患者背部和肢带肌疼痛，通常在休息后或治疗后消失；也有误诊为椎间盘脱出、关节炎或者风湿痛，可能与这些肌群的无力和疲劳产生过多乳酸有关。慢性疼痛并非重症肌无力的特征，极少数重症肌无力患者可能有与胆碱酯酶抑制剂和环孢素无关的痛性痉挛，应用苯妥英钠、卡马西平等治疗有效。

3）重症肌无力患者以呼吸肌及其他躯干肌无力首发者较少见，但发病较严重，常需重症监护、机械通气，在患儿可较快进展为全身型，常伴感染或麻醉时箭毒作用，有报道一些患者有短暂的意识改变，伴吸气性喘鸣，提示病情较重，有生命危险。通气障碍常需急诊住院。

（3）有平滑肌受累的报道，表现极似肠梗阻，手术剖腹探查未找到病灶，新斯的明注射后可正常排出大便，患者还伴有味觉丧失、复视和呼吸困难。

（4）有全身型 MG 合并帕金森病 (PD) 的报道，该例是在 MG 基础上并发原发性PD，表现为当增加胆碱酯酶抑制剂剂量时，加重 PD；另一方面，加量左旋多巴致 MG加重，使得治疗非常棘手。至今全世界共有 12 例 MG 与 PD 共病的报道，其中 PD 合并MG10 例，MG 合并 PD2 例，并有 3 例使用溴吡斯的明加重 PD 病情及 1 例苯海索诱发MG 的报道。

（5）重症肌无力全身型伴有特发性甲状旁腺功能减退，有 2 例伴有非常相似手足搐搦的症状的 MG 患者，最后均诊断为甲状旁腺功能减退 (IHP) 伴 MG，治疗效果良好。两个患者均有反复吞咽困难、言语费力或有呼吸困难、四肢乏力，新斯的明试验 (+)、单纤维肌电图 (+)、肌电图重复电刺激 (+)。均有突发四肢抽搐伴呼之不应，诊断为"癫痫"。在当地医院查血钙低，予补钙处理效果不佳。脑电图提示在过度换气后出现少量尖 - 慢复合波。予卡马西平、丙戊酸钠、溴吡斯的明等治疗后症状缓解。其中一例伴双手鸡爪样抽搐、智能下降、反应迟缓、理解力下降、双眼视力下降，在眼科中心诊断为"白内障"，行左眼晶体置换术。家族中其外祖母及舅公亦在年轻时就出现"白内障"。影像学检查双侧尾状核、豆状核、丘脑及小脑齿状核钙化。心电图提示 Q ～ T 间期延长，甲状旁腺素为 0pg/mL。予 α-D3、钙尔奇 D 补钙后血钙回升，未再出现手足抽搐，肌酶逐渐下降至正常。均行胸腺切除术，术后病理为胸腺增生。术后追踪复诊 1 年，维持服用溴吡斯的明、钙尔奇、丙戊酸钠等药物，临床症状完全缓解，血钙维持在 1.9mmol/L 以上，一直无抽搐发作。

（6）下列程序可测量肌力和耗竭能力：患者在休息状态下测定相应肌群肌力，可用手提测量计放置在固定位置测定，正常人中等强度劳力后通常不影响肌力。

中等强度劳力标准是：①上肢、手与手指水平前伸，保持 3 分钟无震颤；应给予患者一些鼓励；无力可引起抖动或上肢逐渐下移，如力弱轻微，3 分钟后应再次测定；该试验敏感性高，但特异性不高，其他神经肌肉疾病患者也不能维持上肢前伸 1 分钟，但试验前后肌力无变化。②可用握力计测定反复收缩前后的握力。③下肢可测定反复下蹲站起，老年患者可从标准椅子上反复从坐位至站起 20 次，不能用手扶助。④用足尖和足跟走路至少 30 步。⑤卧位伸直抬腿 45° 至少 1 分钟。⑥肺活量和气流峰值测定应给予正常量 5 次，如果有嘴唇和软腭力弱，则难以完成；大部分全身型重症肌无力患者虽无呼吸困难，但肺活量及其他呼吸参数降低，甚至约 40% 的眼肌型患者肺活量也降低。对大部分患者，肺活量和气流峰值测定是随访的有效工具，简便易行。

以上试验可定量分析，部分可在家中检测评估，以明确患者症状的日常和周期性波动。根据患者的陈述，其他试验也可选择，以获得休息和劳力后肌力变化，评估对治疗的反应（表 4-4）。

表 4-4　重症肌无力患者的临床评估

休息时检查头部	注意眼睑下垂（常不对称）、眼球偏斜或头下垂
	面肌无力可见鼻唇沟消失，表情缺乏
	颈肌或颊肌无力可用手托下颌以缓解下垂
	眼睑下垂可抬高眉弓代偿
	可能头部倾斜或转动以减轻复视眼肌功能
	直视光线诱发眼睑下垂
	侧视或上视秒诱发眼睑下垂，特别是在外展位
	侧视或上视秒诱发眼睑下垂，特别是在外展位
	持续侧视／垂直凝视诱发复视（60 秒，45°）
球部肌功能	用或不用鼻夹测试呼气流量峰值和肺活量，检测腭肌力弱
	反复用力睁闭眼诱发眼轮匝肌无力，用力闭眼仍可见眼裂
	数数 101 ～ 199 可出现鼻音，注意出现构音不清或鼻音出现的次数
	咬肌功能测定，通过咬压舌板 100 次前后评估
	吞咽一杯水可引起咳嗽或从鼻腔反流颈肌功能（卧位测试）

球部肌功能	仰卧抬头 120 秒（看自己的足），若不能坚持 60 秒，则颈肌力弱，（仰卧抬头看自己的足，头必须抬离枕头，测试颈肌肌力）
	反复抬头 20 次上肢肌（坐位测试）
	上肢前伸 90°，240 秒
	注意手或上肢震颤或抖动的出现时间
	注意手指下垂手肌
	将血压计加压至 300mmHg
	反复握拳 70 次
	手握力测量计（优势手男性 45kgW，女性 30kgW，非优势手分别为 35kgW 和 25kgW）
下肢	仰卧抬腿 45°，100 秒（美国重症肌无力基金会医学科学咨询部推荐的最大值）
	深度屈膝 20 次
	从标准椅坐位至立位，不能用手扶助
通气功能	静息状态的肺活量和气流峰值
	反复测试（5～10 次）后肺活量和气流峰值可下降

7）肌萎缩：极少数全身型重症肌无力患者可有轻度肌萎缩，腱反射多正常，平滑肌和心肌一般不受累。部分患者受累肌可有轻度疼痛，但疼痛并非本病的重要主诉，但是在疾病的过程中疼痛表现在无力的肌肉。然而，重症肌无力患者虽可有肌萎缩，但对重症肌无力的肌萎缩存有争论，有学者认为应将其归类为表现为肌病、神经病或眼肌麻痹的重症肌无力综合征，重症肌无力患者也可能伴肌病、神经病或神经肌病。Osserman 报道伴肌萎缩的重症肌无力患者占 5%，但伴肌萎缩的重症肌无力患者活检病例，病理组织学变化与多发性肌炎或肌营养不良无法区别。从临床角度看，局部肌萎缩患者可占 6%～10%，如果将持久性眼肌麻痹也包括在内，其比例会更高。舌肌萎缩较常见，肢体萎缩主要为肩部肌、前臂肌（伸指肌）和足伸肌，球部肌萎缩也较常见，部分为 MuSK 抗体阳性的重症肌无力患者。

第六节　重症肌无力诊断与鉴别诊断

重症肌无力的诊断既简单又困难，简单的是眼睑下垂显而易见，困难的是如果没有眼睑下垂，所有的肌无力表现都因为波动性而变得隐匿，容易被人忽视，尤其以眼部以外的肌肉无力为首发症状时，常因难以判断而导致误诊。同样眼睑下垂和肌无力也可以是其他疾病的表现。因此，诊断与鉴别诊断十分重要。

一、诊断

根据部分或全身骨骼肌易疲劳，波动性肌无力，活动后加重、休息后减轻和晨轻暮重等特点，体检无其他神经系统体征，低频重复电刺激波幅递减、微小终板电位降低及单纤维肌电图显示颤抖增宽或阻滞，胆碱酯酶抑制剂治疗有效和对箭毒类药物超敏感等药理学特点，或伴有和不伴有血清乙酰胆碱受体抗体 (AChR-Ab) 增高等可确诊。

疾病早期具有诊断意义的体征包括眼睑下垂、复视、说话费力、吞咽困难和轻度肢体肌无力等。骨骼肌持续活动后容易出现疲劳，如凝视天花板可加重眼睑下垂，凝视或阅读 2～3 分钟后出现复视，稍休息后可恢复。诊断困难病例可采用疲劳试验、腾喜龙或新斯的明试验、血清 AChR-Ab 测定、单纤维肌电图和神经重复电刺激检查等来帮助确诊。在这些诊断标准中，新斯的明试验阳性是最重要的。

二、鉴别诊断

（一）与眼肌型 MG 鉴别

1.眼睑痉挛和 Meige 综合征

Meige 综合征是由法国神经病学家 HenryMeige 首先描述的一组锥体外系疾患。主要表现为双眼睑痉挛、口下颌肌张力障碍、面部肌肉不自主运动。此病中老年女性多见，多以双眼睑痉挛为首发症状，眼睑下垂和眼睑无力也很多见。部分由单眼起病，渐及双眼。其余首发症状有眨眼频率增加和其他部位的张力障碍 (主要在颅颈部)。眼睑痉挛在睡眠、讲话、唱歌、打呵欠、张口时改善，可在强光下、疲劳、精神紧张、行走、注视、阅读和看电视时诱发或加重。严重的患者主诉为双眼无法睁开，但没有眼球活动障碍，新斯的明试验可鉴别。

2.动眼神经麻痹

动眼神经为第Ⅲ对脑神经，由运动核群和副交感核群组成运动核群支配眼外肌，副交感核群支配瞳孔括约肌和睫状肌。因此当动眼神经麻痹时其临床症状主要分为两组：眼外肌麻痹以及瞳孔的变化。临床上表现为上睑下垂、外斜视、复视、瞳孔散大、对光反射及调节反射消失。在诸多症状之中，以上睑下垂、复视为多见。眼肌型 MG 亦常常有该种表现，因此常需将两种疾病相鉴别。动眼神经从中脑中线两侧的神经核发出后，运动核群的纤维向腹侧放射，经过红核，由大脑间窝穿出，在大脑后动脉和小脑上动脉之间穿过后，与后交通动脉平行，向前经过蝶鞍两侧海绵窦的上部达上裂入眼眶，支配眼外肌。副交感核群发出的纤维伴随运动纤维走行，常走行在运动纤维的周围，在眶上裂处离开运动支进入睫状神经节，节后纤维支配瞳孔括约肌和睫状肌，因其走行较远，邻近结构较复杂，所以动眼神经本身及邻近结构病变均可导致动眼神经麻痹，出现上述症状。临床上较多见的几种病因包括：颅内动脉瘤、糖尿病性动眼神经麻痹、痛性眼肌麻痹以及脑干病变等，但是不同原因引起的动眼神经麻痹特点不一，如颅内动脉瘤多为单侧动眼神经麻痹起病，有发作突然、反复发作，及头痛（尤以内眦部疼痛多见），且早期出现瞳孔散大等特点。虽眼肌型 MG 也可单侧眼外肌受损先出现，但一般亚急性或慢性起病，无瞳孔受累表现，以上特点可资鉴别。糖尿病性动眼神经麻痹，多是由于长期的高血糖致微血管病变，神经缺血、缺氧、代谢紊乱，最终致包括动眼神经在内的较多周围神经损害。因此，糖尿病性动眼神经麻痹常伴有其他周围神经损害的表现，如肢端麻木、展神经同时受累等可能。但是由于糖尿病引起动眼神经麻痹常不受累眼内肌（这是因为糖尿病性动眼神经麻痹主要受累神经的中央部分脱髓鞘，不受累动眼神经的外周纤维，而支配瞳孔的神经纤维走行于神经上方周边部，故不出现瞳孔改变），故瞳孔大多相对保留而无受累，此点更增加了与眼肌型 MG 鉴别的难度，但前者可借助无晨轻暮重、病态性易疲劳的特点以及胆碱酯酶抑制剂治疗无效等予以鉴别。

3. 痛性眼肌麻痹

又称 Tolosa-Hunt 综合征，是一种非特异性肉芽肿病变，可受累海绵窦、眶上裂或眶尖部。临床多表现为急性或亚急性起病，以单侧眼肌麻痹和三叉神经第一支分布区感觉减退为主要表现，伴一侧球后或眼眶剧烈疼痛，有时也可出现瞳孔和视神经受累，该病症状一般持续数天或数周，有自发缓解的倾向。但该病变面部感觉多同时受累，且病变可以以不同神经支配来解释，故可据之与眼肌型 MG 相鉴别。

4. 眼咽型肌营养不良 (OPMD)

多以双上睑下垂为首发表现，主要表现为眼外肌瘫痪和吞咽困难，部分患者出现四肢近端无力。病情缓慢进展，数年后出现其他眼外肌麻痹。但复视并不多见，四肢近端肌肉无力，但一般发生在病程的晚期。是一种成年发病的常染色体显性或隐性遗传性骨骼肌疾病，位于 14q11.2-q13 的多聚腺苷酸结合蛋白 (PABPN1) 基因第 1 外显子出现 GCG 异常扩增或 GCA 插入而发病。在实验室检查以及特殊检查方面，该病患者血清肌酸激酶测定可有轻度升高。病理改变特点是肌核内出现栅栏样细丝包涵体伴随肌纤维内镶边空泡形成，发现 PABPN1 基因异常和核内栅栏样包涵体是诊断 OPMD 的金标准。肌电图的特点是肌源性损害，神经源性骨骼肌损害也偶有报道。我国也有该病基因研究，是否也存在肌核内包涵体以及神经源性骨骼肌损害有待确定。肌电图出现短时限、低波幅电位，多相电位增加，大力收缩时呈干扰相，但也有部分患者肌电图正常。该疾病总体病程呈良性过程，进展缓慢，一般不影响寿命。眼肌型 MG 虽亦多以眼睑下垂为首发表现，但多伴有复视，易疲劳性，且一般血清肌酸激酶无变化，肌电图以及重频试验有特征性变化，新斯的明试验阳性可与之区别。

5. 脑干病变

脑干的范围比较广泛，包括中脑、脑桥和延髓。脑干是大多数脑神经的发源地，脑干体积不大，但聚集的神经核团以及脑神经较多，故脑干病变多有脑神经受累的表现，尤其是动眼神经核团聚集的中脑，任何原因引起的该处病变多少都会有一定的眼征表现。脑干病变以脑干肿瘤、出血和梗死为多见，亦可出现脑干脑炎、多发性硬化、脑囊虫等可能，脑干肿瘤如影响动眼神经即可以出现类似眼肌型 MG 的上睑下垂、复视等情况，但除此以外多有慢性进行性头痛等颅高压甚至意识水平的改变，而眼肌型 MG 一般无上述表现；至于脑干的血管性病变，除了受累的脑神经表现外，一般会伴有锥体束、共济运动、意识水平等方面的受累，临床查体时多有病理征，这些特点可与眼肌型 MG 相鉴别；脑干脑炎是指发生于脑干的炎症，目前病因和发病机制多不明确，可能为病毒感染或炎性脱髓鞘，临床上常有明确的前驱感染病史，急性或亚急性起病，主要表现为多脑神经损害、共济失调、锥体束征和意识障碍。该病多为良性单相病程，无波动性进展，一般无反复发作；在多发性硬化，有时影响脑干部的内侧纵束而表现出复视等症状，需与眼肌型 MG 相鉴别，但该疾病多伴有肢体麻木无力和视力下降等表现，且病情缓解 - 复发反复出现，影像学（头颅 MRI）有特征性表现，典型表现为头颅 MRI 上 T1WI 为低或等信号，T2WI 为高信号的脑室周围白质内的与大脑长轴和侧脑室呈垂直排列的卵圆形或条状病灶，可伴有胼胝体和脑萎缩，而脑干内病灶则无特异性。可依据特征性的影像学表现及临床特点鉴别。

6. 先天性眼睑下垂和老年性睑下垂

从病史和年龄就能很好鉴别。患者症状无晨轻暮重，新斯的明试验阴性。

7. 霍纳综合征

霍纳综合征是颈交感干受损的表现。患者表现为病灶侧眼裂变小，而非眼睑下垂（霍纳综合征眼裂小，眼睑并没有覆盖角膜，而重症肌无力眼睑下垂有覆盖角膜），瞳孔缩小，眼球凹陷，还伴有一侧面部无汗，面色红润而干燥，鼻黏膜充血及鼻道阻塞，眼内压降低等症状，患者中枢神经系统有病损（如脑干，C8 ～ T2 脊髓等），而症状并没有波动。

（二）与面肌无力鉴别

1. 各种周围性面瘫

指各种原因，如感染、神经系统疾病、先天性疾病、肿瘤、外伤以及系统性疾病等引起的，表现为单侧或者双侧完全性或不完全性面部表情肌弛缓性瘫痪，静态时额纹、眼裂、鼻唇沟、口角不对称，动态时蹙额、皱眉、闭目、耸鼻、龇牙、噘嘴等面部表情表达障碍，有时会出现耳后和面部的麻木、疼痛，以及同侧泪液和唾液分泌减少、舌前 2/3 味觉减退、听觉过敏等，其中以贝尔面瘫为最多见，该种周围性面瘫多为单侧性，与面肌无力型 MG 的双侧性面瘫以及渐进性受累延髓肌无力，如吞咽困难、饮水呛咳及四肢近端肌肉无力尚可鉴别。

但是一些感染性、自身免疫性（如结节病）以及外伤性疾病也可引起双侧周围性面瘫，此时与单纯仅受累面肌的面肌型 MG 临床鉴别时会存在一定的难度，但前几种疾病临床相对少见，且亦有其特征性的其他临床表现，一般无波动性、病态性疲劳等特点，临床可借此帮助鉴别。

2. 吉兰 - 巴雷综合征

吉兰 - 巴雷综合征 (GBS) 是一类免疫介导的急性炎性周围神经病，包括多种亚型，其中以急性炎症性脱髓鞘性多发性神经根神经病 (AIDP) 为最多见；据报道，约有 27% ～ 50%

的吉兰－巴雷综合征患者伴有面神经麻痹，这其中约有 50% 的患者为双侧面神经麻痹，若此时以双侧面神经麻痹为首发表现，并且没有四肢肌力下降，其临床表现相对不典型，与面肌无力型 MG 的症状非常相似，容易误诊，但前者多急性、亚急性起病，一般有前驱感染病史，且病程相对呈自限性，多于 2 周左右达高峰，4 周左右有自发缓解的趋势，最关键的是，患者多有特征性的脑脊液改变以及电生理变化，而面肌无力型 MG 一般无自发缓解现象，实验室检查及电生理学检查亦不支持。

（三）与延髓肌无力的鉴别

延髓麻痹是常见的咽喉肌及舌肌麻痹综合征，多见于由于舌咽、舌下和迷走神经以及核的下运动神经元病变，如进行性延髓麻痹、吉兰－巴雷综合征等所致的真性延髓麻痹，以及由于双侧皮质脑干束损害所致的假性延髓麻痹，当然也可见于由延髓神经支配的肌肉病变所致的称为肌源性的延髓麻痹，上述 3 种延髓麻痹有其共同的临床表现，如声音嘶哑、饮水呛咳、吞咽困难及构音障碍等，临床上延髓肌无力的 MG 按上述分类属于肌源性延髓麻痹，而以延髓肌无力为首发症状者占 MG 总数的 5% ～ 15%，其除了上述共有的延髓麻痹表现外，一般常伴有表情肌和咀嚼肌无力症状，表现为兔眼、表情淡漠、苦笑面容、鼓腮和吹气无力等，并且病情进行性加重，晚期可出现咽反射消失，但一般无感觉障碍、无肌肉萎缩及锥体束损害表现；而真性延髓麻痹除共有的表现外，可伴咽部感觉缺失，咽反射消失或减弱，舌肌萎缩及震颤等表现；相对应的假性延髓麻痹，一般指双侧皮质脑干束受累所带来的支配球部肌的上运动神经元的受累，除共有表现外，一般常伴掌颏反射亢进，强哭、强笑等双侧上运动神经元受累表现，同时咽部感觉及咽反射一般无受累，亦无舌肌萎缩和震颤等表现，临床上可根据上述特征以资鉴别。

（四）与四肢无力和呼吸肌无力的鉴别

1. 多发性肌炎

多发性肌炎 (PM) 是指各种原因引起的骨骼肌群的间质性炎性改变和以肌纤维变性为特征的综合征，主要临床表现为受累骨骼肌无力，继之产生肌肉萎缩。如病变局限于肌肉，则称为多发性肌炎，病变同时受累皮肤称为皮肌炎 (DM)。PM 发病年龄多在 30 ～ 60 岁之间 (DM 在儿童和成人中均可发病)，以女性多见，病前多有感染或低热，主要表现为亚急性至慢性进展的对称性近端肌无力，在数周至数月内逐渐出现肩胛带和骨盆带及四肢近端无力，表现为蹲位站立和双臂上举困难，颈肌无力者表现为抬头困难，如呼吸肌受累，可有胸闷及呼吸困难；部分患者可因咽喉部肌无力而表现为吞咽困难和构音障碍；而皮炎可在肌炎前或与肌炎同时出现，肌无力表现与 PM 相似，但有其特征性的皮肤改变：面部呈蝶形分布于双侧颊部和鼻梁的紫色斑疹，在眶周、口角、颧部、颈部、前胸、肢体外侧、指节伸侧和指甲周围的红斑和水肿，尤以上睑部淡紫色红斑和水肿最为常见。DM 因有特征性皮肤改变，故与四肢无力和呼吸肌无力的 MG 可很好鉴别，但 PM 在症状以及起病方式上同 MG 均非常相似，并且一般感觉障碍不明显，腱反射通常不减低，上述诸多表现均容易与 MG 相混淆，临床上需多加注意，所幸的是 PM 一般在肌无力的同时伴有肌肉关节部疼痛、酸痛和压痛、肌肉萎缩等表现，并且实验室检查以及特殊检查方面也可提供鉴别点，如 PM 急性期可有血白细胞增多、血沉加快，肌酸肌酶、乳酸脱氢酶、谷草转氨酶、谷丙转氨酶等血清酶活性明显增高，24 小时尿肌酸增加等，肌电图可见自发性纤颤电位和正相尖波，即以肌源性损害为主，当然对鉴别最直接的证据是 PM 的肌肉活检结果，有其特征性改变。

2. 脊髓病变

引起四肢肌无力以及呼吸肌无力的脊髓病变，临床上多同时伴有相应的感觉系统受累以及自主神经功能受累表现，如根痛、感觉异常、感觉缺失 / 减退、大小便障碍等，且多有双侧病理征阳性表现，根据情况不同，可有不同的起病方式，如急性脊髓炎急性或亚急性起病，有前驱感染病史，而脊髓压迫可慢性或亚急性起病，无明显波动性、病态疲劳性肌无力的特点，影像学上有相应改变，而四肢肌无力和呼吸肌无力的 MG 无上述表现。

3. 周期性瘫痪

周期性瘫痪为一组发作性肌肉力弱疾病，大部分与血钾水平的改变有关，临床比较常见，根据血钾水平，一般分为低钾型、高钾型以及正常血钾型 (目前对于是否存在正常钾型周期性瘫痪仍存在争论)，其中以低钾型周期性瘫痪为多见，任何年龄均可发病，但以 20 ～ 40 岁青壮年期发病居多，男性多于女性；诱发因素为过度劳累、剧烈运动、饱餐、寒冷、感染、创伤、情绪激动、焦虑、月经，一般易于在饱餐后或剧烈活动后的休息中发病，一般在夜间入睡后或清醒时发现麻痹，无力常始于下肢，双侧对称，逐渐波及上肢。瘫痪以肢体为主，近端重于远端，下肢重于上肢，患者常诉有患肢的疼痛和麻木等异常感觉，但客观感觉无障碍，深、浅感觉均正常。部分患者合并自主神经功能障碍，如气短、心悸等。严重病例可受累呼吸肌或因严重的心律失常而死亡；该病多急性突发起病，可反复发作，一般无呼吸肌受累表现，无症状的波动性可鉴别。

4. 吉兰 – 巴雷综合征

临床上多见的仍是以四肢肌无力为首发或主要表现，肌无力为弛缓性瘫痪，多数患者肌无力从双下肢向上肢发展，数日内逐渐加重，少数患者病初呈非对称性；肌张力可正常或降低，腱反射减低或消失，而且经常在肌力仍保留较好的情况下腱反射已明显减低或消失，并且无病理反射；有典型的脑脊液蛋白 – 细胞分离改变；通常伴有呼吸肌受累的 GBS 患者临床症状严重，症状呈持续性，新斯的明试验阴性，需辅助通气，虽然与肌无力危象的 MG 比较相似，但 MG 患者的呼吸困难有波动性，新斯的明试验阳性。

5. 进行性肌营养不良

X 连锁隐性遗传疾病，基因定位于 Xp21，病理改变有肌纤维坏死和再生肌膜核内移。50% 男性发病，女性为致病基因携带者。患者 3 ～ 5 岁起病，走路慢，易跌倒；12 岁左右不能走路；20 ～ 30 岁左右死亡。表现特有的体征：鸭步、Gower 征、翼状肩胛、腓肠肌假性肥大，伴有心脏、智能障碍，易于诊断。新斯的明试验可以排除。

（五）相关疾病的鉴别

1.肌无力综合征 (Lambert-Eaton 综合征)

50 岁以上男性患者居多，约 2/3 伴发癌肿，特别是小细胞肺癌。患者以四肢无力为主，下肢症状较重，脑神经支配的肌肉通常不受累，无明显的晨轻暮重，当患者做短暂的肌肉收缩时肌力可增强，持续收缩后又呈病态的疲劳是其特征性表现。在做重复神经电刺激时可见低频刺激时波幅降低，而高频刺激时波幅增高，血清 AChR-Ab 不高，胆碱酯酶抑制剂无效可与 MG 鉴别。

2.先天性肌无力综合征 (CMS)

先天性肌无力综合征是由于神经肌肉接头处的突触前、突触和突触后缺陷，导致神经肌肉传递障碍，而产生的一组临床表现相似的肌无力疾病。常发生于新生儿或 2 岁以前的幼儿，可发生于成人。临床上极少见，发病率低于 1/50 万，且其临床表现与重症肌无力相似，易被误诊为重症肌无力。CMS 按其临床及遗传特征可分为 3 型：

（1）家族性婴儿型重症肌无力 (FIMG)，FIMG 患者在新生儿表现为一过性波动性上睑下垂、哭声低、吸吮无力、喂食困难及可能发生的呼吸窘迫。婴儿早期可有不同程度的眼肌麻痹和眼睑下垂，伴有轻至中度的肌无力，呈阵发性加重，导致呼吸窘迫和呼吸暂停。在生命后期，患儿表现为眼肌麻痹、波动性上睑下垂，轻至中度的延髓麻痹和肢体肌无力。

（2）家族性肢带肌无力。

（3）终板乙酰胆碱酯酶缺乏症 (EAD)。

CMS 可分为常染色体显性遗传 (AD) 和常染色体隐性遗传 (AR) 两种遗传方式。EAD 患者多数在新生儿或婴儿起病，发病年龄为 0 ～ 2 岁。表现为中度至重度的全身性肌无力，可逐渐加重，瞳孔对光反射迟钝，哭声低，吮吸无力并逐渐加重；可有新生儿呼吸窘迫、运动发育迟缓、面肌、颈肌、四肢和躯干肌无力，活动后加重，易疲劳，可有眼外肌麻痹；患儿短时间站立后多出现腰背弯曲，随着年龄的增长可出现脊柱侧凸。AChR 抗体阴性。AChR 缺乏则多在出生时或婴儿早期发病，表现为全身性肌无力。

婴儿期及幼儿期出现肌肉易疲乏无力的患者均应考虑先天性肌无力综合征存在的可能。正常肌电图通常能够发现神经肌肉接头传导受损，尤其是对于那些已经发生病变的肌肉。低频重复神经电刺激 (2 ～ 3Hz) 引起复合肌肉动作电位波幅递减，对诊断神经肌肉接头信号传递功能障碍有帮助，但该方法的敏感性比单纤维肌电图差，复合肌肉动作电位波幅递减也可以见于其他疾病，而单纤维肌电图呈异常纤颤和阻滞常表明神经肌肉接头信号传递有缺陷。特征性的肌电图是单次刺激后出现重复的复合肌肉动作电位，在慢通道型先天性肌无力综合征患者中常见；但在 AChR 缺乏综合征患者和先天性多重关节轻度挛缩患者比 AChR 缺乏综合征患者更典型，并可出现其他少数基因变异。根据临床特征的不同，可以精确的推断出与之相关的目的基因和它的发病分子机制。因此，通过肌电图检查、临床表型分析以及肌肉活检，电子显微镜可以清楚地显示出突触超微结构，为明确疾病是突触前膜型还是突触后膜型提供了证据。碘或荧光素标记的神经毒素，如银环蛇毒素与乙酰胆碱酯酶结合后就可以显示出其分布情况及数量。同样，免疫组织化学可以用来研究终板处的乙酰胆碱酯酶情况。对治疗的反应情况可作为疾病诊断的佐证，获得重要的诊断依据。尽管如此，患儿的肌电图检查、肌肉活检与电子显微镜检查由于不能合作或病理诊断水平的制约，获得检查结果都是比较困难的。

对所有先天性肌无力综合征，注射腾喜龙后患者出现一个短暂的好转，也可能出现误诊，所以应该通过用检测 AChR 或 MuSK 抗体的方法来排除由自身免疫因素导致的重症肌无力。如果父母或家族中其他成员有发病情况，那么首先应该考虑是遗传因素造成，而不是免疫因素引起。重症肌无力在出生后 1 年以内发生是非常罕见的。尽管大多数先天性肌无力患者在婴儿期及幼儿期首次发病，并呈现出隐性遗传，其中一个显著的例外是慢通道肌无力综合征，可以分别在婴儿和成人发病，且通常是常染色体显性遗传。另外，先天性肌无力综合征中的晚发型与 RAPSN 或 DOK7 的变异有关。

第七节　MG 的治疗

一、治疗原则

（1）为患者设定目标治疗的方案，如眼肌型以药物治疗为主，药物疗效不佳时，选择胸腺手术治疗；全身型首选手术治疗；所有术后患者均要接受系统的治疗。

（2）系统药物治疗首选胆碱酯酶抑制剂，增加 NMJ 处 ACh 释放及肌肉反应性。

（3）胆碱酯酶抑制剂治疗缓解不充分者须开展免疫治疗，调节免疫紊乱，降低血清 AChR-Ab 水平，包括免疫抑制剂，如糖皮质激素或细胞毒药物和抗胸腺淋巴细胞血清等，以及应用大剂量免疫球蛋白、血浆置换、胸导管淋巴引流、淋巴（细胞）置换、诱导抗个体基因型抗体等。

（4）个体化治疗，如单纯眼肌型可用糖皮质激素门诊治疗，全身型首选住院治疗密切观察预防窒息和呼吸困难的发生。

（6）避免使用 ACh 释放抑制剂，如肌松剂；禁用神经肌肉接头传导阻滞剂，如吗啡等。

（7）危象患者应根据患者的情况合理选择上述治疗，同时包括抗感染、营养治疗和伴发的各种内科问题的处理。

二、MG 的对症治疗

胆碱酯酶抑制剂抑制胆碱酯酶活性，增加 NMJ 突触间隙乙酰胆碱 (ACh) 含量而改善症状，但不能影响疾病进展。胆碱酯酶抑制剂是 MG 治疗的一线药物，用于除 MuSK 抗体阳性的 MG(MMG) 以外的所有患者。

临床应用最广的是溴吡斯的明，一般起始剂量为 30～60mg，每 3～6 小时 1 次，根据症状调整间隔时间。不良反应常有恶心、呕吐、腹泻、腹部绞痛、流涎、多汗、心动过缓、头痛、流泪、瞳孔缩小和肌肉痉挛等，胃肠不适是最常见的不良反应，均可用阿托品拮抗，还可影响凝血系统导致出血倾向。药物过量可导致肌无力加重伴肌束震颤，甚至出现胆碱能危象。肌肉抽搐可使患者特别困扰，控制焦虑有助于减轻症状。溴吡斯的明常不能改善延髓支配肌，如吞咽功能或呼吸肌功能，可能主要由于过多的黏稠唾液或呼吸道分泌物使病情加剧，因此，对延髓肌或呼吸肌受累的 MG 患者应减量或间断使用溴吡斯的明，此时减量常可改善吞咽困难和呼吸肌麻痹症状。

目前胆碱酯酶抑制剂的研究热点是寻找作用时间更长、对乙酰胆碱酯酶作用更具特异性的新型制剂。

三、免疫治疗

（一）短期免疫治疗

对于急性进展的 MG、MG 危象或术前准备等情况，常用大剂量免疫球蛋白静脉滴注和血浆置换进行短期高效的免疫治疗，尽快缓解症状，改善预后。

1. 大剂量免疫球蛋白静脉滴注 (IVIG)

可能通过竞争自身抗体，干扰 AChR-Ab 与 ACh 结合及干扰 T 细胞抗原识别等机制。通常在 5 日内起效，持续时间数周至 2 个月。IVIG 用于 MG 急性期或危象，作为减少长期口服免疫抑制剂用量的辅助治疗或尝试用于疗效不佳或不能耐受者，其作用已被普遍肯定。标准方案为 400mg/(kg·d)，连续 5 天为 1 个疗程。其反应常见但较轻微，严重不良反应少见。早期可出现寒战、肌痛与胸痛，也可发生头痛、无菌性脑膜炎、高凝状态、肾脏损害等，IgA 选择性缺乏者易出现过敏反应。使用前评估患者的状态，疗程中应密切监测肌酐及血尿素氮。

2. 血浆置换 (PE)

通过正常人血浆或血浆代用品置换患者血浆，降低外周循环中 AChR-Ab 水平，并促使与 NMJ 结合的抗体解离。通常 1 周起效，持续作用 1～3 个月。PE 用于急重症 MG 患者或手术准备的短期治疗已得到普遍认可。PE 与 IVIG 的适用范围相似，大多数临床试验认为两者的疗效无显著差异，IVIG 可能副反应更少些，花费也少些 PE 对某些 IVIG 抵抗的 MG 患者可能有效，对 MMG 患者的疗效优于 IVIG，改善呼吸肌功能效果更好。通常用法为每次 50mL/kg 或 2L 置换液，每周 1～2 次，连用 3～8 次。不良反应包括低血压、柠檬酸盐所致低钙性感觉异常、静脉穿刺感染和血栓等并发症，反复行 PE 还可能导致出血倾向。

近来利用免疫吸附树脂的免疫吸附血浆置换 (IA)，用对 AChR-Ab 有特殊亲和力的配体制备的过滤柱，特异性地去除 MG 患者血浆中的 AChR-Ab。IA 与通常的 PE 法相比临床疗效无显著差别，但不良反应少且具有特异性清除抗体的优势，对 AChR-Ab 清除率高，IgA 和 IgM 清除率低，可使 MG 症状得到稳定改善。

(二) 长期免疫治疗

主要包括糖皮质激素及非激素免疫抑制剂，通过长期抑制免疫反应治疗 MG，达到诱导和维持缓解的目的。尽管多为非特异性免疫治疗，但目前免疫抑制剂在大多数 MG 患者疗效较好。

1. 糖皮质激素 (以下简称激素)

可抑制 AChR-Ab 的合成，增加突触后膜 AChR 的数量，并对免疫系统有广泛的抑制作用。激素是目前最常用、起效最快的一线药物，用于胆碱酯酶抑制剂不能完全改善的或中重型 MG 患者，病情迅速进展者，或胸腺切除围术期的免疫抑制治疗，还可延迟或阻止眼肌型 MG 向全身型进展。患者合并呼吸肌无力或延髓症状时需要免疫抑制剂治疗，通常首选糖皮质激素。患者需被告知预期的并发症，知晓和签署知情同意书。有些患者不同意接受激素治疗，将会减慢治疗速度。

临床可根据患者的病情选用不同的治疗，主要是两类方案：

（1）大剂量冲击疗法＋小剂量维持：适于住院治疗的重型病例，先给予甲泼尼龙 (MP)1000mg，静脉滴注 / 连用 3 ～ 5 天；随后根据病情可改为甲泼尼龙 40 ～ 80mg，静脉滴注，连用 7 ～ 10 天；病情稳定后给予泼尼松 60 ～ 80mg，每晨顿服，当症状基本消失后缓慢减量至隔日顿服泼尼松 40mg，维持 1 年以上。部分患者在使用激素早期可出现短暂的症状加重，病情恶化出现于治疗的第 1 ～ 14 天内，为此可辅以 PE 或 IVIG 等短期治疗方案，最简单的方法是暂停激素。

（2）小剂量隔日递增疗法：泼尼松 5 ～ 10mg，隔日起始，以每周 5 ～ 10mg 缓慢递增至隔日 60 ～ 80mg 或获得满意疗效，数月后再逐渐减量至维持剂量。此法可避免应用过激的暂时性恶化，但推迟了起效时间，故对非急重症患者推荐此法，且适用于门诊治疗。

MG 患者的标准化激素治疗是长期维持用药，大剂量甲泼尼龙冲击疗法在没有感染的时候可以加速恢复的速度，但有一过性加重的可能，尤其在全身型的患者使用冲击疗法获益尚无证据。大多数患者在 1 个月内开始出现症状持续改善，明显的改善通常发生在 6 个月内。然而，无论采用何种方法治疗，最终都要转换为隔日给药方式以尽量减少并发症。更有学者提倡开始即予 100mg 泼尼松隔日用药。或认为隔日治疗方案是糖皮质激素治疗首选的给药形式。但是隔日给药是将两天的药物总量一日服用，虽考虑到不良反应的问题，在疗效上反映出服药当日症状缓解，未服药日症状加重，患者缓解的速度比每日服药明显减慢，而药物的总量并没有减少，药物的不良反应也相应存在。所以，在治疗的早期不建议隔日疗法，症状完全缓解后药物逐渐减量的过程中应用隔日疗法更为合适。选择早上给药恰可符合清晨生理性皮质醇高峰。长期使用激素需警惕其不良反应，如常见的向心性肥胖和皮肤"妊娠纹"样改变、水钠潴留、钾丢失、高血压、糖耐量异常和骨质疏松等。用药过程中需监测血钾、血糖和血压等，可同时辅助用药降低不良反应发生率，有肝损害患者宜用泼尼松龙代替泼尼松。中山大学附属第一医院王海燕应用儿童生长发育研究的方法，对患儿的发病年龄、骨龄和激素用量以及是否进行过胸腺手术等进行横断面研究发现，儿童重症肌无力发病越早，对生长发育的影响越大，使用激素的累积量越大，对身高的影响越大，而手术本身对患儿的生长发育没有明显的影响。

2. 硫唑嘌呤 (AZA)

可抑制 $CD4^+T$ 细胞和白介素 -2(IL-2) 受体，从而抑制细胞和体液免疫，还抑制核酸合成以干扰淋巴细胞增殖来影响免疫系统，主要用于激素疗效不佳者，或与激素合用作为激素减量剂。国外报道，AZA 起效慢，4 ～ 12 个月后起效，最大疗效可能在 6 ～ 24 个月后取得，若与 PE 合用，AZA 对 AChR-Ab 阳性 MG 患者疗效尤佳。但在中国人 4 周内可见明显效果或无效a 标准用量为 1 ～ 3mg/(kg·d)，分次使用。可先给予 1mg/(kg·d)，每隔 1 ～ 2 周逐渐增至有效剂量。AZA 通常耐受性好，不良反应有发热、流感样症状、轻度肝损害、骨髓抑制、增加肿瘤风险 (主要是淋巴瘤)，以及一定的致畸性，计划怀孕的妇女和男子应停止使用。用药过程中需监测肝功能与血常规，若 $WBC < 3.5×10^9/L$，需减量直至恢复，若 $< 1.0×10^9/L$ 或转氨酶水平上升 1 倍则需暂停使用。若治疗前或治疗早期即出现明显的白细胞减少，应检验红细胞内硫代嘌呤甲基转移酶活性。

3. 吗替麦考酚酯 (MM)

主要通过阻断嘌呤合成选择性抑制 T 细胞和 B 细胞增殖。目前推荐作为 MMG 的二线药物，用于硫唑嘌呤控制不佳或不良反应较大的 MG 患者。在美国 MM 已成为治疗 MG 的常用药物。研究表明，MM 可减少糖皮质激素的剂量，改善肌无力症状和降低 AChR-Ab 水平。单纯眼肌型 MG 患者的研究表明，MM 有效且可以耐受。由于起效时间通常在 6 个月之后，激素节省作用出现于 12 个月后，以及价格因素，国人较少选用。标准剂量为 750 ～ 1000mg，每日 2 次，常见不良反应仅为胃肠道不适与贫血，也可能有白细胞减少症及恶变风险增加等。

4. 环孢素

主要作用与硫唑嘌呤相似，阻断白介素 -2(IL-2) 与其受体结合，或干扰相关基因转录，抑制辅助 T 细胞功能。可作为二线药物用于硫唑嘌呤不耐受或无反应的 MG 患者，某些难治性病例亦可能有用。目前推荐起始剂量为 3 ～ 3.5mg/(kg·d)，分 2 次服用；如疗效不明显，2 周后可加量至 5mg/(kg·d)，分 2 次服用。维持剂量 1.5 ～ 2mg/(kg·d)。维持血清环孢素水平在 150 ～ 200ng/L。起效需 1 ～ 3 个月。主要副反应为肾损害与高血压，需长期监测肌酐。环孢素与很多药物之间有相互作用，所以使用时应查询药物的相关信息。

5. 他克莫司 (FK506)

他克莫司是治疗 MG 的有效药物，有较强的抑制活性 T 细胞增殖效应，可抑制骨骼肌细胞 Ryr 介导的钙离子释放，有潜在的促进骨骼肌收缩作用。多项研究发现 FK506

恢复肌力与节省激素的作用较好，且耐受性好，可用于肌无力症状控制不佳者，特别是抗 Ryr 抗体阳性 MG 患者，或作为环孢素的替代物减少其相关并发症。起始剂量为 0.1mg/(kg·d)，分 2 次口服，调整剂量使血浆浓度达到 7～8ng/mL。其不良反应较少，常见胃肠道不适与感觉异常，有一定的肾毒性和肝毒性，可诱发和加重高血压与糖尿病。

6. 其他

对于单独应用免疫抑制剂或与激素合用均不能控制或不能耐受的难治性 MG 患者，可考虑环磷酰胺与利妥昔单抗。

（1）环磷酰胺 (CTX)：主要抑制体液免疫，对 B 细胞有很强的抑制作用。用于难治性 MG 或危象患者，推荐剂量为 100mg/d，连续口服，直至总量达 10g。常见不良反应包括脱发、胃肠道不适、骨髓抑制、出血性膀胱炎、感染、恶变风险增加与潜在的致畸性等。有报道称大剂量环磷酰胺单独使用只有免疫清除性，而没有骨髓清除性，如此可使患者骨髓中的干细胞重新注入免疫系统，达到免疫重建的作用，可尝试于对其他治疗都有抵抗的 MG 患者。中山大学附属第一医院报道，小剂量环磷酰胺联合糖皮质激素治疗激素不敏感型（Ⅰ型或Ⅱ型）重症肌无力是有效且安全的。不同临床类型对环磷酰胺的敏感性不一样：Ⅰ型患者较敏感，达到痊愈所需要的总剂量一般在 4～8g；而二型患者达到痊愈所需要的总剂量一般在 8～12g。

（2）利妥昔单抗：是鼠源性抗 B 细胞 CD20 的单克隆抗体，可通过多种机制清除体内 B 细胞，被推荐试用于难治性 MG。许多回顾分析或病例报道证实利妥昔单抗能改善复杂的难治性 MG 患者的症状，对 MG 患者效果显著，能降低抗体及免疫细胞水平，减少其他免疫抑制剂用量，是一种很有希望的高效免疫抑制剂，但需要实验室监测 B 细胞，以及价格昂贵、治疗时间长，受到制约。使用剂量一般为 375mg/m^2，一周 4～6 次，通常在 2～4 个月内起效。初步研究显示其不良反应发生率很低，常见发热、寒战、恶心，以及心律失常、肾毒性和致瘤性等。

（3）造血干细胞：干细胞移植治疗可能起到免疫摧毁和重建的作用，免疫重建过程中有可能排除自身反应性 T 细胞，或诱导产生对自身抗原如 AChR 等的免疫耐受。动物研究显，间充质干细胞 (MSC) 可抑制 AChR 特异性淋巴细胞增殖，反复将 hMSC 静脉输入 EAMG 小鼠体内可特异地降低 AChR-Ab 水平，明显改善症状。干细胞治疗的研究目前仍处在实验室阶段，还有很多的问题没有解决，尚不能在临床使用。

四、胸腺切除术

胸腺切除术可终止持续的抗原刺激、去除分泌 AChR-Ab 的 B 细胞或终止自身反应性 T 细胞产生，可用于治疗几乎所有的从青春期到 55 岁左右的原发性重症肌无力患者。MG 患者伴发胸腺瘤是胸腺切除的绝对指征，对不伴胸腺病变的 MG 患者，目前多倾向发病年龄小于 50 岁且 AChR-Ab 阳性的全身型 MG 患者宜选择胸腺切除，早发的 MG 患者早期行胸腺切除术可加快其缓解机会。AChR-Ab 阴性的 MG 患者不适于胸腺切除，而 AChR-Ab 与 MuSK-Ab 均阴性的早发 MG 患者也适于手术治疗，目前中国人报道的 MuSK-Ab 阳性率很低，因此大多数属于可以手术之列。Olanow 等报道 12 例非胸腺瘤迟发型肌无力患者，经胸腺切除术后 9 例完全缓解，其余 3 例病情也有好转。老年患者胸腺切除术后病情好转程度通常不像青年患者那样明显。

对抗胆碱酯酶药疗效欠佳，且需要继续增加药量的患者，如在发病后 1～2 年内做胸腺切除术，非胸腺瘤患者的术后缓解率可达 35% 左右，另有 50% 的患者病情可不同程度好转。若患者在发病 1～2 年后做手术，病情缓解率将逐年下降。术后最初的几个月疗效常不明显，一般在术后第 3 年疗效达高峰。术后疗效好的患者，血清 AChR-Ab 减少甚至完全消失。幼年 MG 患者的手术疗效也很好，但考虑到胸腺在免疫系统发育中起重要作用，幼儿患者是否选择胸腺切除术还是推迟到青春期以后，要权衡利弊。比如，药物治疗效果不好的患儿，上眼睑下垂遮住瞳孔，光线不能进入眼底刺激视神经的发育，所导致的弱势称为"剥夺性弱视"，治疗的最佳年龄是 3～5 岁，错过这个年龄恢复的机会很少。从这个角度来说，符合适应证的儿童手术是非常有必要的。其二，眼睛外观的改变导致患儿心理发育障碍，患儿的性格容易出现内向自卑，不合群、不自信等问题。第三，从幼儿到青春期近十年的时间，患儿由于病态性易疲劳，学习受影响，受教育程度降低，也会影响患儿的一生。此时应该选择手术。相反可以药物维持等待时间再手术。患儿手术最小年龄通常选择 3 岁以上，美国芝加哥大学医学院进行胸腺手术的年龄为 4 岁。胸腺对儿童可能影响生长发育，应谨慎进行。在手术的受益大于创伤时，手术应该成为首选。

胸腺切除有多种术式，不同的手术方法预后相似。胸腔镜下胸腺切除术有创伤小、术中出血少、术后疼痛轻等优点，也有切除不干净等缺点。切除胸腺瘤应扩大范围，尽可能去除颈部及纵隔内胸腺组织异位病灶，经胸骨手术入路更有利于完全摘除胸腺组织。MG 胸腺瘤有复发可能，跟踪监测胸腺十分重要。胸腺瘤很少转移，但可局部播散或淋巴结浸润，若肿瘤未被彻底摘除，剩余部分应行病灶放疗或化疗。值得注意的是，胸腺切除可能会影响免疫系统功能，有继发其他自身免疫性疾病或机会致病菌感染的可能，如果患者术前非常虚弱，应先 IVIG，然后再做手术，术前须准备呼吸机。

五、治疗方案的选择

（一）首选方案

胸腺切除术，若术后病情明显恶化，可辅以血浆置换、大剂量免疫球蛋白静脉滴注(IVIG)、糖皮质激素和胆碱酯酶抑制剂等治疗。

（二）次选方案

病情严重不能胸腺切除者可用血浆置换或 IVIG，配合糖皮质激素，逐渐过渡到单用激素，病情好转且稳定 2 个月后行胸腺切除术，术后维持原剂量 2 个月，再缓慢减量 2～4 年直至停用。

（三）三选方案

不能或拒绝胸腺切除的 MG 患者，危重者首选血浆置换或 IVIG，非危重者首选糖皮质激素治疗，在激素减量过程中可适量加用硫唑嘌呤等免疫抑制剂，减轻反跳现象。

（四）四选方案

不能或拒绝胸腺切除，又拒绝或不能耐受糖皮质激素治疗的 MG 患者，可选用硫唑嘌呤、吗替麦考酚酯、环孢素、他克莫司、环磷酰胺或利妥昔单抗等免疫抑制剂治疗。

六、改变生活方式

应重视对 MG 患者的健康宣教及心理疏导，有部分 MG 患者出于对疾病和经济负担的担忧伴发焦虑抑郁应及时鼓励或心理干预，以增加患者治疗的依从性。训练呼吸肌功能，减轻体重，轻度的体格锻炼对病情不重的 MG 患者有必要。MG 患者使用其他药物时应相当注意，某些药物可能诱发病情加重或危象发生，需要根据病情的变化和药物的作用机制选择不用或慎用，如吗啡；氨基糖苷类、多黏菌素、土霉素等抗生素；青霉胺；γ- 干扰素和奎宁、奎尼丁等，在绝大多数情况下禁用，肌松剂在备有呼吸机的气管插管时可以酌情使用。慎用某些 β 受体阻滞剂，如普萘洛尔和酒石酸美托洛尔；普鲁卡因、异丙嗪、钙拮抗剂、锂盐、含碘增强剂、他汀类和镇静抗焦虑抗抑郁药等，在一些情况下可以使用，但在用药初仔细观察可能出现的不良反应，针对每个患者的不同反应需要及时调整治疗，有严重不良反应及时停用。

患者应该早睡并保证午休，眼肌型少用眼，多用耳，有助于眼肌的休息和减少疲劳，全身型患者禁止剧烈的体力劳动和体育运动。饮食宜吃温补的食物，不少患者容易胃痛或反酸等，忌生冷包括冰冻饮料、啤酒和各种凉茶，以及进食冬瓜、苦瓜、绿豆等性寒食物，可在早餐前先饮姜茶以利于改善体质。

第五章 颅内感染性疾病

颅内感染的发展过程主要决定于病原体的毒力和宿主免疫系统反应。其他影响中枢神经系统感染的因素包括入侵病原体的数量、患者是否有一些潜在的抑制免疫系统的疾病、是否使用免疫抑制药物等。目前中枢神经细菌感染导致患者致残和致死的主要原因是病原体对抗菌治疗的耐受性不断增强。

尽管治疗中枢神经系统感染的有效药物不断涌现，但脑膜炎、硬膜外脓肿、硬膜下积脓以及脑脓肿的治疗仍是神经外科的棘手问题。器官移植的发展、一些肿瘤患者生存时间的延长、艾滋病 (AIDS) 等疾病的蔓延等，使得中枢神经系统感染数量有逐年增加的趋势。可喜的是，CT 和 MRI 等影像技术的发展使得临床医生更容易发现中枢神经系统感染；立体定向技术可使神经外科医生从潜在感染的大脑深部组织获取标本，通过病原体分离培养及手术减压等迅速的内、外科干预措施，大部分患者可以获得满意的治疗效果。本章主要叙述中枢神经系统细菌感染性疾病，其中重点阐述内科及外科治疗。

第一节 机体对病原体侵入的免疫反应

完整的血-脑屏障是预防中枢神经系统感染的基础。目前尚不清楚病原体是如何穿过完整的血-脑屏障侵入中枢神经系统的，通常，脉络丛组织是感染的第一站。在外伤中，如果病原体进入中枢神经系统，其必须能够克服免疫反应，方能发展为感染。对于免疫应答水平正常个体，术后发生伤口感染的前提条件是局部细菌微生物浓度必须达到 $1 \times 10^5/g$。病原微生物进入中枢神经系统后，如果体内补体系统及免疫球蛋白水平低下，可以导致脑膜炎的形成。在感染的脑脊液中，补体水平低下，其原因包括补体生成率降低、不能透过血-脑屏障、清除率提高、炎症程度严重及降解作用等。细菌感染导致脑膜炎最重要的因素是细菌的荚膜作用，荚膜可以抑制细胞吞噬、抵抗补体系统的作用，从而允许病原微生物自身存活、繁殖。选择性补体旁路及终补体成分 C5 和 C9 代表了免疫应答对细菌荚膜的反应能力。

蛛网膜下隙炎症可以提高白细胞及抗生素的通过率。中性粒细胞从脉络丛上皮细胞和微血管内皮细胞水平穿透血-脑屏障。中性粒细胞通过结合内皮细胞的特殊受体或黏附分子迁徙出血管外间隙。

颅内感染的发生发展依赖于众多因素，例如：脑脓肿的形成依赖于病原微生物的毒性高低、细菌感染的程度及持续时间、是否已经形成脓栓等。如果患者免疫力低下，其自身的免疫缺陷有助于毒性微生物形成脑脓肿。当细胞介导的体液免疫系统不正常时，一些非常见感染菌属如鼠弓形虫、星形诺卡菌、新型隐球菌、单核细胞增生性李斯特菌、分枝杆菌属等也可导致脑脓肿。当中性粒细胞减少或存在缺陷时，一些需氧革兰阴性菌如曲霉菌、念珠菌及毛霉菌等可以导致脑脓肿的形成。

第二节　脑膜炎

一、病因

在美国，每年大约出现 25000 例细菌性脑膜炎病例，其中 70% 的患者是不足 5 岁的儿童。在过去的 10 年里，随着嗜血杆菌 B 型多克隆结合疫苗的产生，儿童感染细菌性脑膜炎的发生率得到了有效控制。广泛的疫苗接种使美国每年感染嗜血杆菌 B 型的病例减少 55%，使感染嗜血杆菌 B 型脑膜炎的病例减少 94%。目前导致脑膜炎的病源菌主要有肺炎链球菌 (47%)、奈瑟脑膜炎球菌 (25%)，以及李斯特菌属 (8%)。在英国，细菌性脑膜炎感染的情况与此类似。在细菌性脑膜炎中，导致死亡率最高的是肺炎链球菌感染，死亡率可高达 26.3%。相关的预后危险因素包括年龄大于 60 岁、高血压、入院 24 小时内出现惊厥、入院时意识不清等。由于术后广泛的预防性地使用抗生素，开颅术后出现脑膜炎的病例不多见，其发生率为 1%～6%。开放性、凹陷性颅骨骨折发生颅内感染的概率为 4%～10%，外科清创术可降低其发生率。

导致脑膜炎感染的原因在不同年龄组有明显差异。引起脑膜炎的革兰阳性菌有肺炎链球菌及李斯特杆菌。革兰阴性菌包括脑膜炎奈瑟双球菌及小细胞多形性嗜血杆菌。神经外科手术后颅内感染多由葡萄球菌引起，其他的致病菌包括大肠埃希菌、肺炎克雷伯菌属、气性假单孢菌等。脑室－腹腔分流的分流管表面炎症多由表皮葡萄球菌及丙酸杆菌属引起。脑穿通伤时厌氧菌及革兰阴性菌可以进入颅内，颅底骨折脑脊液漏时鼻咽部的细菌可以进入颅内，引发感染。导致慢性脑膜炎的病原体有梅毒螺旋体、结核分枝杆菌、钩端螺旋体、真菌、荚膜组织胞质菌属、芽生菌属、球孢菌属以及绦虫类寄生虫。

细菌性脑膜炎是发生于蛛网膜下隙的化脓性炎症。在组织学上，中性粒细胞是中枢神经性系统感染后的炎症反应细胞，中性粒细胞进入蛛网膜下隙，形成一层覆盖在皮质表面的渗出物，不过中性粒细胞的运动方式尚不明确。炎性细胞向小血管内渗透聚集可造成血栓形成，进而导致脑梗死。临床上，大多数脑膜炎病例没有明显的感染源。相对常见的感染源包括：①鼻咽部及上呼吸道细菌的细菌感染，可以通过血源性途径进入中枢神经系统或者通过脉络丛组织进入脑脊液。新生儿因为免疫防御系统尚未发育完全，更容易发生细菌性脑膜炎；②乳突炎、中耳炎以及静脉窦炎，通过导血管内炎症栓子进入中枢神经系统；③其他如颅骨骨髓炎、皮肤窦道、开放的脊髓脊膜炎、眼眶蜂窝织炎、头部外伤、腰椎穿刺、脑室穿刺的植入物、脑脊液分流的植入物或软组织损伤均可导致细菌直接进入中枢神经系统。神经外科手术后 1 周内发生的颅内感染，很有可能是在手术中就有细菌植入；晚期发生的颅内感染多由血源性感染引起，或是从受损组织、体内植入物进入。脑室腹腔分流手术多在术后 2 个月内发生颅内感染。脑室外引流的患者，如果 5 天内更换导管，发生感染的概率约 6%，如果摆放的时间更长，发生感染的概率可高达 18%。

二、临床表现

临床上，脑膜炎一般在初始症状出现后 72 小时到达高峰。典型的表现包括发热、头痛、呕吐、颈项强直、视物模糊、疲倦、精神性格变化、嗜睡及昏迷等。50% 的脑膜炎患者脑膜刺激征阳性，表现为颈部抵抗，克氏征、布氏征阳性。脑膜炎出现局灶性神经功能缺损表现并不常见，除非有血管闭塞或血栓性静脉炎导致血栓形成。约 10% 的脑膜炎患者可出现脑神经损害，包括动眼神经、滑车神经、外展神经、面神经及前庭蜗神经的损害。脑膜炎患者较少发生视盘水肿 (1%)，如出现，往往提示其他疾病。25% ～ 30% 的脑膜炎患者可出现惊厥，多由肺炎链球菌引起。相比其他年龄段，新生儿更易发生脑膜炎，临床表现为精神萎靡、易激惹、糖耐量异常、呼吸困难、前囟膨出、体温不稳定及黄疸。

神经外科术后患者出现惊厥发作、发热、意识变化以及脑膜刺激征均提示脑膜炎的可能。高龄患者如果合并其他临床疾病，可以出现意识模糊，但通常没有高热。出现体温明显升高往往是细菌性脑膜炎逐渐发展的表现。头部外伤患者诊断脑膜炎比较困难，因为要与外伤后遗症相鉴别。所有患者一旦出现精神性格改变，首先需将脑膜炎作为一个潜在的原因加以排除。

三、辅助检查

细菌性脑膜炎感染后，外周血中的多形核白细胞计数及红细胞沉降率增高。据报道，常见的微生物感染所致的脑膜炎的患者中，血培养阳性率为 50% ～ 75%。对于出现神经系统损害或惊厥发作而疑诊脑膜炎的患者，CT 检查是一种重要的诊断手段。CT 检查应该在腰椎穿刺之前完成，其目的是排除颅内占位性病变，否则腰椎穿刺排放脑脊液后有诱发脑疝的危险。一些文献报道细菌性脑膜炎患者发生脑疝的概率大于 1%，在小儿及新生儿可高达 6%。脑膜炎患者的 CT 及 MRI 检查通常提示正常，有时在蛛网膜下隙或脑干周围可见强化。其他的一些颅内疾病如脑脓肿、硬膜下积浓、脑炎、静脉窦血栓等临床表现可以与细菌性脑膜炎的很相似，CT 或 MRI 可资鉴别。对怀疑细菌性脑膜炎的患者，在抗生素使用之前，应进行腰穿脑脊液取样，同时送检脑脊液培养、革兰染色、糖和蛋白定量以及细胞计数。一些脑膜周边病变例如脑脓肿、脑或脊髓硬膜外脓肿、硬膜下积脓、骨髓炎或皮窦炎的脑脊液分析结果可以与化脓性脑膜炎很相近。

脑脊液需要常规进行革兰细菌染色和培养。60% ～ 90% 的急性细菌性脑膜炎患者，可通过脑脊液革兰染色明确感染微生物。细菌性脑膜炎患者其脑脊液压力通常增高，波动在 200 ～ 500mmH$_2$O。在开始使用抗生素治疗之前，白细胞计数可增高至 (1000 ～ 5000)/mm^3。在细菌性脑膜炎患者中，50% ～ 60% 的患者脑脊液糖测定低于40mg/dl，几乎所有患者的脑脊液蛋白测定都明显增高。如果此前没有接受抗生素治疗，细菌性脑膜炎患者的脑脊液培养阳性率为 70% ～ 85%，不过培养结果通常需要等待 48小时。

当脑脊液革兰细菌染色及培养结果阴性时，胶乳凝集试验具有一定的诊断意义。对于常见的脑膜炎病原体，聚合酶链反应 (PCR) 有 91% 的敏感度及特异度。如果试图区分病毒性脑膜炎或细菌性脑膜炎，可用脑脊液中乳酸盐浓度作为指标，大于 4.2mmol/L 为阳性，其灵敏度为 96%，特异度为 100%。神经外科手术术后患者疑诊脑膜炎时，如果脑脊液乳酸盐浓度大于 4.0mmol/L，应立刻实施经验性的抗生素治疗，随后根据其他的检查结果调整抗生素。

四、治疗

严重的细菌性脑膜炎患者，在抗生素治疗之前，其脑脊液样本中往往已含有大量抗原或细菌微生物。临床上如果使用抗生素后 72 小时症状仍没有改善，应该再次行腰椎穿刺检查。抗菌治疗延迟 (24 小时后) 是后续出现神经性并发症的危险因素。目前，针对细菌性脑膜炎患者，临床上仍没有足够的资料来指导首诊医师如何快速使用抗生素，然而，细菌性脑膜炎是神经系统急症，一旦临床考虑可能为细菌感染，应及时给予恰当的治疗。应测定脑脊液样本中的最小抑菌浓度 (MIC) 及最小杀菌浓度 (MBC)，确保脑脊液中抗生素浓度较 MBC 高 10 ～ 20 倍。影响脑脊液中药物浓度的因素包括分子大小、脑膜炎感染的严重程度及药物脂溶性。

治疗细菌性脑膜炎的同时，应注意以下并发症的防治，如菌血症、惊厥、休克、弥散性血管内凝血、颅内压增高引起的脑疝。惊厥发作时需要抗惊厥治疗；出现休克表现时要补充容量，同时深静脉置管，测定中心静脉压及肺动脉楔楔压，以此来指导抗休克治疗；低钠血症可增加颅内压，应该设法避免；颅内压增高可使用利尿剂、高渗剂、类固醇激素。类固醇激素被用来治疗细菌性脑膜炎仍存在争议。不过，基于现有的临床资料，对 B 型嗜血杆菌感染的新生儿或小儿脑膜炎患者，以及疑诊或确诊的肺炎球菌感染的成人脑膜炎中，应该在抗生素治疗前 10 ～ 20 分钟应用地塞米松治疗 (0.15mg/kg，每 6 小时1 次，持续 2 ～ 4 天)，或至少与抗菌药物同时应用。地塞米松可减轻脑水肿，减少神经性耳聋的发生率，降低细菌性脑膜炎的死亡率，降低肿瘤坏死因子及白介素 -1 的水平。

脑膜炎治疗中抗生素的选择要基于微生物对抗生素的敏感性。影响抗生素选择的因素包括患者的年龄、是否为院内感染。各种病原菌引起颅内感染的抗生素选择见表 5-1。

表 5-1　各种病原菌引起的颅内感染抗生素选择

病原体	首选抗生素	可选抗生素
细菌		
嗜血杆菌 B 型	第三代头孢菌素	头孢吡肟、喹诺酮类
奈瑟脑膜炎球菌	第三代头孢菌素	青霉素 G、氨苄西林、氯霉素、喹诺酮类 B、氨曲南
肺炎链球菌	万古霉素及第三代头孢菌素	喹诺酮类
S.agalactiae	氨苄西林或青霉素 G	第三代头孢菌素
S.milleri	青霉素 G	红霉素
金黄色葡萄球菌（甲氧西林敏感）	萘夫西林或苯吡西林	万古霉素
金黄色葡萄球菌（甲氧西林耐药）	万古霉素、利奈唑胺	甲氧苄啶 - 磺胺甲噁唑（SMZ）
表皮葡萄球菌	万古霉素、利奈唑胺	利福平、甲氧苄啶 - 磺胺甲噁唑（SMZ）
革兰阴性菌	第三代头孢菌素 A	氨曲南、喹诺酮类、甲氧苄啶 - 磺胺甲噁唑（SMZ）
铜绿假单胞菌	头孢他啶	哌拉西林、替卡西林、妥布霉素
李斯特假单胞菌	氨苄西林或青霉素 G	甲氧苄啶 - 磺胺甲噁唑（SMZ）
诺卡菌	甲氧苄啶 - 磺胺甲噁唑（SMZ）	米诺环素
厌氧菌	青霉素 G	氯霉素
脆弱拟杆菌	甲硝唑	克林霉素
结核分枝杆菌	异烟肼，利福平	
密螺旋体菌属	青霉素 G	甲氧苄啶 - 磺胺甲噁唑（SMZ）
疏螺旋体菌属	第三代头孢菌素或多西环素	青霉素 G
真菌		
曲霉菌	两性霉素 B	伏立康唑
隐球菌	两性霉素 B 和氟康唑	氟康唑
念珠菌	两性霉素 B 或氟康唑或卡泊芬净	氟康唑

　　应用抗生素的持续时间取决于病原微生物，原则上，治疗嗜血杆菌需 7 天，治疗奈瑟脑膜炎球菌需 7 天，治疗肺炎球菌需 10 ～ 14 天，治疗链球菌需 14 ～ 21 天，治疗革兰阴性需氧菌需 21 天，治疗李斯特属需不少于 21 天。

　　脑外伤后最常见的中枢神经系统感染是细菌性脑膜炎，其发生率为 0 ～ 22%。颅底骨折出现脑脊液耳漏或鼻漏后，脑膜炎的发生率为 7% ～ 50%。出现脑脊液漏后 2 周是发生脑膜炎的高峰期。56% ～ 80% 的外伤后脑膜炎患者由肺炎链球菌引起，不过脑脊液培养的阳性率仅为30%。

85%的外伤后脑脊液漏在1周内可自行停止，其余大部分可在4～6周内停止。持续脑脊液漏患者可行持续腰大池置管引流5～7天。出现下列情况时：脑脊液漏2周后仍没有减少、持续6周以上、引起脑膜炎或一再复发的，可考虑外科手术。开放性颅脑外伤行急诊手术是必要的，因为术后颅内感染的概率可降至1%～10%。

对颅底骨折没有并发脑膜炎的患者，是否预防性使用抗生素仍有争议，因为预防性抗生素的使用并没有降低颅内感染的发生率。一旦脑膜炎出现，恰当的抗生素治疗应该直接针对感染的细菌，没有烦内感染时不建议使用抗生素，其主要原因是防止出现细菌耐药引起颅内感染升级。开放性脑脊膜膨出并且漏口尚未封闭时应使用抗生素。在隐性脊柱裂患者中，如果存在皮下窦道并伴有反复的脑膜炎，应接受恰当的抗生素治疗，并外科手术封闭漏口。

五、预后

尽管已经选择恰当的抗生素来治疗脑膜炎，但仍有10%～50%的患者会留下永久的神经系统后遗症。脑膜炎急性期并发症主要有脑水肿、抗利尿激素分泌不当综合征(30%为儿童)以及脑室炎(30%)。脑膜炎中期并发症主要为硬膜下积脓、脑脓肿、硬膜外脓肿以及脑积水。远期并发症为学习能力丧失(25%为儿童)、运动功能障碍以及失聪(5%～25%的新生儿感染肺炎脑膜炎链球菌)。如果抗生素治疗恰当，细菌性脑膜炎的致死率不足10%。外伤后脑膜炎的致死率为6%。

第三节　硬膜外脓肿

一、病因

硬膜外脓肿大约占局限性颅内感染的2%，常见于12～16岁的儿童。相较于硬膜下积脓和脑脓肿，硬膜外脓肿并不多见。硬膜外脓肿位于颅骨内板下与硬脑膜之间潜在的空间，是一种局限性的感染灶，可通过周围炎症蔓延或导静脉扩散而来，也可以为血源性感染。硬膜外脓肿最常见的部位是额窦附近，当脓肿合并颅骨骨髓炎时被称为波特头皮肿胀，在硬膜外脓肿大约占25%。如果感染受累硬脑膜并侵入硬膜下间隙，可导致硬膜下积脓，但是这种感染很少导致脑膜炎或脑脓肿。约16%的病例脓肿位于幕下。

导致硬膜外脓肿的潜在因素有额窦炎、副鼻窦炎、眼眶蜂窝织炎、鼻脑毛真菌炎、外伤性颅骨骨折、乳突炎、慢性中耳炎、行颅钩牵引以及神经外科手术。引起硬膜外脓肿最常见病原微生物是微小需氧菌及溶血链球菌，有时可见厌氧菌。外伤或神经外科手术后，表皮葡萄球菌以及金黄色葡萄球菌可导致颅内硬膜外脓肿。

二、临床表现

硬膜外脓肿的临床症状表现为发热、颈抵抗、眶周肿胀、恶心、呕吐、头痛以及嗜睡，脑疝、昏迷也有报道，当脓肿扩散进入硬膜下间隙后病情会快速恶化。文献也曾报道颅内硬膜外脓肿形成后，可以表现有头皮及帽状腱膜组织水肿，张力增高。发生颅内硬膜外脓肿后，腰椎穿刺是禁忌的，即使行脑脊液取样检测，通常指导意义也不大，且培养结果多为无菌生长。

三、影像学检查

发生硬膜外脓肿时，X 线片有时可以发现骨髓炎的表现，但是，硬膜外脓肿的影像学检查主要依靠 CT 及 MRI。在 CT 片中，脓肿中心为低密度并且环形强化。相比于 CT，MRI 的优点在于可通过三维扫描早期发现小的感染灶。脓肿在 MRI 通常表现为 T1 低信号及 T2 高信号。

四、治疗

硬膜外脓肿的治疗包括外科清除脓液及敏感性抗生素治疗，有些患者需同时处理副鼻窦的炎症。在病原微生物被确认以前，应该选用第三代头孢菌素。如果存在颅骨缺损，应该加用抗链球菌药物。60%～90% 硬膜外脓肿患者由需氧链球菌、葡萄球菌及厌氧菌感染所致，抗生素治疗应该持续 6 周。个别病例，感染灶较小，可单独使用抗生素治愈。

钻孔清除脓液是不充分的。行开颅去骨瓣，同时清除病灶，抗生素灌注是根治感染的基础，通常不应行硬膜下探查或在硬膜外间隙临时置管引流。由神经外科手术引起的硬膜外脓肿可以通过应用负压引流的方法治疗，这种方法可以挽救约 50% 患者的颅骨骨瓣。如果需要行颅骨修补治疗，必须在感染治愈至少 3 个月后进行。硬膜外脓肿的致残率和致死率约为 1.2%。

第四节 硬膜下脓肿

一、病因

硬膜下脓肿与额窦的关系在 1940 年首先被提出来，颅内感染中有 12%～25% 为硬膜下脓肿，其中 3% 源于外伤后，而 4% 源于开颅术后。约 2/3 病例介于 10～40 岁，男性患病率为女性的 2～3 倍。年龄与性别方面差异被认为与青春期额窦发育有关。耳源性感染、副鼻窦炎、分流术后、外伤及开颅术均为硬膜下脓肿的诱因。额窦内炎症可通过导血管向硬膜下扩散。2/3 的硬膜下脓肿来源于额窦或筛窦，另外 15%～20% 来源于内耳感染。在成人，脑膜炎是硬膜下脓肿的另一重要原因。

导致硬膜下脓肿的病原微生物与感染源密切相关。需氧性及厌氧性链球菌，尤其是S.milleri 菌是副鼻窦及耳源性感染的共同致病菌。开颅手术后革兰阴性菌、葡萄球菌是硬膜下脓肿的常见致病菌。在新生儿中，2% 的硬膜下脓肿是由肺炎球菌、流感嗜血杆菌、大肠埃希菌感染引起。大约 1/3 的硬膜下脓肿脓液培养结果为阴性，提示潜在厌氧菌感染。

脓液通常覆盖在小脑幕凸面，或者因为重力作用而流到大脑半球的沟裂内，其中1% ～ 10% 会停留在后颅窝。皮质静脉血栓导致颅内感染占致死性硬膜下脓肿的 90%。有 1/4 的硬膜下脓肿最终发展为脑组织坏死。

二、临床表现

在成人，临床表现为头痛、发热、精神异常、恶心、呕吐、痫样发作、局灶神经功能缺损，尤其是对侧肢体轻偏瘫提示硬膜下脓肿可能；在新生儿，易激惹、少食、呕吐、前囟门膨隆、嗜睡、昏迷、癫痫样发作是硬膜下脓肿的先兆及表现。临床表现与体征通常与血管闭塞所致皮层刺激相关。术后硬膜下脓肿多为延迟发生，不过一旦发生，神经功能缺损将很快恶化。通常硬膜下脓肿的症状持续时限为 1 ～ 8 周，平均 2 周。有报道称幕下脓肿可导致脑积水发生，故需要更积极处理。幕下脓肿的死亡率较高 (大于 20%)，且所有死亡病例均为硬膜下脓肿。

三、辅助检查

如绝大多数颅内感染一样，硬膜下脓肿的患者末梢血白细胞计数会增高，血细菌培养结果可为阳性。为避免脑疝形成，腰椎穿刺应视为禁忌。当然，如果行腰椎穿刺检查，其压力通常较高，脑脊液蛋白水平亦偏高；如果脑膜炎形成，脑脊液细菌培养结果将为阳性。颅骨 X 线片检查现在很少用到，但却能显示鼻窦炎、乳突炎及骨髓炎。绝大多数硬膜下脓肿的发现需要靠增强 CT 或 MRI。硬膜下脓肿通常表现为大范围病灶，伴有周边明显强化，但如果病灶位于镰旁或炎症尚属早期，病灶将难以清晰显示。在 MRI 图像上，脓肿在 T1 像通常表现低信号，而在 T2 像显示为高信号。就硬膜下脓肿而言，MRI 相对于 CT 而言有以下 6 个方面的独特优势：①更精确的三维定位；②无颅骨伪影；③可区分硬膜下非感染性渗出物；④对早期病变有较高敏感性；⑤对区分硬膜下及硬膜外脓肿有较高特异性；⑥能够使用顺磁性对比剂。

四、治疗

针对硬膜下脓肿，较为有效的措施是外科引流联合抗生素使用。同时须根除感染源。绝大多数 (96%) 的患者接受了不同类型的外科手术。一组包含了 699 例患者的临床研究显示：与单纯钻孔脓肿引流术及颅骨切除术等相对保守的术式相比，开颅脓肿清除术降低了患者二次手术率及死亡率，提高了临床疗效，因而被认为是治疗硬膜下脓肿首选手术方式。对那些病情危重的患者，如感染性休克或由脑膜炎引起硬膜下脓肿的儿童患者，宜选择相对保守的术式。钻孔引流术后可以局部静脉滴注抗菌药物，不过再次钻孔或开颅的概率高达20%。在新生儿中，通过前囟穿刺引流镰旁脓肿被认为是有效地。一旦责任病灶被确认，需要至少3周的抗生素治疗，在一些文献中甚至主张将疗程延长至4～6周。单纯药物治疗在那些身体条件较稳定的患者效果较好，其他的药物治疗包括抗惊厥药物、激素及脱水剂。

五、预后

令人欣慰的结果是，82%的GCS评分4～5分的患者经过手术联合药物治疗后获得满意的疗效。硬膜下脓肿的致残率为26%，死亡率为12%。硬膜下脓肿钻孔引流术的死亡率高于开颅术，这可能是因为这些患者健康状况更差，病情更危重，才选择了钻孔引流术。硬膜下脓肿患者的总体预后与感染的范围、患者意识水平及诊疗是否及时有关。

第六章　常见神经疾病的康复

第一节　老年期痴呆的康复

老年期痴呆主要指由脑退行性病变和脑血管病变所致的脑病，是由于脑功能障碍而产生的获得性和持续性智能障碍综合征，其中以阿尔兹海默病和血管性痴呆为最常见。国内外资料显示，老年痴呆患病率随年龄增长呈指数增长。随着全球人口的老龄化，痴呆的患病率还将继续上升。由于本病的患病率和致残率高、病程长以及治疗开支大，给患者的家庭和社会都带来了巨大的负担和影响。

痴呆所致的障碍包括知觉、注意和集中、判断以及学习和记忆、言语、问题解决能力、社会能力等。因此，强调身体、心理、社会多方面的综合康复，不仅要考虑痴呆的记忆障碍，更要重视伴随的精神症状和 ADL 的低下以及社会适应障碍，痴呆患者往往合并有多种身体疾患和功能障碍。所以，护理人员的心理问题也是值得关注的。为此，痴呆患者的康复，是一个躯体的、心理的、家庭关系的、社区支持和社会保障的多方面的综合问题。

一、发病因素

1. 中枢神经系统中多种神经递质改变

主要是胆碱能神经元丧失或破坏，使胆碱乙酰转化酶水平下降，乙酰胆碱的合成、贮存、释放障碍，正常的神经传递失败，使记忆及认识功能减弱。

2. 金属中毒

金属铝在部分患者脑组织中浓度过高，导致中枢神经系统退行性变。

3. 慢病毒感染

临床病例报告有慢病毒感染的情况。

4. 免疫机制

部分患者的自体抗体含量增高，可能对神经元的消失及衰老起作用。

5. 遗传因素

在患者家族中，显性遗传与隐性遗传同时存在。

6. 血管性疾病

脑动脉硬化、脑梗死、腔隙状态及脑出血，是造成部分患者痴呆的原因。

二、病理

老年性痴呆的病理表现为弥漫性大脑皮质萎缩，脑的重量减少、脑的体积减小脑室和脑沟扩大，神经细胞丧失伴有大量的老年斑。异常蛋白质的出现亦是痴呆者的脑部病理改变之一，这些异常的神经元内蛋白质表达了细胞内小体和神经元纤维缠结，并表达了神经炎性斑块外围变性的轴索；血管性痴呆的病理大致有局灶性与弥散性改变，前者可见程度不同的梗死灶，后者则有大范围的、广泛的脑萎缩现象。

三、临床表现

1.老年性痴呆

（1）记忆力障碍：不能记忆近时发生的事情，逐渐淡忘往事，甚至出现完全遗忘或虚构。

（2）认知障碍：从精细思考困难开始，发展到不能对日常生活进行理解和判断。

（3）言语障碍：表现为各种失语，如遗忘性、命名性、完全性失语，言语单调，喃喃自语，也可有失读、失写等的出现。

（4）定向力障碍：对时间、人物、地点的定向判断发生障碍。

（5）人格和行为改变：表现为行为退缩、感情淡漠、无主动性和缺乏注意力等。

神经功能障碍在晚期出现，也可出现自动症和刻板动作。在嘴部不自主动作，如吸吮、噘嘴等。可有肌张力增高、强握反射、模仿动作及厌食、贪食等，病理反射阳性，腱反射可见亢进。

2.血管性痴呆

本病表现可随病情加重而症状变化加重，呈阶梯状发展，神经系统症状和体征出现较早，有不同程度偏瘫，颅神经障碍，吞咽困难，假性延髓性麻痹，构音障碍，锥体束征明显。情感易波动、易激惹、人格障碍到晚期较明显，有记忆障碍、定向障碍、幻觉、妄想等。日本统计资料显示该部分患者，局灶性神经症占78.6%，神经系统体征占69%，构音障碍54.8%，人格相对保存47.6%，情感失控38.1%，多动、徘徊35.7%，定向障碍35.7%，情感淡漠28.6%，易激惹性占26.2%。

四、康复过程中的医患心理问题及其处理

1.治疗场面的控制

在康复过程中，医务人员往往受治疗场面的影响而产生负面情绪，这些负面情绪表现为："患者和我没有关系""我不喜欢患者""不想看到患者的面孔"等等，并感到疲劳和无力，这些情绪反过来又伤害了患者的感情和他们的自尊心。患者对治疗师的各种努力都不能理解，不但不能够协作康复治疗，反而埋怨或辱骂医务人员，不听医务人员讲话，有意弄脏衣物，甚至出现暴力行为。因此，治疗场面的氛围很重要，过分压制可能加重患者的回避及抵触情绪。对于情绪激动或有暴力倾向的患者可以适当地使用镇静剂。

2.治疗关系的建立

为了训练和护理的顺利施行，医务人员和患者之间必须有感情交流。然而，痴呆患

者由于记忆力和注意力低下无法理解训练和护理措施，也无法理解医务人员为他们付出的努力。因此，这种治疗关系中的交流手段应该采用非语言的方式（表情、身体的动作等）和共感的（微笑、点头、善意的目光等），给予适当的刺激，促使患者残存的记忆和对以往工作、家事的回忆，激发其活力和康复的动力。

3. 理解患者

伴随痴呆可能出现心理和行为的异常，兴奋、亢进、妄想等。在这种情况下，训斥和不适当的使用药物可能使患者发生混乱和恶性循环。因此，治疗师应了解异常心理和行为产生的背景，冷静对应，和家属一起接受这些异常心理和行为，帮助患者改善。

4. 处理问题

痴呆患者由于注意力的低下和长时间训练的痛苦、环境的变化和训练内容的变更都会引起高度的不安和混乱。为避免认知能力和短期记忆能力低下的影响，治疗师应大声、明确地说明训练方法，并可做适当的书面提示；另一方面，痴呆患者不清楚自己的健康状况，甚至无法感受到自己的病痛，治疗师要密切观察患者的身体变化，早期发现和预防继发性残疾。

5. 对照顾人员的援助

在家庭中照顾痴呆患者的人员大多有较重的心理负担，他们不得不整天面对一个思维和能力各方面都很低下，甚至伴有妄想的患者，这使得这些照顾人员变得心身疲劳、不安和焦虑，有人会不时地训斥患者，强行禁止他们的行动，甚至对患者出现虐待和暴力行为。

因此，医务人员还要给予这些照顾人员适当的援助，理解和体谅他们的各种情绪，及时提供精神上的支持。

（1）帮助家属和照顾人员了解与痴呆患者病症有关的知识，根据痴呆的临床特征给予针对性的护理。如有感知障碍的患者常常不认识家门，找不到床位，因此要在家门口、病室内设置醒目易懂的标志，如他们自己熟悉的、经常使用的物品等；还可在厕所、餐厅及台阶处设置标志或生活活动计划牌，这样有助于现实定向，改善行为，培养患者独立生活的能力。

（2）对有妄想的患者，家属和照顾人员应做正面的抚慰保证，不与患者争辩，通过转移注意使妄想淡化。

（3）为防止患者夜间游逛、外出发生意外或干扰他人，要注意看护，确保门窗安全。

第二节　脑血管意外的康复

脑血管意外 (cerebral vascular accident, CVA) 又称脑卒中，是指由于急性脑血管破裂、闭塞或痉挛，导致局部或全脑神经功能障碍和以肢体偏瘫、言语障碍等症状为特点的一组急性脑血管疾病。

脑血管意外是老年人的常见病、多发病，其发病率、死亡率和致残率均很高。据我国流行病学调查，脑血管意外的发病率为 200/100 万，每年新发脑血管意外病例 150 万，每年死于脑血管意外者约 130 万，存活者中约 75% 致残。近年来，随着脑血管意外早期诊治技术水平的提高和康复医学的早期介入，脑血管意外的死亡率降低，患者的后遗症的恢复率明显提高。但是，由于脑血管意外本身是一个较大的急性生活事件，可使患者处于强烈的心理应激状态，加之患者日后出现的各种残疾和由此引发一系列问题，患者的心理问题复杂而严重。因此，脑血管意外患者的全面康复过程中，心理康复治疗是极其重要的措施之一，贯穿始终。

一、危险因素

有一些危险因素可以控制（如高血压，糖尿病，房颤，饮酒，吸烟），但其他却无法做到（如卒中病史，年龄，性别，种族或民族，家族史）。控制这些可改变的危险因素，可能对脑卒中发病率、患病率以及个人开销产生巨大的影响。Devasenapa-thy 和 Hachinski(2004）认为，高达 75% 的脑卒中是可以预防的。Gorelick(1994）估计，通过对高血压、吸烟、房颤、酗酒等危险因素的治疗，每年可以预防 378500 例脑卒中。但瑞典调查人员的报告令人沮丧：在脑卒中后遗症患者中二级预防措施（如药物治疗高血压和高胆固醇血症，减肥）的实施率非常低。近期的报告将抑郁症也纳入成为一个可能的危险因素，并建议采取另一种预防途径。

二、脑卒中的类型

脑卒中不是单一的状况，而是脑血管疾病的集合。主要有两个类型：脑梗死或血栓形成或栓塞引起的缺血性脑卒中（占初次患病的 80%) 和脑内或蛛网膜下腔出血（分别占初次患病的 11% 和 6%)。这两种状况形成了鲜明的对比：前者为脑供血不足所导致，而后者因脑中血液过量所 产生。患病早期判别出发病机制生死攸关，因为不同种类卒中在治疗上有着明显的差别。近来研究应用的急性脑缺血介入治疗（例如组织型纤溶酶原激活物）旨在加强血液流动，但是在脑出血的状况下是绝对禁忌的。

两类脑卒中有着不同的发病率和早期死亡率，但在远期差别不大。一般来说，脑出血更可能在短期内导致死亡。一项研究报告表明，患者在 30 天内的致死率，45% 为蛛网膜下腔出血，52% 为脑出血，10% 为血栓栓塞性卒中。脑出血康复患者入院时比缺血性卒中患者的功能状态差，但出院时几乎无差别。生活质量自我评估 (deHaan, Limburg, VanderMeulen, Jacobs 和 Aaronson, 1995)，神经和功能恢复，在出血和梗死组间无差异，但前者可能会恢复得更快。

（一）缺血性脑卒中

脑缺血发生于脑血流量减少以至于不能够维持神经细胞的生理需求；而脑梗死发生

于脑血流量减少导致细胞死亡。最初，受损组织的周边区域呈现暂时性废用，但仍然有活性。如不进行干预，缺血半影区的损害很可能会成为永久性的，通过再灌注可促进功能恢复。

脑缺血和继发性脑梗死最常见的原因是动脉粥样硬化，这是一种非炎性、渐进性的疾病，通常起病于童年，在 50～70 岁之间达到峰顶，发病可能会影响到体内所有动脉。脂肪堆积在动脉壁，产生血栓逐渐使动脉管腔变窄，直到血管堵塞产生脑卒中。血液持续匮乏数分钟后，永久性的损伤随之而来。由于斑块堆积是慢慢地发生，通过侧支血管血流代偿可适当推迟发病和 / 或减少症状的严重程度。另一种类型的脑缺血，即腔隙性梗死，所造成的血栓性脑梗死，往往作用在基底节，内囊，丘脑和脑桥。单纯运动或感觉障碍性脑卒中、失语性卒中和轻微共济失调偏瘫等特定位置的症状，可能是由腔隙性梗死引起。

栓塞性脑卒中是由于少量破碎的栓子松动并阻塞于"下游"血管，引起血供突然中断而造成的。这种机制导致了起病迅速 (通常在局灶)，难以通过侧支供血代偿。

(二) 出血性卒中

出血性卒中因脑血管破裂而发生，常导致明显的发病症状。出血性卒中通常根据出血的解剖学位置进行分类 (如硬膜外，硬膜下，蛛网膜下腔，颅间或颅内，小脑)。我们简要地讨论两种主要出血机制：原发性脑内出血与蛛网膜下腔出血。

原发性脑出血是脑卒中的第三大发病原因，仅次于脑血栓形成和脑梗死。原发性脑出血由脑血管退变和破裂导致，通常由高血压引起。这种类型的脑出血，

90% 的病例表现为血液进入了脑脊液，很少到达皮质表面。对脑干结构的重压可能致命。

第四类最常见的脑卒中的原因是蛛网膜下腔出血 (subarachnoid hemorrhage，SAH)，是由于囊状动脉瘤破裂造成的。动脉瘤是动脉壁上的小球，它削弱了血管壁，使血管容易出现破裂和出血。蛛网膜下腔出血时，血液漏入蛛网膜下腔 (如大脑膜与蛛网膜脑膜层之间)。出血性卒中发病急或缓，很大程度上取决于受损血管的范围和血管破裂情况。起病急骤，其后果往往严重。由于血液源源不断地进入大脑，导致颅内压剧增，成为威胁生命的主要原因。

(三) 区域定位症状

卒中患者的神经行为实质上和受损区域的位置和大小有关，而本质上这些是和其所属的动脉有关系。人脑组织各有不同功能，从而表现出一些捉摸不定的现象，比如出现暂时的功能缺失，但这种现象具有潜在的可塑性和区域性 (如缺血半暗带)。Cramer(2004)列举了一系列可能改变卒中后行为表现的病理变化及卒中相关因素。而且，特定大脑皮质的损害往往会伴随着某些特殊的症状。接下来是有关脑血管和卒中后主要解剖定位常

见障碍的一个简要回顾。

1. 前脑动脉卒中

左右前皮质动脉源于前交通动脉的末端，为各自皮质半球的前中部分提供血液。分区包括大脑皮层区域的分区，例如额叶和额极的皮质分区；皮质下区域包括胼胝体的前部，内核，尾状核以及苍白球，同时受到左右前皮质动脉影响的区域相对较少。它们经常是和大脑中动脉损伤同时发生。通常来说，会发生对侧的下肢运动损伤，对上肢影响较少。其他的影响包括不自主，运动性失语，和一些与前额沟回损害有关的典型行为改变（如难做抉择，性格改变，情绪不稳定，主动性、积极性缺失）。

2. 大脑中动脉卒中

左右大脑中动脉是颈动脉的最大分支，它们分别向各自大脑半球相应的区域提供血液。该区域包括侧面的额叶和顶叶的皮质和皮质下区域，也包括颞叶和颞岛的下层。左右大脑中动脉也提供基底神经节的血液。

典型的左右大脑中动脉梗死的表现是对侧脸、手臂和腿的脑半球传感障碍；以及损伤部位对侧视野缺失。左大脑中动脉分布的不同区域损伤决定了不同种类的失语，然而，右大脑中动脉型卒中可能引起视觉障碍，空间感和注意力障碍（尤其是单侧性忽视），病感失认（如无意识障碍）以及失语症（如对语言中情感成分的理解或表达的损害）。一侧半球梗死会伴随出现对侧视野缺陷，包括上象限盲和同侧偏盲。

3. 颈内动脉卒中

颈内动脉沿着颈外动脉走行，其来源颈总动脉，是脑前中动脉血液的主要来源。虽然人们可能会推测颈动脉卒中的严重后果源于血流宽度受到破坏，但这并不是必然因素。过多的脑血流允许血流供给颈内动脉分支，因而限制了其发生卒中时对各项功能造成的不良后果。

最危险的部位是在动脉血充盈区域（如在每个大脑半球表层区域内额叶皮质和皮质下区域）的边界地带（如分水岭）。颈内动脉卒中的表现和大脑中动脉、前动脉以及深穿支相关。类似的伤害也可能发生在大脑中的动脉。

4. 大脑后动脉卒中

椎动脉在大脑汇合形成了基底动脉。基底动脉分支的血液循环提供了延髓、脑桥、中脑和小脑的血液供应，因此，发生在此区域的卒中可以致命。在进入脑实质后，基底动脉分叉为左右大脑后动脉。供应内颞叶，中颞叶区域，主要和次要的视觉区域，和大部分的丘脑、黑质和中脑。

影响了丘脑的大脑后动脉卒中可能会引起一系列的障碍，但是严重的遍布全身的感官缺失可能是最大的问题。其他和皮层下损害有关的障碍包括眼球运动障碍和小脑共济失调。大脑后动脉阻塞可能会导致偏盲、全色盲（如不能看见位于周围的物体）、视野狭窄、失读症（不伴随失写症）以及记忆损害。我认为在恢复的不同阶段，神经行为表现和脑卒中管理显得非常重要。

三、脑血管意外患者心理障碍的原因

1. 神经内分泌改变的影响

有学者认为，脑血管意外后患者的心理障碍可能与中枢神经损伤后机体内分泌的改变有关，如去甲肾上腺能神经元和 5- 羟色胺能神经元及其通路受损引起的这两种神经递质合成和分泌减少，从而导致情绪障碍。

2. 性格基础的影响

有研究报道，大多数脑血管意外患者为 A 型行为。该类性格基础患者对自己期望过高，长期生活在紧张的节奏之中，具有独特的思想、信念、情感和行为模式，以致在生理、心理上负担均比较沉重。因此，A 型行为不但作为脑血管意外的发病因素之一，而且是病后心理障碍的发病因素。

3. 认知活动的影响

脑血管意外发生后，患者既有对死亡和再次发作的恐惧，又会估计肢体功能障碍、言语障碍等残疾可能永久存在，严重影响日后的工作、学习和生活，对未来生活失去信心并对自己瘫痪的躯体感到自卑；同时还会担心病后社会地位和家庭职责的改变，以及住院治疗增加家庭的经济负担，给家人添加许多麻烦等。患者的这些思想活动可能长期存在，久之导致严重的心理问题。

4. 社会因素的影响

患者发病后社会关系受到干扰，基本需要得不到满足；社会中人们对残疾人抱有歧视、怜悯的看法和态度；以及残疾人回归社会时所受到的种种挫折等，均会产生一系列不利于患者康复的心理反应。

5. 医源性因素的影响

康复治疗人员的态度对脑血管意外患者的心理影响至关重要。康复人员态度生硬、出言不逊、体格检查和治疗操作不熟练、未向患者解释各项操作的目的和各种药物的不良反应等，均会使患者产生怀疑、焦虑、悲观的情绪，不利于康复。

四、脑血管意外患者心理障碍的表现

1. 恐慌

恐慌为患者主要的心理障碍。由于脑血管意外多呈急性发病，使患者在很短时间内失去了生活自理的能力，肢体功能部分或完全丧失。面对这种由正常人突然变成患者，甚至残疾人的巨大角色转换，首先表现出恐惧心态。另外，患者对脑卒中发生、发展及其转归的不了解，甚至错误认识也是造成恐惧心态的重要原因。主要表现如下。

（1）情绪紧张不安，患者整日心情烦躁，忧心忡忡，对外界刺激敏感，常难以入睡、多梦易惊，易激惹。

（2）坐立不安，来回踱步，搓手顿足，面容紧张，可见眼睑、面肌或手指震颤，肌肉紧张或抽搐。

（3）出现自主神经功能亢进症状，如头昏、头晕、心悸、气促、多汗、口干、面部发红或苍白、胃肠道不适等。

2. 忧虑

脑血管意外患者最为关心的问题是偏瘫发生的原因、治疗方法及最终的疗效。当患者详细了解了这些问题后，常对能否恢复肢体功能、生活自理、重返家庭和社会表现出不同程度的忧虑。特别是在恢复期药物和康复治疗效果不明显或病情反复，甚至加重时尤为显著。治疗经费、家庭问题及亲朋好友的态度等也可造成或加重患者忧虑状态。

3. 失落

失落心理是脑血管意外患者发病后的常见症状。患者表现为感觉到由于患病失去了往日的健康、生活方式、社会和经济地位，即使通过康复治疗也难以重新开始原来的生活，因此情绪消沉，失去战胜疾病的信心，看不到未来的希望，不积极配合医务人员的治疗和康复训练，有的甚至消极地抵触甚至放弃康复治疗。

4. 抑郁

患者情感基调低沉、灰暗、心情沉重，轻者郁郁寡欢、苦恼忧愁，重者悲观绝望，主观感觉生活失去意义和希望。常可出现睡眠障碍、食欲减退、体重减轻。患者思考问题困难，思维内容消极悲观，往往不客观地用批判的眼光、消极否定的态度看待自己和过分贬低自己，甚至在过度的自责中难以自拔而产生轻生的意念和举动。

三、脑血管意外患者心理康复的意义

人的心理过程本身就是一个极其复杂的过程，包括认知过程、情绪情感过程、意志过程等。每一个人的心理过程又有其各自不同的特点，作为脑血管意外患者，其心理过程可根据患者的病情、家境、医疗环境、生存环境不同而变化，其表现极其复杂，主要趋势是向病理心理发展。

对于一个具有不良心理状态或心理障碍的患者，欲恢复其躯体、语言及认知功能，就必须首先使患者有一个良好的心理状态。患者只有在一个良好的心理过程中，才能对自己疾病的发生、发展及预后有一个良好的判断和正确的认识，才能有足够的信心及勇气面对疾病及积极努力地配合康复治疗，心理康复的作用是显而易见的。因此，心理康复在脑血管意外患者的康复过程中应放在首要地位。作为康复医学工作者，必须掌握心理康复的手段，具备心理康复知识，只有这样才能使脑血管意外患者从心理、生理上同时得到康复，对于大多数康复不佳的患者，如果有良好的心理康复，对其提高生存质量，也无疑具有十分重要的意义。

四、脑血管意外患者心理康复的措施

脑血管意外患者发病后各种功能障碍的康复需要一个较长的过程，康复的效果又受

到多种因素的影响，甚至不能完全康复，因此患者的心理问题将伴随疾病的始终，而心理方面的情感障碍反过来必然会影响患者治疗的积极性和康复效果。所以，在康复治疗的过程中，治疗师不仅要开展躯体功能障碍的治疗，还要对患者病前的性格、生活经历、职业情况、家庭状况、经济状况及社会适应能力等进行深入的了解和分析，及时发现和解决患者的心理问题，实现身心全面康复，帮助早日回归家庭和社会。

1.建立融洽的治疗关系

有效的心理康复必须建立在医患双方融洽的治疗关系基础之上。

首先，康复治疗人员为了解除患者及家属在发病初期的紧张、恐慌和焦虑心理，在入院时应热情周到地接待，让其尽快适应陌生的医院环境，同时，共同制订康复计划和选择康复治疗方法；在康复训练开始后，客观正确地判断功能障碍的预后，并告知患者。

其次，对于患者在康复治疗过程中因种种不适或错误认知所引发不尊重、不理解，以及愤怒情绪，有时甚至是对康复治疗人员的攻击性行为，康复人员应宽容地对待，并努力帮助患者克服这种不良情绪。再次，康复治疗人员能耐心倾听患者因长期的残疾折磨所导致的种种苦恼和抱怨，成为患者内心痛苦的倾诉对象，并进行正确的疏导。

2.建立心理防卫机制

人的一生会遭遇许多日常生活中的突发事件，使我们毫无防备之下产生生理和心理的应激，影响健康。因此，对待种种意外和不测，我们应拥有自我保护意识，这样可树立勇气去适应困难和寻求新的出路，应付人生的各种不幸遭遇。脑血管意外患者更需要自我保护，同时医务人员和家属要不断地从言语和行动上给予支持鼓励，让患者认识到疾病本身并不可怕，可怕的是自己在疾病面前的退却。这样，有助于预防和治疗患者的不良心理，解除疾病的约束，促进早日康复。

3.纠正错误认知

人类的各种行为都是在长时期生活中不断学习而来，有些行为是良好的认知，对人类生存有重要意义；有些行为是不健康的负性认知，有损于健康或对健康造成障碍。所以，错误的认知活动，会歪曲客观事实，导致负性情绪的发生，干扰和阻碍脑血管意外患者康复过程的进行，影响治疗效果和预后。康复治疗人员要向患者及家属宣传医学卫生保健知识、康复治疗知识和技术，指导他们正确求医和开展康复训练，保持乐观情绪，积极配合治疗，摒弃愚昧落后的行为。

4.安慰和鼓励患者

患病后，特别是预后差的患者，容易对治疗和未来生活失去信心而出现消极悲观的情绪，表现哭泣不止，乞求医务人员的救治，此时康复治疗人员应安慰疏导患者，消除其种种不良情绪，保持情绪平稳，并告知情绪波动可致使血压突然升高，再次发生脑卒中导致病情恶化，更难治愈。同时，对这类患者进行鼓励和安慰，给予同情及支持，指出其存在的各种有利因素，列举治疗成功的病例，帮助患者振作精神，建立信心，提高自觉训练的积极性，让患者主动参与康复训练。

5. 正强化训练

利用行为 (学习) 因素的作用原理，采用正强化原则激励患者。人的行为是对一定外界刺激环境的反应，这种反应往往是通过学习获得的。对脑卒中后遗症患者，通过针灸、理疗时电刺激对肢体肌肉的反应，不断强化患者的肢体功能，使患者处于正强化之中，并制定一个切合实际的大目标，作为鼓励患者的奋斗目标，扎根于患者头脑之中，激发起他们基本的治疗动机，并时刻自觉地把自己的训练与目标联系起来，正面鼓励。同时，要将大目标分解成若干小步骤，即较易达到的小目标，及时进行信息反馈。当基本上达到一个小目标时，就必须及时给予肯定和强化鼓励，使患者感到对平时训练所付出的认可，从而产生一种实现目标后的胜利感和战胜疾病的成就感，鼓舞信心，振奋精神，使其自觉地进入下一阶段的小目标。

6. 满足身心需要

在脑血管意外患者的整个康复过程中，康复治疗人员还须注重满足患者生理需要，如环境舒适、睡眠安静、饮食可口、冷暖适宜、解除病痛等，并注意满足患者的心理社会需求，如安全、关爱和被尊重、归属与亲情等。如果这些需要满足了，对患者能产生积极的诱导作用，解除患者的忧虑情绪和失落心理，促使患者心情舒畅，对生活充满信心，使患者最大限度地提高康复训练效果和日常生活自理能力，改善生活质量。

7. 改善社会环境

整个社会应积极营造关心、爱护、尊重、接纳残疾人的人文环境，切实为残疾人提供学习、工作的机会，改善残疾人的福利待遇，建立和健全无障碍设施等，便于残疾人重返社会，再次融入社会大家庭。

8. 集体治疗

集体治疗可在病程后期开展，采用的形式通常有上课、开讨论会、参加文娱活动等，以改变患者的心理障碍。

9. 药物治疗

对患病后明显抑郁症患者，可配合选用抗抑郁药，如阿米替林、多塞平及杜洛西汀等新型抗抑郁药进行治疗。

第三节　脊髓损伤的康复

外伤导致的脊髓损伤对生活造成长期不良影响。尽管近年来医学护理的进步使患者预期寿命延长，但是社会、心理和社会心理整体处于落后。本章中我们将探讨脊髓损伤人群的统计学特征，也讨论脊髓损伤患者康复心理学训练中的独特的各项活动。最后，我们论述需长期适应和应对的环境因素的重要性。

一、损伤特点

脊髓损伤后的功能结果根据神经平面和损失的程度来判断。损伤分类是根据 2006 年美国脊髓损伤协会制定的国际标准对感觉和运动功能的神经学评估。神经平面是指身体两侧有正常的感觉和运动功能的最低脊髓节段。脊髓损伤患者分为四肢瘫和截瘫。四肢瘫的特征是因颈段脊髓损伤而造成包括上肢在内的全身的感觉和运动功能的损害。截瘫指脊髓胸段及以下部位脊髓损伤后造成躯体及下肢的运动功能、感觉的损害，但上肢功能不受累。另外，脊髓损伤是否完全，决定残余的感觉和运动功能。完全性损伤导致损伤平面以下的感觉和运动功能完全消失。不完全损伤则保留了神经平面以下的部分感觉和运动功能。

根据脊髓损伤的位置，不完全损伤能进一步分为几种综合征。实际上很少的损伤会刚好限定在这些综合征的范围里，我们将会看到这些综合征的各种各样的临床症状，还有一些其他的症状没有在下述的综合征里面。

脊髓前角综合征由脊髓前角的损伤导致。脊髓前角包括大部分控制身体运动的运动传出神经元、促进膀胱功能的自主传出神经元和传导痛觉和皮温觉得传入神经元。脊髓前角损伤综合征的患者根据脊髓损伤的程度患有不同程度的瘫痪、尿失禁，无法识别损伤平面以下的双侧痛觉和皮温觉。因为脊髓的传入后柱存在，患者依然保留了本体觉和触觉。

布朗－赛卡综合征又名脊髓半切综合征，是由于脊髓的半侧切除或者一侧脊髓的损害所导致。单侧的脊髓后柱和前束的损伤将导致同侧肢体瘫痪、肌肉无力、本体觉和触觉丧失，因为只有一侧的传出神经元损伤，膀胱排尿功能受损。脊髓半切综合征最大的特点是损伤平面下一两个皮节的损伤导致对侧痛觉和温度觉得丧失。这种对侧受损是由于痛觉和温度觉神经纤维上行进入脊髓腔后交叉的结果。

中央脊髓综合征通常位于颈段脊髓区域，是由于大部分内侧和中央的脊髓损伤导致，因为躯体特定层面的安排（骶骨纤维位于侧面、颈骨纤维位于中间），中央脊髓综合征的患者的上肢及其远端的运动功能不对称地损伤，手臂和手部麻痹和无力，但腿部功能几乎不受损。根据损伤的程度，损伤平面以下的膀胱功能障碍和感觉障碍将有不同表现。

二、脊髓损伤患者心理障碍的原因

脊髓损伤后患者出现的心理障碍是复杂多样的，目前研究发现导致心理障碍的主要原因可以有生物学、心理学和社会文化 3 个方面的因素。

（一）生物学因素的影响

生物学因素可以概括为器质性伤害和疾病因素两大类。

1.器质性伤害

这是主要的生理和心理致残因素，其中包括物理性创伤和化学性中毒。在器质性伤害因素中，主要有战伤、灾害致伤、事故致伤和其他日常生活可能发生的意外伤害，而对于脊髓损伤患者而言，交通事故成为主要的致残因素。突发的意外伤害在引起的脊髓损伤同时，可作为一种强力的刺激严重影响患者的心理健康，患者可出现愤怒的情绪或攻击性行为。

2.疾病

这也是重要的身心致残因素，如脊髓神经疾病如果得不到及时、有效的医治或因处理不当可导致病情加重，造成瘫痪、截肢、关节僵直畸形或功能丧失等，因而失去生活自理能力及劳动能力，而成为终生躯体脊髓损伤患者，并因此导致患者的心理障碍。疾病所致的脊髓损伤，患者可能悲伤、抑郁的心理尤为严重。

（二）并发症的影响

脊髓损伤后，除了创伤或疾病本身等剧烈的刺激影响患者的心理健康外，损伤导致的各种严重的并发症，如颈部脊髓损伤造成的四肢瘫、胸段以下脊髓损伤造成的截瘫，以及感觉障碍，大小便障碍、性功能障碍等，使患者的日常生活、工作、学习等受到严重的影响，患者在毫无心理防备下一时难以适应上述改变，因此给患者的心理健康投下浓重的阴影。

（三）认知因素的影响

患者对脊髓损伤、预后和自我的错误认知是导致心理障碍重要因素之一。患者对创伤或疾病所致的残疾毫无认识、对康复治疗效果和预后的悲观预测、对自我能动性在战胜疾病和困难时的积极作用的错误估计等，使患者看不到康复的希望，丧失了战胜疾病的信心，暴躁、悲观、抑郁等消极情绪悄然而生。

（四）家庭因素的影响

脊髓损伤的发生一方面给患者的家庭增添了沉重的经济负担，另一方面给其家庭生活带来了许多麻烦。在长期的照料中，家人的不良情绪、举止和言语均会消极地感染患者；特别是配偶离去、家人的弃之不顾等会造成患者严重的心理障碍。

（五）社会因素的影响

不良的社会环境，如社会对残疾人的歧视、社会支持和保障系统的不完善、残疾人合法权益的保障等，均可直接或间接的影响脊髓损伤患者的心理健康。

三、脊髓损伤患者心理障碍的表现

（一）震惊期

震惊期是一种感情上的休克，多发生在伤后听到或意识到自己的伤病的严重程度后，不能正视和接受现实而采取回避现实的状况。患者的临床表现有思维反应迟钝，行为表现为不知所措、沉默，对周围人或事件无感觉、无反应，感情和身体的麻木可持续数秒或数天。

（二）否认期

否认期是避免休克心理出现更大精神痛苦的防御机制之一，拒绝承认所处境况及其影响，是个体用于应付痛苦情感的一种基本方式。临床上表现为患者一方面对自己的病情缺乏全面客观的了解，不相信现实；另一方面又希望用科学方法治疗疾病，对病情产生部分或完全的曲解，以逃避心理负担与痛苦。具体如下：对康复期望值过高，超出身体恢复的可能性；不承认终身残疾；不愿别人提及他的真实病情，不愿接触有关残疾的一切事物；有的患者出现攻击行为，如发脾气、摔东西、骂人，并伴有忧伤、悲观、苦闷情绪。

（三）抑郁期

随着患者对病情的了解，其心理防线逐渐瓦解，出现了消极情绪反应。患者开始考虑将如何面对残疾及生活问题，紧张，焦虑，抑郁悲伤，忧愁的情感占主导地位，对生活彻底失去信心。临床表现有患者情绪低落、心情压抑，悲观、忧伤；对外界环境反应迟钝，感情麻木，记忆力下降，注意力不集中，少言寡语；易激动，脾气暴躁，将自己的愤怒情绪转移，发泄到家属或医务人员身上；无用感增强，自暴自弃，放弃治疗，严重者可产生失助感和绝望情绪，甚至有自杀倾向或行为。

（四）反对独立期

随着患者抑郁症状的基本缓解，病情已趋于稳定，行动、心理基本默认，接受自己的残疾并开始为自己今后的生活作具体打算。临床表现：经济或生活上尽可能依靠家人、单位或社会，不想通过自己的努力，不愿出院，反对自己照顾自己；懒散乏力，满足现状，不愿参加康复训练等。

（五）适应期

随着时间的推移，患者对身体残疾逐渐适应，能以一种积极的心态回归家庭和社会，建立起新的社会适应行为。临床表现：承认自己有不同程度的残疾，了解功能障碍康复的可能性；放弃不切合实际的想法，接受现实；生活上努力做到自理，尽可能少依靠别人；根据自身残疾，特长及社会环境等因素来选择适当的新职业；焦虑、抑郁、恐惧情绪基本消失，常可见到愉快的表情，能积极配合康复治疗。

四、评估和治疗

尽管这康复专业包括很多的专业，许多未进行正式康复心理学培训的心理医师仍被雇佣参加康复科的工作。许多因素使传统的临床心理学逐渐向康复实践模式转变。因此，为了指导他们的工作，下面的部分将重点介绍康复理论、评估方法和干预措施。

（一）心理适应和脊髓损伤

早期关于脊髓损伤后适应的文献都使用阶段治疗方法，通过几个阶段的治疗使患者能够行走后就到达治疗的终点。这种模式默认了负面的情绪如愤怒和敌意不仅是常见的更是非常关键的，如果患者不能克服这些情绪，就不能完全适应社会。Trie Schmann(1988)总结了这种模式的缺点及缺乏支持的证据，强调需要包括更多最近的关于应对和适应模型的理论构想，而这些模式发生在适应过程中出现的个体差异。而且，应对和适应的过程作为心理、环境和生物学功能在一生中是在不断变化和波动的。

不管怎么说，脊髓损伤是影响生活的重大事件，当人们了解和尝试去处理这种结果时会产生剧烈的情感反应。抑郁和焦虑障碍的发生需要康复治疗小组的评估和治疗。在本章中，我们将回顾有关脊髓损伤造成上述障碍的文献，同时也讨论干预治疗措施的结果。我们也探讨影响处理和适应的消极影响因素，比如伴随的认知障碍、疼痛和物质滥用，一些相关的重要话题包括性、职业、教育问题和脊髓损伤小儿的关注要点也会提到。也会讲到直接治疗（心理治疗结果试验）和间接治疗（同辈心理咨询）。

1. 抑郁

抑郁是脊髓损伤最常报道也是心理学研究的方面，严重的抑郁限制了患者的生活功能和生活质量，同时耗费了大量医疗资源。抑郁患者在康复治疗中延长了住院时间，同时在出院后独立生活自理和行走的功能下降。抑郁同时可增加继发并发症，如压痛和尿路感染。社区中脊髓损伤的患者有较高的抑郁行为的发生率，他们更愿意躺在床上，不愿外出，需要更多护理人员的照顾，引起总的医疗费用上升。Kennedy 和 Rogers(2000 年）调查了国家脊髓损伤中心确认的 104 例抑郁患者，采用症状严重性自评量表调查了损伤开始到住院结束后两年的抑郁发生率。他们发现抑郁导致住院时间的延长，住院天数平均值超过患有严重抑郁症状患者的临床截止点；出院后经过两年的研究，该水平下降并低于临床截止点。Bombardier 等 (2004 年) 使用《心理障碍诊断和统计手册》的标准作为筛查抑郁症的标准，发现样本社区脊髓损伤患者抑郁症的发生率为 11.4%。抑郁症与患者欠佳的健康状况、生活的低满意度和社会角色功能执行更加困难相关联，而不是和损伤的人口统计学特点相关。

当评估脊髓损伤患者的抑郁程度时，一种合理的诊断标准是非常重要的。单独的抑郁心情是创伤后常见的结果，但不能看成是抑郁的诊断，诊断抑郁症的条件还包括心情紊乱、不明确的抑郁不适或两者的综合。

许多个人的因素会引起脊髓损伤患者的抑郁。脊髓损伤前有适应不良的病史，心理障碍、酒精和物质滥用倾向导致脊髓损伤患者的抑郁行为。总的来说，面对生活损伤有困难的患者将无法面对脊髓损伤。相反，良好的解决问题的技巧可

控制较低的抑郁发生率。对目标的渴望和追求也与较低的抑郁发生率有关。抑郁的其他保护因素包括工作、社会的高质量支持、轮椅运动的参与。

尽管有大量研究脊髓损伤伴随的抑郁症状的相关文献，但是较少有关注有效的抑郁治疗的文献。Elliott 和 Kemiedy(2004）广泛回顾了已经发表过的关于脊髓损伤后抑郁的治疗的文献，只找到 9 篇文献符合入选标准。其中只有 3 篇是心理干预治疗的，而且没有一篇使用了随机对照试验。脊髓损伤后抑郁治疗需要随机对照试验。因此，至少现在

那些喜欢使用循证医学技术的临床医生只能参考那些不符合 I 类标准中关于脊髓损伤的文献，或者使用那些在不同治疗干预人群中的标准。

临床上对患有脊髓损伤后抑郁患者的药物疗法是有效的，但是缺乏研究结果的临床医生只能根据非脊髓损伤的研究结果来推断并决定最佳的治疗方案。三环类抗抑郁药对脊髓损伤患者有特别大的副作用，因此，选择性 5- 羟色胺再摄取抑制剂和非三环类抗抑郁药通常是抗抑郁治疗的选择。由于抗抑郁治疗的研究缺乏和可能有害的副作用，心理学家在治疗管理中的作用是考虑是否需要使用抗抑郁药物和帮助观察药物的有效性和副作用。因为有关脊髓损伤患者药物副作用的文献还没有发表，所以心理学家必须警惕未曾预料的药物反应。

一些脊髓损伤的患者在遇到挫折而妨碍生活质量时会考虑自杀。自杀会表现为过度作用、自我忽视或者拒绝必要的照顾。据报道，自杀死亡占所有脊髓损伤患者死亡原因的 5% ～ 10%，自杀死亡人数占总死亡人口的 1.4%。脊髓患者自杀的危险因素还包括酒精和药物滥用、精神疾病病史、犯罪历史、家庭缺乏支持和损伤时或住院期间企图自杀。Dijkers 等（1995）发现年轻的男性白种人的脊髓损伤患者的自杀率很高，不完全截瘫的患者的自杀率是最高的，而且他发现随着损伤后时间的延长，自杀率是逐渐减低的. 脊髓损伤 5 年过后自杀率有明显的降低。现在对脊髓损伤患者有积极效应的因素正在不断研究中，比如增加家庭亲密感和同情的观念。近几年发展规划的目标，不仅在于密切关注和减少患者脊髓损伤后自杀的危险因素，更要注重研究旨在减少所有人自杀倾向的保护因素。

2. 焦虑障碍

对脊髓损伤患者的焦虑障碍研究没有抑郁症深入，因此，其发生率和发病率还不确定。当考虑到引起与脊髓损伤有关的创伤情境时，焦虑随之可能发生，生理和心理的后遗症与急性病治疗、康复和社会融入度相关，当然这些也会导致抑郁的发生。

HancockC1993 发现一年以上的脊髓损伤患者的焦虑水平明显高于对照组，在他们的样本中，25% 脊髓损伤患者的焦虑测量值高于截止点分数一个标准差，而对照组是 5% 的患者。而且，焦虑不随时间延长而降低。对上述患者经过 2 年的调查，Craig 等发现焦虑发生水平相对对照组而言仍不断上升而没有减少。Fmnk(1988）发现年龄与总体的焦虑水平不相关，但是焦虑水平与脊髓损伤患者样本的生活压力有关。

脊髓损伤患者常出现社会焦虑和社交恐惧症。Dunn(1977）分析了焦虑和社会情境与年龄、损伤类型 (麻痹或者四肢瘫)、损伤后的时间的关系，他发现社会焦虑与年龄有关，与损伤的类型和损伤后的时间无关。明确地说，不考虑损伤的类型和损伤后的时间，年长者承担着比青年人更多的社会不安。Dunn(1981）判断发展脊髓损伤患者的社会技能能减少他们的社会不适感和逃避心理。

3. 创伤后应激障碍

脊髓损伤的创伤性质使这些患者处于创伤后应激障碍的危险之中。Radnitz 等 (1995)

对一批脊髓损伤的越南老兵的现状和终身进行了调查分析，以美国精神心理协会制定的《心理障碍诊断和统计手册》的标准为基础，制定了创伤后应激障碍量表和结构式访谈法。他们依据现在的仪器发现创伤后应激障碍的发病率为 14.3% ～ 16.7%，而在一生之中，创伤后应激障碍的诊断率为 33.6% ～ 34.9%。作者发现这些发病率与其他的创伤组相似。Lude，Kennedy，Evans 和 Beedie(2005）调查了 105 例脊髓损伤的欧洲人的创伤后应激障碍、抑郁的症状和处理情况，同样也发现创伤后应激障碍的发病率高于临床统计的 10% ～ 20%。回归分析指出，情感集中、发泄和不接受是创伤后应激障碍的应对策略，能预测 31% 的应对分数的差异。

4.适应

Martz(2005) 使用结构方程模型研究残疾相关的医疗和心理差异对脊髓损伤患者的心理适应的影响，他们发现的适应模型与参与统计的 213 例脊髓损伤患者总结出的数据基本相同。这些研究人员推断负面的情绪反应（如抑郁、焦虑）、应对的方式和损伤的严重性与影响与较低的心理适应性有关。

Kermedy(2005) 研究旨在改善心理适应性的团体干预治疗中获益的人的特点，结果显示年龄和损伤水平、性格和应对策略与治疗效果不相关，但是，自我知觉和损伤时间与治疗效果相关。这很有可能抓住了应对和适应的动态的本性，

他们都不是单一的事件，而是随着时间的推移不断显现。损伤患者在紧急医疗救治、康复和融入社会中的伤情鉴定、情感反应、应对策略是不断改变和发展的。

居住于社区中的脊髓损伤患者，他们的生活质量是随着时间不断改善的。大多数人会逐渐习惯损伤的状态，也会适应能找到快乐的生活方式。人们对脊髓损伤后果的应对策略是决定患者心理经历的痛苦的重要方面。现在有很多证据显示，应对策略和心理痛苦水平有密切的关系。抑郁和焦虑通常是一种逃避策略，而积极的应对策略包括接受、乐观地重新估计和解决问题。

Duff 和 Kennedy(2003) 发现了一项脊髓损伤后的适应模型，强调损伤前的因素如情感历史和损伤前的易感性，以及个体应对假设的残疾的信念的重要性。尽管在初次和第二次的评估的过程中，患者也会调动以途径为焦点的应对方式或以回避为主导的应对方式。以途径为焦点的应对方式会引起掌控感、自我效能感和创伤后增长。相反，以回避为主导的应对方式会引起焦虑、抑郁、自我忽略和物质滥用的问题。在脊髓损伤的早期，对病情进行初次和第二次的评估过程会影响是以途径还是回避为主导的策略的选择。Kennedy 等发现了一系列应对策略是与积极地适应相关，包括接受已经发生的脊髓损伤的事实、高质量的社会支持的运用、乐观重新评价的参与能力和计划问题解决的参与能力。适应不良的应对策略与较低的心理适应有关，如行为和心理的不参与，酒精和药物使用的思维能力，否定、逃避－回避的应对策略、感情的聚焦和释放和较低的社会支持。

(二) 认知缺陷

脊髓损伤的康复需要再学习或者学习新的知识，因此脊髓损伤的患者需具备必要的认知能力来学习和获得有效且健康的康复后生活能力。文献中已经有很多对此类人群认知困难的评估，特别是颅脑损伤可能伴随的身份辨别的认知障碍。外伤性脊髓损伤经常发生于快速减速事件中 (如机动车车祸、跳水伤、跌落伤)，以及可能与一段时间的缺氧有关 (如手术并发症、心肺发病的损伤)，伴随认知功能损害的可能性已经得到公认。而且，损伤相关事件对认知功能有阻碍，损伤前的事件会导致认知困难的存在，例如有颅脑损伤病史的患者、学习障碍、长期的酒精和药物滥用。一系列的损伤后的因素同样会阻碍神经心理学检测的分数，从而提示认知功能是否有明显损害。例如，对抑郁、损伤、疼痛、治疗的全神贯注，或者缺少检测的应用合作，他们可能会出现认知功能损害。如果患者有较低的智商和教育背景，颅脑损伤的患者也可能会出现认知功能损害，脊髓损伤患者同样如此。

然而，中度到重度的颅脑损伤分别存在的认知和行为困难已经得到了详细说明。几乎 50% 的脊髓损伤患者丧失了与他们损伤相关的意识，明显缺失了损伤后的记忆。这些发现引起了对颅脑损伤的怀疑，使得心理学家们去探索认知能力和评估损害。如果脊髓损伤是由于一个快速减速伤如机动车车祸造成，那么以前没有皮质损伤的脊髓损伤患者的功能障碍会逐渐扩散而不伴发颅脑损伤。

在与急性康复阶段相似的同一段时间内，同时出现脊髓损伤合并颅脑损伤的患者相对单纯的脊髓损伤的患者获得更少的功能康复。由于康复过程中学习能力的重要性。康复心理学家以脊髓损伤团队的形式来最少执行一些初步的认知功能评估是明智的。更深层次的正式的神经心理学评估是针对那些有明显的脊髓损伤证据的患者进行的，因为康复过程中的很多信息都是口头上的，很少是写下来的形式。一些口头上的学习能力的评估是非常有帮助的。四肢瘫痪的患者有限的手部功能妨碍了许多用来恢复完整的运动功能的神经心理学检测手段，许多作者已经设计一套综合的精神心理学检测电池，它不需要患者具有手部功能，当更深层次的神经心理学评估的时候是值得考虑的。当患者的认知功能和能力水平已经被掌握时，紧跟着的康复计划会使患者功能的恢复最大化。例如一步简单的过程，使用视觉信号、避免过度刺激，给伴随颅脑损伤的患者足够的时间去处理信息，这样才能促进康复。因为认知能力会随着时间而改变，持续的管理能帮助患者适应急性期的康复计划和决定是否需要长期的护理。尽管伴随轻度的颅脑损伤的脊髓损伤患者很少出现长期的并发症，但是更多的中度甚至是重度的损伤患者会出现长期的认知和行为困难，使得脊髓损伤患者的个人和社会功能在人际交往中出现明显的障碍。

(三) 疼痛

疼痛是令人苦恼的并发症，大约 48% ~ 94% 的脊髓损伤患者存在疼痛。估计疼痛分布的差异是由于抽样人群和疼痛评估方法导致的。所以一些患者患有疼痛而其他人没有疼痛的症状。然而，脊髓损伤后疼痛正得到更多生物医学理论为基础的恰当的治疗，那些必须每天面对疼痛这个并发症的脊髓损伤患者都把经历疼痛当作是"脊髓损伤后的附加损伤"。慢性疼痛和低生活质量密切相关。因此，生物医学方法对诊断和治疗脊髓损伤后的疼痛是必需的，希望将来会更有效，这些每天经历着疼痛的患者能从心理学的评估和辅助疼痛治疗中获益。许多不同的脊髓损伤疼痛的分类方案中对亚型和其限定标准都没有达成统一。

　　但是最近有科学团体已经重新定义和采取一个单一的生物分类学方法。大部分学者从不同的分类方案中赞同疼痛是主要亚型的分类，包括过度使用或机制性疼痛、水平上或水平下神经性痛。一些学者提出了其他的亚型，例如内脏牵扯痛。心理学家与这个团队的合作来认识牵扯痛的含义是非常重要的，牵扯痛即是身体某个地方有疼痛的发生，但是起源是身体的另一个部分（阑尾破裂后肩背痛），这种疼痛能反映可矫正的（如过度使用、不稳定骨折）和危险的情况（上升的脊髓空洞）。在评估这些抱怨时与内科医生合作是非常必要的。在一些病例中，脊髓损伤后疼痛通过生理、医药和外科干预等方法均不能明显改善。

　　确定因果关系非常难，因此社会心理因素无法解释与这类或其他类人群的慢性疼痛有关。枪伤造成患者的脊髓损伤后疼痛易恶化，而且主要发生在社会经济水平低下的少数人群。药物滥用是许多脊髓损伤患者起病的因素，康复后回到药物滥用的人的比例也非常高。麻醉镇痛药和其他药物治疗的滥用（如安定）的潜在比例在这个人群中非常高，通过酒精使用甚至滥用来进行自我疼痛的治疗也是一个危险因素，因此需要加以管理。

　　认知行为和对评估脊髓损伤疼痛的可操作性的策略已经发展起来，治疗方法得到总结，并且在一些病例中得到实施。大多数学者建议使用多方向的评估方法包括自我疼痛测量（视觉模拟评分法，McGill 疼痛问卷）、应对策略、结构式临床访谈法和个性测量。一个综合的评估能够给患有抑郁的脊髓损伤患者提供合适的治疗方法。例如，不同的干预对正在进行的药物滥用问题、家庭压力或者继发的问题有效。最近一篇关于脊髓损伤疼痛的综合循证综述指出抗癫痫药物治疗如加巴喷丁、普瑞巴林可能对神经性疼痛有效，方法学上的研究指出一些从很多其他形式的治疗、运动拉伸的形式、外科手术、针灸和认知行为干预同样有少量的作用。一项集合教育、认知行为干预来治疗脊髓损伤患者神经性疼痛的随机对照试验，经过 12 个月的随访证明有效。尽管如此，缺乏 I 类结果的治疗有效性，临床医生只能使用其他慢性疼痛人群中被证明有效的疼痛治疗技术经过修正后来治疗脊髓损伤疼痛。可操作学习技术旨在修改加强环境中的依从性，对抑郁或焦虑的认知行为和药物疗法、家庭支持治疗、放松训练、生物反馈疗法和催眠法对脊髓损伤疼痛治疗都会有帮助。目标设立、问题解决、自信和其他技能的训练、物质滥用的治疗，甚至包括性功能障碍的治疗、综合考虑适应和将来计划的心理咨询同样对患有脊髓损伤疼痛的患者有所帮助。

（四）酒精和药物滥用

酒精滥用通常对脊髓损伤患者来说是个令人烦恼的问题，它影响了很多的结果包括疼痛、褥疮的发展、不良的功能恢复和一系列损伤的危险。居住在社区的脊髓损伤患者的酒精滥用的比例估计达到21%。这个不断增高的比例反映了在脊髓损伤前的饮酒问题，有研究证据表明35% ～ 57%的患者在受伤前有酒精滥用现象，一个因素就会造成脊髓损伤患者的病情无明显改善。因此，急性损伤后住院治疗的护理和康复实际上成为一种解毒治疗手段。大多数的脊髓损伤康复计划都把患者分成心理教育小组来处理患者物质滥用的问题，但是患者的接受度可能各不相同。一方面，患者对喝酒问题明显否定，或者他们感觉自己不需要治疗，因为他们已经节制喝酒好几个星期了。另一方面，他们这种行为的严重后果和对更严重的酒精依赖所导致的生活问题的感受导致患者对损伤后生活的改变有心理准备。在不同改变的阶段使用动机性访谈、干预技术来促进患者康复的动力的方法，根据证据显示在其他的残疾组中也有效。而且，在逐渐增加的短小紧凑的康复过程中，经过证明这种特殊的简洁的方法比那些正式的治疗方法更加有效。

药物滥用的评估是非常困难的，因为数据来源于自我报告或者问卷调查。跟其他的熟悉的问卷调查不同，此类评估缺乏确定或者排除数据的标准从而数据不可靠。因此，对脊髓损伤患者的违法药物使用和滥用的情况，尽管一些研究提示了发病率的上升，但我们仍然很少知道具体的情况。许多常见的药物滥用的筛查设备有显而易见的项目情境（如密歇根州酒精筛查），资料有自我报告偏倚的可能。因此在收集准确数据时，应建立更加精细的、可信任的情境或问卷量表。

除了损伤前后的非法药物滥用，临床医生需要警惕处方药物滥用的可能性。这样的治疗如安定（经常用于痉挛的治疗）、疼痛的麻醉类苏醒药、抗焦虑药和其他的精神调节药物都有滥用的可能性。除有效的中枢性疼痛治疗外，治疗临床医生经常遇到患者要求开具强麻醉药来治疗疼痛的情况。如果这样的事情发生了，部分患者会出现药物耐受，甚至是需要解毒治疗。

（五）性活动

性活动也许脊髓损伤人群中男性占主导地位，所以很多文章关注男性的性功能，比女性的要多很多，尽管这样的形势已经改变。根据神经学方面的损害的程度，脊髓损伤对性生理或性行为的机制有不可估量的影响。评价和治疗的重要目标是恢复日常功能中正常的性生理和心理方面的最佳适应和调节。

对男性而言，脊髓损伤后出现精神性的勃起功能障碍（单独的勃起是被心理或非触觉所唤起）是很有可能的。Bors 和 Comarr(1960) 在一组大样本的案例中研究上行和下行运动神经元对反射性勃起和心理性勃起作用的关系（自发勃起通常出现在没有性刺激的接触的情况下），但是，性交过程持续时间长的证据还不够充分，射精和精神性勃起不在这一组内。完全性下行运动神经元损伤的男性有可能出现精神性勃起，但是反射性勃起消失。大约 1/5 的人能出现射精。临床医生无法准确预测男性不完全性下行运动神经元损伤导致的勃起反应和射精的影响，生育仍然成为问题。如果性交过程中出现射精，精子的生存能力和质量通常比较好。电射精和体外震动来提取精液，然后通过人工授精来正常怀孕的方法取得了一些成功。19 世纪 60 年代到 70 年代可膨胀的固定的阴茎假体是改善勃起功能障碍的主要手段，近年来，体外真空装置和注射的方法成为可能，使用包括口服、

经内尿道、经皮等系统的治疗。最近的观点表明，临床医生首选口服药物治疗，当口服药物治疗无效时，才使用更多的侵入治疗手段，如注射和移植。尽管支持他们自己文章的数据有很多，但较少有文献关注这些干预措施后的性满意度。Sipski、Alexander 和 Gomez-Marin(2006) 进行了一项关于脊髓损伤后男性的性反应的实验室研究，他们发现性刺激引起的心率和血压的生理变化与正常男性相似，

同样也认为患有不完全性脊髓损伤的患者自诉性高潮的频率比那些患有低位运动神经元损伤的患者的频率要高，这些研究工作者的数据证明脊髓损伤的男性的性高潮比以前认为的要更多，而且性高潮能在没有射精的情况下发生。

对女性而言，性生理与男性的情况相似，包括阴道润滑（与勃起类似）和子宫、阴道的紧缩（与射精类似）。Sipski、Alexander 和 Rosen(1995）使用一项特殊的实验方法证明脊髓损伤的女性能达到性高潮。脊髓损伤的女性的一部分生理学变化与正常女性的相同。但是，Jackson 认为参与性交能稍微减少后损伤，自诉的性高潮能明显减少后损伤。这两项研究发现事实上部分脊髓损伤后的女性有通过自身或其他的刺激技术来改善性反应或性体验的可能性，虽然这在控制的对象中没有被证实。这样的结果同样适用于脊髓损伤后的男性。

脊髓损伤后的女性的激素和月经周期暂时性被破坏，强调需要恰当的生育控制的心理咨询。相反，在缺乏信息、丧失盆腔知觉和缺乏早期的损伤后的经期保健的情况下，许多脊髓损伤后的妇女错误地结束了妊娠，导致她们无法再次怀孕。只有主张在妊娠和分娩时经过对脊髓损伤熟悉的产科医生的特殊细心的随访观察术后并发症后，才可能出现怀孕的成功。

关于心理学家对性功能障碍治疗的作用可以包括从被动教育到主动进行性治疗等各个方面。无论如何，担任性教育的角色，需要在康复领域有许多不同的专业背景知识。康复心理学家需要熟悉这些话题，那样就能在话题展开讨论时坦然地和患者进行直接的交流。心理学家参与到教育患者的一个重要作用是阻止性传播疾病的传播，因为性传播疾病的一个普遍症状是不适感，而脊髓损伤患者可能感觉不到，所以在男性和女性中性传播疾病可能很难觉察出来。对脊髓损伤的患者而言，他们需要对自己的性角色进行探索和重新定位，因此心理学家的教育作用就显得非常重要。

社会技能训练能帮助脊髓损伤患者与其他人接触时更轻松自如。对其他阻碍性角色的重新适应的社会心理的问题，其合理的评估和治疗正在进行过程中（如抑郁、药物滥用、膀胱直肠损伤等）。

脊髓后损伤的性活动已经在被广泛地研究中，有很多优秀的文本和视频音频资源来帮助康复心理学家在这个领域中变得更加睿智和高效。正式的性咨询的训练和治疗同样有效。

五、脊髓损伤患者心理康复的意义

脊髓损伤康复的主要目的是改善患者的功能障碍，提高患者的自身素质和生活质量，在帮助患者调节其周围环境和社会条件的基础上使其重返社会。现代康复医学对具有功能障碍的脊髓损伤患者的康复按照"功能锻炼、全面康复、重返社会"的原则，要求在康复过程中使用功能的评定、训练、补偿、增强等技术和心理一社会学的方法和技术。心理康复与其他康复紧密联系起来，可以为患者建立完整的康复模式，共同达到各阶段的康复目标。心理康复往往是患者稳定情绪状态、配合其他康复治疗以及回归社会的必要保障。

心理康复作为现代康复的重要组成部分，它可以使残疾的不良影响降低到最低限度，通过心理评定与心理治疗，恢复脊髓损伤患者的感知、心理、语言交流、日常生活、职业活动和社会活动等方面的功能，并能使患者具备良好的心理状态，去接受其他康复治疗，使脊髓损伤患者通过功能的改善和环境条件的改变而能重返家庭和社会。

六、脊髓损伤患者心理康复措施

许多患者在急性脊髓损伤的开始阶段抵触或者不情愿积极参与心理干预治疗，许多临床医生可能遇到这些问题。从患者的角度出发，他们最开始在康复医院治疗的原因不是治疗心理健康，而是想获得最大的生活自理能力。综合上述的事实，许多患有脊髓损伤的男性都缺乏自我反省的能力。就像心理学家看到的那样，许多患者在这些要求得不到满足的时候，会出现羞辱感。为了避免羞辱感，发展相应的服务模式，如常规地把所有的住院患者转诊到心理学家那里进行治疗，心理学服务作为所有康复过程的一部分，这样形成常规转诊模式后，能帮助患者减少羞辱感的过程和减少抵抗治疗的情况发生。传统的围绕患者自知力的心理治疗，不管是个体的或者团体的治疗，都没有纳入常规康复治疗中。

心理康复是治疗者应用心理学的原则与方法，治疗患者的各种心理困扰，包括情绪、认知与行为等问题。心理治疗在于解决患者所面对的心理障碍，减少焦虑、抑郁、恐慌等精神症状，改善患者的非适应社会的行为，建立良好的人际关系，促进人格的正常成长，较好地面对人生。脊髓损伤患者的心理康复措施有建立心理康复系统、支持性心理疗法、认知行为疗法等，治疗要根据患者的心理特点以及心理障碍的临床表现，选择适当的方法进行干预。

（一）建立心理康复系统

心理康复是一整套全面系统的方法体系。对于脊髓损伤患者而言，心理康复体系主要包括个体心理调节机制、有关人员的协助比较系统、专家协助机制以及社区辅助支持系统。

1. 个体心理调节机制

这是指在心理康复的过程中让脊髓损伤患者通过接受系统的心理干预，逐渐适应生活、学习、家庭或者工作等方面发生的变化，主动面对出现的各种困难，并在此基础上形成一种积极的心理调节机制，以应付可能出现的各种心理问题，保持心理的健康。

2. 建立有关人员协助比较系统

脊髓损伤后患者生活在一定的群体之中，相关人员的态度对于其心理状态有着重要的影响，特别是家属、同事或者病友等关系比较密切人员的态度对于其心理状态的影响是十分重要的。因此，心理康复不仅要重视患者本身的心理及其变化，也要注意这些人员的心理辅导工作，让他们理解残疾造成的心理问题，并且要解除由于家庭与小团体中出现残疾患者而造成的心理压力，从而为脊髓损伤患者的心理康复创造一种良好的心理氛围。

3. 建立专家协助机制

心理康复是一个长期的调节过程，脊髓损伤患者在这个过程中要借助于专家的指导与帮助，逐渐摆脱消极心理的影响，建立起积极心态。心理康复师是接受专门训练的人员，他们必须掌握心理咨询与治疗的理论与方法，拥有从事心理治疗的技能与临床经验，并且要有极为敏感的观察力与分析问题和解决问题的能力。心理治疗不同于其他临床医疗，有其特殊性的一面，只有经过专门训练的人员才能从事此项工作。

4. 建立社区辅助支持系统

这是指在残疾的康复过程中，脊髓损伤造成的残疾常常是伴随脊髓损伤患者一生的过程，当脊髓损伤患者回归家庭与社会后，社区辅助系统的支持就显得非常重要，要发挥社区中有关专家与相关人员的作用，在脊髓损伤患者出现心理问题的时候，随时给予必要的支持与帮助，从而能够更好地为脊髓损伤患者的心理康复提供保障。

（二）损伤部位以下感觉与知觉的康复

从身体结构和功能上看，脊髓损伤患者在损伤截面以下肢体感觉的部分与全部丧失，会造成患者严重的心理问题，并对患者的身体移动、本体感觉等造成障碍，在此水平上的心理康复，可以帮助患者重建或在不同感觉间建立代偿性功能。感觉统合性训练是一种较好的知觉功能训练方法。

（三）支持性心理疗法

从心理层面上看，脊髓损伤患者常常会出现严重的心理与情绪障碍，以致患者个人不能以正常的方式独立进行其他康复活动或干扰其日常心理活动，心理康复要针对患者的心理特点与情绪变化方式，采用支持性心理康复方法，使患者有一种健康的心理状态，帮助患者建立信心，保持正常的心理活动水平。

（四）认知行为疗法

认知行为疗法通常对一系列情感障碍进行管理的心理干预，包括抑郁、焦虑和适应障碍。脊髓损伤患者对许多新的事物不确定且担心将来的情况，如果患者相信这些情况能得到控制，他们更倾向于以解决问题的方式来促进应对和适应。如果认为脊髓损伤无法改变，对应地他们会有较低的期望值，这样反而会对适应有影响。Trich 和 Radmtz(2000)发现脊髓损伤后出现 6 种认知扭曲，包括对自己和他人的过度否定、损伤后的自我价值的否定、期望排斥他人和不足的方面、期望持续失败、过度的个人权力欲的发展、过度脆弱感。

CraigsHancock 和 Dickson(1999) 提倡为改善脊髓损伤患者的情感关怀而进行基于团体认知行为疗法，他们使用了非随机化的对照试验后，发现在康复期得到团体的认知行为疗法后的住院率比对照组更少、而自我报道的适应比对照组要高。Kennedy、Duff、Evans 和 Beedie(2003) 评价了脊髓损伤后患者基于团体的应对效率训练计划，目标在改善适应和增强合适的应对。这些干预措施包括引导小组讨论、解决问题的实际训练和评价训练。它每个课时是 70～75 分钟，一周 2 次，每一个小组由 6～9 人组成，在配对试验中对照组参与人数为 85 名，实施干预的处理组的抑郁和焦虑的发病率有明显的下降，尽管没有证据显示应对的类型发生了改变。这些改善措施旨在改变参与者对损伤结果的负性评价和增加社会公认的可管理性的概念。

（五）协调医患、家庭和社会关系

脊髓损伤者在康复治疗过程中，医患之间、患者家庭成员间以及患者与社会其他成员之间可能发生冲突，社会层面上可能会出现社会活动能力障碍，此种障碍会影响到患者的生活、学习和工作。康复治疗人员可以运用心理康复的方法，妥善地协调各种关系，促进患者回归社会。

（六）开展心理健康教育

1.震惊阶段的心理健康教育

由于患者情感麻木，思维反应迟钝，所以周围人的关心和安慰，可以给患者积极的支持。医护人员要合理运用心理防御机制，运用体贴性的语言，向患者正面解释脊髓损伤的知识。收集对患者恢复有利的信息，让他们相信脊髓损伤的恢复仍有希望，缓解患者对残疾的恐惧感，减轻其心理压力。同时，指导家属或朋友给患者更多的关心和照顾。

2.否认阶段的心理健康教育

对处于否认期的患者，要顺其自然，不要操之过急，允许患者有一个适应、领悟的过程，逐渐接受残疾的现实。要认真倾听他们的想法，注意建立良好的医患关系。对有较强自制力又愿意接受帮助的患者，可在患者情绪较平静后，有计划、有策略地逐步向患者透露病情，使其在不知不觉中，逐步接受自己的病情。有些不太愿意接受帮助的患者，则鼓励他们多接触病友，逐渐从周围病友、医护人员处了解病情。对于只相信药物治疗、手术治疗，甚至偏方、秘方，对康复治疗不了解、不接受的患者，可举一些错失康复治疗时机的典型病例给他们听，实事求是地宣传脊髓损伤的康复知识，使他们明白康复治疗的重要性，早日接受康复治疗。

3. 抑郁阶段的心理健康教育

由于脊髓损伤患者有自杀意念者大部分发生在抑郁期，所以预防自杀是抑郁期健康教育的重点，一些患者表面装得若无其事，其实可能对自杀已有准备，所以要求医护人员、家属、陪护密切注意患者的情绪变化，防止意外事件的发生。抑郁期患者一般都有自卑心理，无法正确评价自己的价值，对残疾生活过分悲观，所以要引导患者积极面对残疾的现实，让患者逐步明白，残疾并不等于残废，脊髓损伤只要坚持康复，可以重新回归家庭和社会，还可以用角色转换的方式，让患者自己思考，让他放弃轻生的念头。有研究显示夫妻感情是否和睦与脊髓损伤患者自杀意念的产生密切相关，夫妻不和睦者自杀意念明显增加。所以，这个时期亲人的关心和照顾非常关键。

4. 对抗独立阶段心理健康教育

该期患者的情况比较复杂，心理障碍的关键是与所处社会环境之间协调不当，在行为上表现为过分依赖家人或者护工，拒绝自理力所能及的生活，对新的生活方式不适应，对治疗易产生抵触情绪。要对患者的行为表示同情和理解，不要一味指责。可以和患者将心比心进行交谈，劝患者认真思考一下，假如为了有依靠，自己什么也不动，也不参加康复训练，日后受到影响的最终是自己。建议患者一面和单位或肇事方谈判，一边做好康复训练，这样才能一举两得，既康复了身体又解决了问题。有条件的话可以帮助患者和单位协商，争取做出对患者有利的结果，这对患者的康复很重要。

5. 适应阶段心理健康教育

适应期最突出的心理障碍是患者面对新生活感到选择职业困难。多数患者已无法从事原来的工作，需要重新选择。因此，求职咨询和职前培训已成为主要问题，治疗者应在这方面给患者提供信息，同时帮助他看到自己的潜能，扬长避短，努力适应环境。其次，患者残疾后多数在医院或家中长期治疗休息，很少接触社会，对重返社会心理压力较大，害怕旁人讽刺和嘲笑，所以在出院之前要帮助他们学习一些人际交往技巧，学会处理残疾生活可能遇到的一些特殊情况，指导他们处理好和家人的关系。可以指导患者改造家中的条件，以适应轮椅在家中自由通行，帮助患者制定生活自理训练和家中康复训练计划，以保持康复治疗的效果。

作为心理健康教育工作者，一定要注意辨别患者的情绪变化，准确判断他们的心理特点，有的放矢，灵活掌握心理健康教育策略，只有这样才能给患者行之有效的帮助。

(七) 教育心理学方法

结构式的教育心理学团队经常会遇到急性脊髓损伤的患者。在这些方法中，都是结构化的、有自知力的、情感为中心的，是每一组脊髓损伤患者必须面对的现实话题。后来团体讨论成了信息教导式模式。在同辈应对模式中，一个有经验的脊髓损伤患者的出现对讨论是非常重要的，家庭成员也能被邀请参加，会议通常由康复小组进行引导。心理学家的角色包括组织团队计划表、组织讨论和为康复的每一阶段提供信息帮助。由于近年来减少了住院康复时间，许多康复的阶段需要重复循环。许多这类关于脊髓损伤的话题包括性活动、生殖问题、社会技能和辅助残疾人的设备、残疾人的立法、建筑学的和态度的障碍、旅行、娱乐机会、个人护理人员的管理、膀胱直肠功能、饮食、皮肤护理、药物治疗和滥用、物质滥用。

康复初始阶段，心理学家合理的目标应关注于病史的评估、个性和行为模式、建立融洽关系和上述已提到的教育心理学过程的参与。如果这些目标都达到了，脊髓损伤患者或者家庭成员在出院后出现问题时更希望能联系到心理学家。这能在更广的范围内使患者与心理学家合作，或者把患者转诊到患者所在社区的独立的生活中心或心理健康中心。

间接干预措施在康复小组成员的心理咨询中也会出现。他们通常花更多的时间与脊髓损伤患者或他们的家庭成员共处。因此，康复小组更可能面对限制进步的行为或情感障碍问题。使用行为管理方式和提供应对情感障碍的反应或情境的引导是非常重要的。

(八) 同辈心理咨询

通过模范和情感的支持，有相同损伤的同辈或个人的暴露被认为对适应脊髓损伤有益。这些暴露通过和其他患有脊髓损伤的人一起接受康复治疗时发生。更多正式的与提供信息或者心理咨询的同辈交往，融入康复过程中即有目的有计划的方案中。在有经验的同辈的群体形式中进行关于独立生活的话题讨论已经部分实现了。脊髓损伤的成年人在康复中的团体学习有提供同辈支持和分担问题的机会，减少分离感和增加激励的作用。尽管如此，一对一的同辈咨询还是这种服务最常见的模式。通常这些服务是在自由生活中心的社区中进行，而且同辈是经过定位和训练后成为的一名同辈心理咨询师。

同辈心理咨询的时间是另一个令人感兴趣的话题。心理学家已经在决定介入同辈心理咨询师的最佳时间，心理学家在一些设置中可能会概括或询问同辈心理咨询师们以优化这类干预措施，使其与心理学护理更好地协调。

五、职业和教育的问题

对年轻人来说，学生是一个重要的社会角色。对于刚离开学校的毕业生而言，开始工作就变成一个卓越的社会角色。这些角色的参与，比那些既不是学生或非失业的人来说，是与患脊髓损伤的成年人的优越的社会心理适应相关的。然而，并非所有的研究都表明脊髓损伤患者的心理功能和就业有明确的关系。

大部分脊髓损伤的儿童都能上学，许多儿童在常规的教室里，有随时提供的各种各样的活动空间和附带的服务。心理学家可作为提倡者，可以教授患有脊髓损伤的儿童及他们的家人关于特殊教育的过程和适用的法律。而且，心理学家给学校提供学术性调解和重新融入社会的方案。心理学家有时会和老师讨论怎样重新介绍儿童从教室到社会环境的方法，例如使老师或者儿童以事实为重的方式讨论脊髓损伤。

脊髓损伤的儿童通常在学习上都表现良好。在一项研究中，老师和学生按照脊髓损伤的学生的学习表现来分类，比他们的同学们都表现好，他们的平均等级均数在总分 4 的比例中得到 3.05 分，45% 的学生都包括在质量最好的那四分之一的学生中，18% 在其他的四分之一的学生中。脊髓损伤的高中生中，82% 考入大学，而没有残疾的同学中上大学的比例为 56%。这与同一项对就业数据的研究惊人地相似，71% 的患有脊髓损伤的大学毕业生都成功就业，但是，没有高中毕业或者更低学历的年轻人成功就业。那些在儿童时期脊髓损伤的人获取高中毕业后的教育比那些在成人时期脊髓损伤的人要高很多，一项研究显示数据是 22%。

在幼年时期出现脊髓损伤白种人中，寿命更长、较少有严重的损伤，拥有更多教育时间是他们在出现脊髓损伤后就业率高的预测因素。教育是脊髓损伤后一个持续的最重要的预测因素之一，而且高中后的职业训练对提高脊髓损伤患者的就业机会至关重要。一项应用大量国家样本的研究发现男性患脊髓损伤后 10 年达到就业率高峰 32%，女性患脊髓损伤后 11 年达到就业率高峰 33%。少数民族总体上比白种人的就业率要低。

职业性心理咨询、早期的工作经验和对有价值工作的强烈的伦理道德导致了脊髓损伤后的高就业率。职业教育计划的完备性能增加成功就业的可能性。但是，不幸的是，很少脊髓损伤的年轻人得到了职业规划、职业教育和在校期间在社区兼职的工作经验。而且，单独通过学校实施职业教育无法充分满足有竞争力的工作的需求。对成年人而言，在院外接受国家职业康复服务的脊髓损伤人数占到 45%，并在此后逐渐减少。

对针对脊髓损伤护理的心理学家而言，他们经常做职业兴趣测试，讨论获取需要的技能的方法。一方面，这个初步的职业心理咨询向人们验证和传达了脊髓损伤后重新工作是可行的。在某种程度上，促进高中后教育和职业的生产力可能受特殊的脊髓损伤患者的心理特征所影响。与就业有关的心理因素主要包括乐观、自尊、成就定向和榜样的应用，而环境因素主要包括货币奖励、约束、机会和住宿。重新开始工作的积极期望与脊髓损伤后就业相关。与普通人群比较，脊髓损伤后的男性更加内向，更加喜欢蓝领工作而不是白领工作，因为白领工作需要更多的人际交往，很少参加实在的体力劳动。这种兴趣格局与有生理限制的人如脊髓损伤患者能从事绝大部分的工作有分歧，强调教育和职业规划，以有更多成功的职业机遇。

提供的就业途径的使用和辅助工作技术对脊髓损伤的患者而言可以超越所有的就业

障碍,对工作的成功非常重要。保留工作的服务,如高风险工人的身份识别、雇员提出适应要求的准备,可能特别有效。增长的乐观的发展可以提高脊髓损伤患者的就业,他们难以克服的就业障碍的观念需要减少。促进脊髓损伤患者重返损伤前工作的政策提高了他们的就业率。使用同伴积极的影子模范作用同样可能改善脊髓损伤患者的就业率。

第四节 周围神经损伤的康复

周围神经病损是指周围运动、感觉和自主神经的结构和功能障碍,临床上发病率较高,损伤后功能障碍比较严重。近年来,随着医学不断进步,使周围神经病损的治疗效果大大提高,但功能障碍的恢复离不开康复治疗和心理康复。积极的、合适的康复处理不仅能预防或减轻并发症,而且能促进神经的修复与再生,最快地恢复失用的功能,减少残疾的发生。

一、周围神经损伤患者心理障碍的原因

1.功能障碍的影响

周围神经损伤后,患者既有运动功能障碍造成的弛缓性瘫痪、肌张力降低、肌肉萎缩、关节挛缩和各种畸形,又有皮肤的感觉功能障碍和难以忍受的灼痛、感觉过敏,以及反射障碍、自主神经功能障碍等,使患者不仅机体形象发生改变,而且患者的日常生活自理能力出现困难,劳动、工作、学习的能力受到很大影响,并使患者的心理健康受到影响。

2.对康复前景忧虑

虽然周围神经损伤后通过正确的处理和积极的治疗,患者可以取得满意的康复效果,但由于神经再生的速度缓慢,加之病损恢复的时间受到病损的部位、患者的年龄和身体状况的影响,因此康复治疗的过程往往比较漫长,特别是对于轴索断裂或神经断裂的患者,神经功能难以恢复,预后极差。在功能障碍恢复缓慢的漫长康复进程中,患者往往极度担心康复的作用和效果,甚至失去治愈的信心,对未来生活充满了忧虑,促使患者承受沉重的心理负担。

二、周围神经损伤患者心理障碍的表现

1.急躁

周围神经损伤后患者出现各种功能障碍,使原来正常的生活受到严重影响,临床治疗又增加了患者的经济负担,因此患者一方面非常担心病损对今后生活的影响,另一方面希望病情尽快好转,恢复到以前的生活状态,尽量减少家庭的经济负担,表现出急躁心理,饮食欠佳,睡眠障碍。

2.焦虑

经过一段时间的康复治疗后，功能障碍恢复缓慢或效果甚微，以至于使患者看不到康复治疗的希望和失去完全康复的信心，患者开始怀疑康复治疗是否有效、功能恢复是否有望，并担忧未来的生活状况，内心极度焦虑、恐慌。

3.忧郁

当患者主观感觉功能障碍康复无望时，患者对自己目前的心理和躯体的健康状况难以接受而感到不满，错误地认为自己只能恢复到现在这个程度，病情预后较差，可能会导致终身残疾，因此心理忧郁、悲观失望、闷闷不乐、少言寡语。

4.躁狂

当患者感到自己今后可能是一个废人，以前的一切将一去不复返时，患者心理极不平衡，表现为躁狂、愤怒、容易冲动或责怪、怨恨他人。

三、周围神经损伤患者心理康复措施

1.认知疗法

周围神经损伤后，患者对机体出现的运动障碍、感觉障碍、反射障碍及自主神经功能紊乱所引起的皮肤发红、皮温升高、潮湿、角化过度等并发症一无所知，感到恐惧和无从适应，对康复治疗机理和作用也不甚了解。因此，为了让患者了解病情，消除患者不必要的恐慌、茫然心理，康复人员应向患者详细介绍周围神经损伤的病因、病理变化、临床表现，以及康复治疗的机理、作用和疾病的预后，并协同患者制定康复治疗计划，以取得患者的支持、理解和主动参与。

2.支持性心理疗法

在与患者建立良好治疗关系的基础上，认真听取患者的倾诉，诚恳地与其交谈，耐心启发开导患者，使之充分认识到情绪、心态、对康复治疗的认识和信心是与康复效果紧密相关的。在得到患者及其家属认可和信任的基础上，鼓励他们树立康复的信心，帮助其减轻因周围神经损伤造成急躁、焦虑、忧郁、躁狂心理，调动患者的主观能动性，配合医生积极主动地进行康复治疗、功能锻炼和心理调整。

3.行为干预疗法

心理康复师帮助患者树立积极主动治疗、坚持治疗的意识；指导患者如何进行心理保健，克服因伤痛而不愿进行适当活动和训练等不利于疾病恢复的不良行为；提供有助于患者神经功能恢复的合理饮食、平衡营养的办法。

4.心理暗示疗法

康复治疗人员运用自己专业知识和患者对自己的信任，明确告知患者的周围神经损伤只要坚持正确的康复治疗是可以逐步恢复或完全康复的，否则只能最终导致肌肉萎缩、关节挛缩、功能丧失、肢体残疾，并举实例让患者基本了解康复治疗的过程和机理，以及请治疗成功的患者进行示范和现身说法，让患者亲眼看到康复治疗的效果和希望，从而主动消除不良心态，积极投入康复治疗。

第五节　帕金森病的康复

帕金森病，又称震颤麻痹，是椎体外系疾病中最常见的疾病，尤其在中老年人发病率较高。其临床特征主要是静止性震颤、肌强直、运动缓慢和姿势反应异常。由于该病的病因至今不清，临床亦无有效的预防和治疗方法，患者一旦患病，病情往往进行性发展，因此致残率较高，患者的日常生活活动由此严重受到影响，并可导致各种心理障碍。随着近20年来社会老龄化的进程加速和帕金森病发病率的逐渐提高，帕金森病越来越受到医学界的重视，其心理康复也逐渐成为康复医学领域的一个重要研究对象。

一、帕金森病患者心理障碍的原因

1.功能障碍的影响

帕金森病由于病理生理的因素产生了一系列功能障碍，包括原发性运动功能障碍、认知功能障碍和继发性功能障碍，如肌肉萎缩无力、关节挛缩畸形、骨质疏松、咀嚼吞咽困难导致的营养不良等。这些功能障碍进行性的发展最终导致患者日常生活能力的丧失，患者由此产生严重的心理问题。

2.家庭因素的影响

帕金森病的病因至今不清，目前也没有有效的治疗和预防方法，其康复治疗同样不能改变疾病的进程和结局，而只能减轻继发性功能障碍及由此带来的残损，延缓病情的发展，因此患者的病程相当漫长。在长期的治疗过程中，患者家庭的经济负担加重，家人的日常生活、工作和学习等均会严重受到影响，不良情绪的产生在所难免，并可能影响到患者的心理健康。

3.药物的影响

有研究发现，用苯海索治疗的患者中有20%出现精神障碍，包括兴奋、易怒、错乱、偏执性妄想、幻觉和自杀企图，这些症状在停药后迅速消失。近年来，有研究发现帕金森病患者发生痴呆与抗胆碱药物的使用时间之间有显著性相关，并建议对有认知损害的患者应避免使用抗胆碱药物。

二、帕金森病患者心理障碍的表现

1.认知功能的改变

患者认知功能受损是广泛的，包括抽象概括力、理解力、词汇表达力、观察力等的减退，运动速度缓慢，综合技能减退，视觉分析能力下降等。合并认知功能减退的患者，多为年龄较大，发病年龄也较大者。但是，患者智力受损程度与年龄因素之间的关系较弱，而与受教育程度及其临床功能障碍程度关系较为密切，大多数研究结果显示：患者运动障碍越严重，其智力损害的程度越严重，两者呈正相关。帕金森病合并痴呆也已成为一个无争议的事实。

2.情感障碍

抑郁情绪已成为帕金森病患者常见症状，这种抑郁本质上基本属于反应性的，始于患者得知其所患疾病性质之后不久，或后来作为对残疾状态带来的功能受限与不适的心理反应而发生。发生抑郁的患者中，女性患者尤甚，有时抑郁重至足以导致自杀。有研究认为抑郁可使认知功能恶化，甚至抑郁是发生痴呆的有关因素之一。

3.人格改变

患者表现为外向、探索性和好奇心较差，组织纪律性、目标指向性欠缺等，这种消极的人格变化是由疾病本身而不是年龄引起的，是疾病促进了这种在正常人晚年才会出现的人格变化。一般认为患者出现的倾向于多疑、易怒及自私自利的人格改变是患者的易感人格与患者的心理和社会应激之间相互作用的产物。

4.精神病性表现

个别帕金森病患者可出现精神病性症状，如幻觉、妄想等，多由药物引起，或者是对其发生的中毒性表现。

三、帕金森病患者心理康复措施

1.建立良好的治疗关系

首先，康复治疗人员应尽力营造一种关怀、温暖、真诚的气氛，与患者建立良好的治疗关系，给患者安全感，这样有利于患者对自我的客观认识和评价，并愿意接受医护人员的指导，学习新好行为，树立正确的人生观。

其次，给予积极关注，耐心倾听患者心声，理解患者疾苦。协助他们表达自己的思想感受，了解问题所在，然后通过良好的沟通技巧，有目的地与患者交谈，共同分析造成各种烦恼的原因，指导患者冷静客观地分析问题。交谈中康复治疗人员要避免说教，多增加患者的自主行为，从而使其掌握解决生活中困难的技巧。

再者，与个别患者交谈时，要注意说话的词汇、语调、面部表情、姿态等因素，把握好交谈主题、节奏及时间，避免患者产生厌倦。如当患者处于低落迟缓状态时，康复人员应多用激励性语言提出一些简短的问题，语气要坚定，并以实际行动使其感到有人在关心照顾他，增强其生活信心；当面对烦躁焦虑患者时，头脑要冷静，降低说话语调，帮助患者稳定情绪，有效地处理问题；对康复期患者，要多给予鼓励和支持，使患者对未来产生美好憧憬，重建良好生活态度和行为方式，消除不良情绪困扰，积极参与到康复活动中来。

2.创设舒适休养环境

从患者的实际情况出发，合理安排娱乐活动，如阅读、听音乐、散步等均可分散患者对疾病的注意力，消除因疾病产生的失助、焦虑、抑郁、恐惧等不良情绪。因此，康复治疗人员应从患者的病室环境、家庭环境、社区环境等方面着手，努力为患者营造优美、舒适的休养环境，达到改善患者心理健康的目的。

3.教会患者适应疾病的方法

用通俗易懂的语言向患者和家属讲解有关本病的症状、发展、预后、康复等方面的知识，帮助患者正确认识自己的疾病。由于精神因素引起的失眠，应指导患者养成良好的睡眠习惯，教会患者放松的方法，如肌肉放松训练，以达到减少紧张，改善睡眠的目的，必要时用暗示疗法代替安眠药物，既满足了患者的心理需要，又防止产生药物依赖。

4.满足患者的需要

由于患者的自理能力差，康复治疗人员除关心帮助患者外，还要发挥社会支持系统的作用，通过对家属的接触，了解其照护方式，对不良之处进行指导。鼓励患者尽可能地进行体力活动，培养业余爱好，用体疗训练可使其更好地从事行走、进食等日常活动，但要注意安全，防止发生摔伤等意外。

5.改变不良个性和行为习惯

康复治疗人员对患者进行个性测定，然后说明其与疾病发生的关系，对他们进行心理训练；对患者进行正面教育，耐心解释，帮助他们认识自己的人格缺陷，激发他们用积极的态度面对现实，用自己的力量、信心和勇气，提高自己的生活自理能力和心理承受能力。

6.建立良好社会支持

提高患者的支持利用度，增加家庭、社会的关心支持，可让患者有心理归属感。康复治疗人员要让患者相信，医院、家庭、社会已形成一个支持性社会网络，给他无限的温暖和帮助，以增强其治疗信心。治疗过程中，积极为患者创造良好的交流机会，进行心理疏导，调整重建患者的良好人际关系，鼓励患者与他人积极接触，并动员患者亲属、朋友及同事给他们精神上和生活上的大力支持。例如，通过夫妻间亲密关系，相互依存，可减轻患者孤独、空虚感；通过与孩子接触可产生生活乐趣，增强其责任感；通过病友间交谈，可模仿成功者的信念、态度和行为；通过与朋友、同事间的接触交流，可增加其安全感等；通过有效利用各种心理干预措施，使患者身心调整到最佳治疗状态，避免生活枯燥，减轻或消除了抑郁症状。

7.药物治疗的心理康复

药物治疗是帕金森病最基本、最重要的手段，所以要做好患者用药过程中的心理康复，以达到良好的治疗效果。首先向患者介绍药物的名称、作用、不良反应、用药方法及注意事项等特点，让患者了解此类药物宜从小剂量开始，逐渐递增，不可盲目追求临床疗效而影响长期治疗计划的实施，使患者服从医嘱，不要乱求医，或提出一些干扰治疗的离奇要求。同时，要关心患者躯体情况，及时解决身体不适，如心悸、便秘、睡眠差等情况。再者，在用药过程中，还要认真观察患者的情绪反应，如有无疑虑、沮丧、绝望等心理，了解其心理阻抗的原因，及时给予解决，并注意观察用药疗效及不良反应，防止意外事故的发生。

参考文献

[1] 于总明.新编临床神经内科疾病诊疗精要 [M].西安：西安交通大学出版社，2014.

[2] 杨涛.实用临床神经内科疾病诊断学 [M].西安：西安交通大学出版社，2014.

[3] 刘晓燕.临床脑电图培训教程 [M].北京：人民卫生出版社，2011.

[4] 黄如训，苏镇培.脑卒中第2版 [M].北京：人民卫生出版社，2012.

[5] 柯开富.神经重症监护管理与实践 [M].北京：科学出版社，2013.

[6] 刘鸣，谢鹏.神经内科学第2版 [M].北京：人民卫生出版社，2014

[7] 王学峰.神经系统发作性疾病与癫痫 [M].北京：人民卫生出版社，2013.

[8] 黄建平，朱文宗.帕金森病诊疗与康复 [M].北京：人民军医出版社，2015.

[9] 刘广志.多发性硬化 [M].北京：北京大学医学出版社，2012.

[10] 王维治.神经系统脱髓鞘疾病 [M].北京：人民卫生出版社，2011.

[11] 刘卫彬.重症肌无力 [M].北京：人民卫生出版社，2014.

[12] 赵斌，蔡志友.阿尔茨海默病 [M].北京：科学出版社，2015